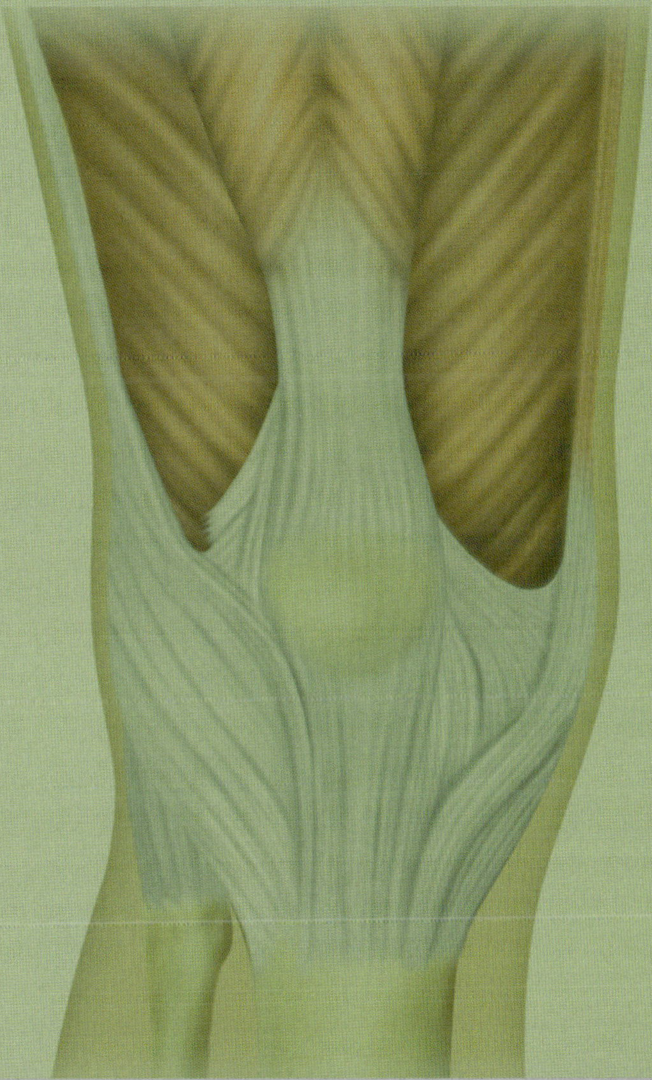

SBOT Série Ortopedia Cirúrgica

JOELHO

SBOT Série Ortopedia Cirúrgica

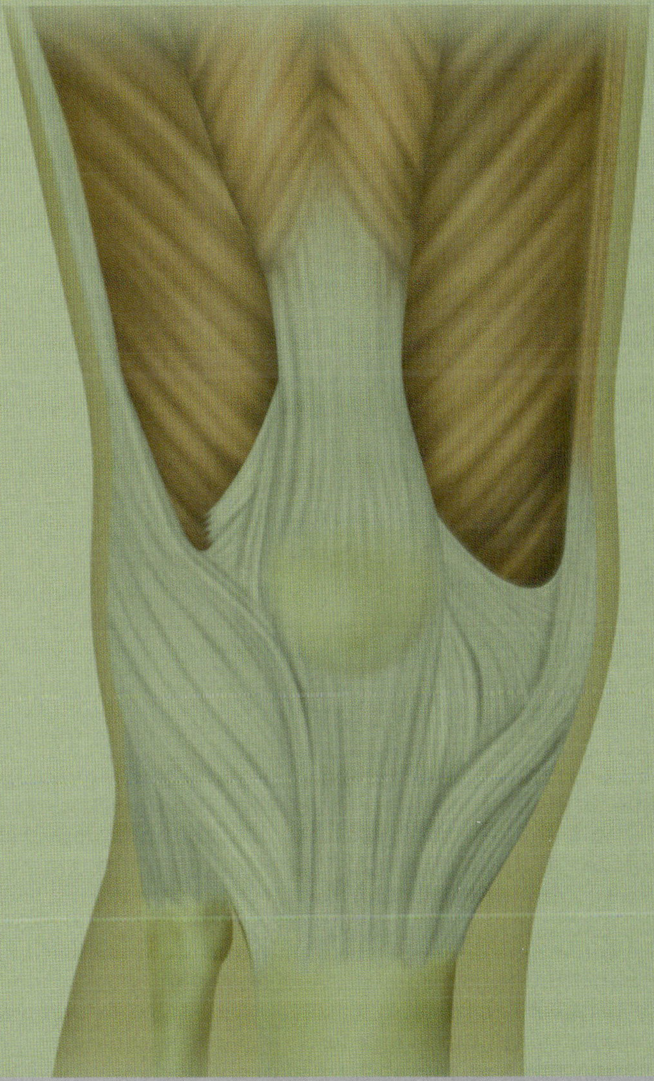

JOELHO

EDITORES DA SÉRIE

João Maurício Barretto

Alexandre Fogaça Cristante

EDITORES ASSOCIADOS

Rogério Fuchs

Gilberto Luis Camanho

Marco Antonio Percope de Andrade

ELSEVIER

SBOT

SOCIEDADE BRASILEIRA DE ORTOPEDIA E TRAUMATOLOGIA

ISBN: 978-85-352-5442-6

Capa
Folio Design

Editoração Eletrônica
Futura

Elsevier Editora Ltda.
Conhecimento sem Fronteiras

Rua Sete de Setembro, nº 111 – 16º andar
20050-006 – Centro – Rio de Janeiro – RJ

Rua Quintana, nº 753 – 8º andar
04569-011 – Brooklin – São Paulo – SP

Serviço de Atendimento ao Cliente
0800 026 53 40
sac@elsevier.com.br

Preencha a ficha de cadastro no final deste livro e receba gratuitamente informações sobre os lançamentos e promoções da Elsevier.
Consulte também nosso catálogo completo, os últimos lançamentos e os serviços exclusivos no site www.elsevier.com.br

NOTA

O conhecimento médico está em permanente mudança. Os cuidados normais de segurança devem ser seguidos, mas, como as novas pesquisas e a experiência clínica ampliam nosso conhecimento, alterações no tratamento e terapia à base de fármacos podem ser necessárias ou apropriadas. Os leitores são aconselhados a checar informações mais atuais dos produtos, fornecidas pelos fabricantes de cada fármaco a ser administrado, para verificar a dose recomendada, o método e a duração da administração e as contraindicações. É responsabilidade do médico, com base na experiência e contando com o conhecimento do paciente, determinar as dosagens e o melhor tratamento para cada um individualmente. Nem o editor nem o autor assumem qualquer responsabilidade por eventual dano ou perda a pessoas ou a propriedade originada por esta publicação.

O Editor

CIP-BRASIL. CATALOGAÇÃO-NA-FONTE
SINDICATO NACIONAL DOS EDITORES DE LIVROS, RJ

J61

Joelho / editores Rogério Fuchs, Marco Antonio Percope, Gilberto Luis Camanho. - Rio de Janeiro : Elsevier, 2012.
230p. : il. ; 28 cm. (Ortopedia cirúrgica)

Inclui bibliografia e índice
ISBN 978-85-352-5442-6

1. Joelhos - Cirurgia. I. Fuchs, Rogério. II. Percope, Marco Antonio. III. Camanho, Gilberto Luis. IV. Série.

12-7109. CDD: 617.582059
CDU: 617.583

SÉRIE ORTOPEDIA CIRÚRGICA

Editores da Série

João Maurício Barretto
Mestre em Ortopedia e Traumatologia pela UFRJ
Doutor em Ortopedia e Traumatologia pela USP
Chefe do Serviço de Ortopedia da Santa Casa da Misericórdia do Rio de Janeiro

Alexandre Fogaça Cristante
Professor Associado da Faculdade de Medicina da Universidade de São Paulo
Livre Docente
Chefe do Grupo de Coluna e Trauma Raquimedular do Instituto de Ortopedia e Traumatologia do Hospital das Clínicas da Faculdade de Medicina da Universidade de São Paulo

Editores Associados

Rogério Fuchs
Médico voluntário do Grupo de Joelho e Quadril do Hospital das Clínicas da Universidade Federal do Paraná
Presidente da Sociedade Brasileira de Cirurgia do Joelho 2007 – 2008

Gilberto Luis Camanho
Professor Titular de Ortopedia e Traumatologia da Faculdade de Medicina da Universidade de São Paulo

Marco Antonio Percope Andrade
Mestre e Doutor em Medicina pela Escola Paulista de Medicina UNIFESP
Professor Adjunto da Faculdade Medicina da Universidade Federal de Minas Gerais
Presidente da CEC em 2010
Presidente da CET em 2007

Colaboradores

Alan de Paula Mozella
Medico Ortopedista
Membro da Sociedade Brasileira de Cirurgia do Joelho
Integrante do Centro de Cirurgia do Joelho do Instituto Nacional de Traumatologia e Ortopedia INTO

André Siqueira Campos
Médico Assistente do Grupo do Joelho da Santa Casa da Misericórdia do RJ

Antonio Altenor Bessa de Queiroz
Ortopedista e Traumatologista
Residência Médica na Santa Casa da Misericórdia de Fortaleza
Especialização em Cirurgia do Joelho e Artroscopia da Escola Paulista de Medicina pela Universidade Federal de São Paulo

Carlos Alberto Cury Faustino
Ex-chefe do Grupo de Joelho da Orthoservice e Coordenador do Serviço de Especialização em Cirurgia de Joelho desde 2007
Membro Titular da Sociedade Brasileira de Ortopedia e Traumatologia da SBCJ e da Sociedade Latino-americana de Ortopedia e Traumatologia
Membro da American Academy of Orthopaedic Surgeons
Membro da Sociedade Latino-americana de AetrArtroscopia Rodilla e Deporte (SLARD)

Fabíola Godoy
Médica Ortopedista e Traumatologista
Especialista em Cirurgia do Joelho, Artroscopia e Traumatologia Esportiva

Frank Beretta Marcondes
Médico do Instituto Cohen de Ortopedia, Reabilitação e Medicina do Esporte
Pós-graduado em Medicina Esportiva pelo Centro de Medicina da Atividade Física e do Esporte (CEMAFE) da Universidade Federal de São Paulo – UNIFESP
Membro da Sociedade Brasileira de Cirurgia de Joelho (SBCJ)

Geraldo Sergio Mello Granata Junior
Mestre e Doutor em Ciências pelo Departamento de Ortopedia e Traumatologia da Universidade Federal de São Paulo/Escola Paulista de Medicina
Membro Assistente do Grupo do Joelho do Departamento de Ortopedia e Traumatologia da Universidade Federal de São Paulo/Escola Paulista de Medicina

Guilherme Moreira de Abreu e Silva
Professor Convidado do Departamento Locomotor da Universidade Federal de Minas Gerais
Preceptor da Residência Médica da Universidade Federal de Minas Gerais e do Hospital Felício Rocho

Hugo Alexandre de Araújo Barros Cobra
Chefe do Centro de Cirurgia do Joelho do Instituto Nacional de Traumatologia e Ortopedia
Presidente da SBCJ 2013/2014

Idemar Monteiro da Palma
Mestre em Ortopedia e Traumatologia pela Universidade do Brasil (UFRJ)
Membro Titular da Sociedade Brasileira de Ortopedia e Traumatologia
Membro Titular da Sociedade Brasileira de Cirurgia do Joelho
Membro Titular da Sociedade Brasileira de Artroscopia

João Fernando Argento Pozzi
Membro da SBOT
Membro da SBCJ
Membro da SPOT
Membro da SPCJ
Ex-professor da Universidade Luterana do Brasil - ULBRA
Ex-chefe do Serviço de Ortopedia e Traumatologia da ULBRA
Ex-chefe do Serviço de Ortopedia e Traumatologia Independente - Hospital Beneficência Portuguesa Porto Alegre

João Maurício Barretto
Mestre em Ortopedia e Traumatologia (UFRJ)
Doutor em Ortopedia e Traumatologia (USP)
Chefe do Serviço de Ortopedia da Santa Casa da Misericórdia do RJ

Jules Michel Stucky
Ortopedista e Traumatologista
Membro Titular da SBOT
R4 em Cirurgia do Joelho da PUC-Campinas e Instituto Wilson Mello

Marcelo Schmidt Navarro
Chefe do Grupo de Trauma Esportivo da Disciplina de Ortopedia e Traumatologia da FUABC
Mestre em Ciências pela UNIFESP-EPM
Doutorando em Ciências da Saúde pela FUABC

Marco Antonio Percope Andrade
Mestre e Doutor em Medicina pela Escola Paulista de Medicina UNIFESP
Professor Adjunto da Faculdade Medicina da Universidade Federal de Minas Gerais
Presidente da CEC em 2010
Presidente da CET em 2007

Marco Kawamura Demange
Doutorado pela Universidade de São Paulo (FM-USP)
Mestrado pela Universidade de São Paulo (FM-USP)
Pós-Doutorado pela Harvard University/Brigham and Women's Hospital - FAPESP
Médico formado pela UNICAMP (Universidade Estadual de Campinas)
Residência em Ortopedia pelo Hospital das Clínicas da Faculdade de Medicina da USP

Mário Carneiro Filho
Mestre em Ciências pelo Curso de Pós-graduação em Ortopedia e Cirurgia Plástica Reparadora da Escola Paulista de Medicina
Doutor em Ciências pelo Curso de Pós-graduação em Ortopedia e Cirurgia Plástica Reparadora da Escola Paulista de Medicina
Professor Afiliado do Departamento de Ortopedia e Traumatologia da Escola Paulista de Medicina - Universidade Federal de São Paulo
Chefe do Grupo do Joelho do Departamento de Ortopedia e Traumatologia da Escola Paulista de Medicina - Universidade Federal de São Paulo

Moisés Cohen
Chefe do Departamento de Ortopedia e Traumatologia da UNIFESP
Presidente da Sociedade Mundial de Artroscopia, Cirurgia do Joelho e Trauma Desportivo (ISAKOS)
Diretor do Instituto Cohen de Ortopedia, Reabilitação e Medicina do Esporte

Ozório de Almeida Lira Neto
Médico especialista em ortopedia e traumatologia e cirurgia do joelho pela escola paulista de medicina/ UNIFESP

Paulo César Ferreira Penteado
Ortopedista e Traumatologista do Instituto Wilson Mello. Membro Titular da SBOT e SBCJ

Rene Jorge Abdalla
Mestre e Doutor pelo Departamento de Ortopedia e Traumatologia da UNIFESP–EPM
Coordenador Científico do Centro de Traumatologia Esportiva do Departamento de Ortopedia da UNIFESP–EPM
Coordenador Científico do Centro de Estudos do Centro de Ortopedia e Reabilitação no Esporte (CECORE) do Hospital do Coração
Diretor-Médico do Instituto do Joelho do Hospital do Coração

Ricardo de Paula Leite Cury
Mestre e Doutor em Medicina pela Faculdade de Ciências Médicas da Santa Casa de São Paulo
Presidente da Sociedade Brasileira de Cirurgia do Joelho (2011-2012)
Chefe do Grupo do Joelho do Departamento de ortopedia e Traumatologia (DOT) – Santa Casa de São Paulo
Professor Instrutor da FCMSCSP

Riccardo Gomes Gobbi
Médico Assistente Grupo de Joelho do Instituto de Ortopedia e Traumatologia do HC-FMUSP

Rodrigo Pires e Albuquerque
Mestre em Ortopedia e Traumatologia (UFRJ)
Doutor em Radiologia (UFRJ)
Médico Assistente do Grupo do Joelho da Santa Casa da Misericórdia do RJ

Sheila J. McNeill Ingham
Médica Fisiatra
Mestre em Pesquisa Clínica Pela Universidade de Pittsburg
Doutora em Ciências pela UNIFESP/EPM
Pós-doutorado pela Universidade de Pittsburg

Sergio Mainine
Médico do Hospital IFOR
Mestre e Doutor em Medicina pela Faculdade de Ciências Médicas da Santa Casa de São Paulo
Chefe do Grupo do Joelho da Faculdade de Medicina do ABC de 2001 a setembro de 2011

Thiago Fuchs
Médico Ortopedista do Hospital Novo Mundo
Estagiário R-4 do Grupo de Joelho/Quadril do Hospital de Clínicas da Universidade Federal do Paraná – Curitiba/PR
Membro Titular da SBOT

Túlio Vinícius de Oliveira Campos
Membro titular da SBOT e SBCJ
Preceptor do grupo de cirurgia do joelho do Hospital das Clínicas da UFMG
Coordenador da Clínica Ortopédica do Hospital Risoleta Tolentino Neves

Wagner Guimarães Lemos
Membro do Grupo de Joelho do HC-UFMG
Membro do Grupo de Joelho do Biocor Instituto Professor Assistente da PUC-MINAS

Wilson Mello Alves Jr.
Ortopedista e Traumatologista
Membro Titular da SBOT e SBCJ
Ex-presidente da SBCJ
Líder da Clínica de Ortopedia do Instituto Wilson Mello
Chefe do Grupo do Joelho da PUC-Campinas

Dedicatória

Dedicamos esta obra às nossas famílias, pela compreensão e apoio.

Agradecimentos

Nós agradecemos aos colaboradores que tão prontamente aceitaram o convite para participar desta obra, e que de forma brilhante elaboraram seus capítulos.

E agradecemos também à CEC e à SBOT por nos ter dado esta oportunidade.

Prefácio

O joelho é uma articulação sujeita a sobrecargas nas atividades do dia a dia. Com isso, as lesões, quer sejam de origem traumática ou degenerativa, ocorrem com alta frequência.

O ortopedista especializado em joelho deve, portanto, estar apto a diagnosticar e tratar essas lesões de causas variadas.

Este livro procura dar uma noção das mais diversas lesões e doenças que afetam o joelho, discutindo as técnicas de tratamento para cada uma delas. Para isso foram escolhidos autores que pudessem mostrar com sua experiência a melhor forma, na sua opinião, da abordagem de cada doença ou lesão.

Esperamos que cada capítulo seja útil no dia a dia do leitor, ajudando-o a realizar em seu paciente as técnicas mais adequadas e de ponta aqui mostradas.

Marco Antonio Percope

Apresentação da série

Caros colegas,

É com enorme satisfação que nós, da Comissão de Educação Continuada (CEC) da SBOT, apresentamos a série Ortopedia Cirúrgica. Estes livros, produzidos por grandes nomes de nossa especialidade, têm como objetivo principal ser parceiro do ortopedista no aprendizado e ganho de expertise no tratamento cirúrgico especializado de lesões ortopédicas e traumáticas do sistema musculoesquelético.

Para tal, demos ênfase na questão visual, através de vídeos e figuras ilustradas, a fim de facilitar a compreensão e assimilação das técnicas cirúrgicas demonstradas que, acreditamos, será de grande valia para a melhoria do tratamento de nossos pacientes.

Trata-se de livro moderno, todo voltado para o uso da internet, permitindo assim futuras atualizações.

Esperamos que gostem desta nova ferramenta de educação médica em nossa especialidade.

João Maurício Barretto
Presidente da Comissão de Educação Continuada da
Sociedade Brasileira de Ortopedia e Traumatologia

Sumário

Siglas

ADM - Amplitude de Movimento
AL – Anterolateral
CCA - Cadeia Cinética Aberta
CCF - Cadeia Cinética Fechada
CPL - Canto Posterolateral
CPM - Movimento Passivo Contínuo
GP - Gaveta Posterior
IKDC - *International Knee Document Committe*
LCA - Ligamento Cruzado Anterior
LCP - Ligamento Cruzado Posterior
LCPL - Lesões do Canto Posterolateral
PM - Posteromedial

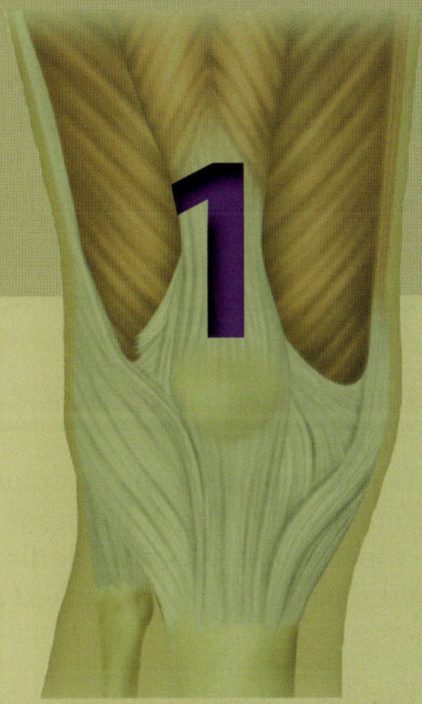

1

Reconstrução anatômica do ligamento cruzado anterior com túnel único: técnica cirúrgica

Marco Antônio Percope de Andrade
Guilherme Moreira de Abreu e Silva

INTRODUÇÃO

No final do século passado, a reconstrução do ligamento cruzado anterior (LCA) tinha como principal objetivo restaurar a isometria ligamentar. Entretanto, a restauração da anatomia não ocorria na maioria dos casos operados. Com a popularização da técnica de reconstrução anatômica no início deste século, melhores resultados biomecânicos e cinemáticos foram alcançados (Fu *et al.*, 2008; Kondo *et al.*, 2008; Chhabra *et al.*, 2006; Kopf *et al.*, 2010; Zantop *et al.*, 2008). Nos últimos anos, estudos clínicos demonstraram melhores resultados em pacientes operados por essa técnica, quando comparados à técnica convencional (Kondo *et al.*, 2008; Yasuda *et al.*, 2006).

O conceito de reconstrução anatômica não deve ser confundido com o conceito de reconstrução por dupla banda, pois em muitos casos não é necessário reconstruir as duas bandas para obtenção de sucesso clínico e funcional (Fu, Araujo e Lin, 2011).

O objetivo deste texto é descrever de forma prática a técnica de reconstrução anatômica do ligamento cruzado anterior, utilizando banda única (Van Eck *et al.*, 2010).

DIAGNÓSTICO

Exame clínico minucioso deve ser realizado para detecção da lesão ligamentar, bem como de possíveis lesões associadas. Teste de Lachman, *pivot-shift*, gaveta anterior, avaliação por escores funcionais e KT-1000 auxiliam na graduação da instabilidade e distinção de padrões distintos de lesão. Como exemplo, um paciente com Lachman quantitativo de

1+, com *pivot-shift* positivo, possivelmente apresenta lesão isolada de sua banda posterolateral (Yasuda *et al.*, 2011).

As alterações ao exame físico devem ser analisadas ao final, sendo confrontadas com os achados radiográficos (radiografia e ressonância magnética) (Van Eck *et al.*, 2010).

TRATAMENTO

Posicionamento do paciente

O paciente deve ser posicionado sobre a mesa cirúrgica, com ou sem *leg holder* (preferência do cirurgião), porém é importante que todo o estudo da anatomia seja feito com o joelho em 90 graus de flexão. Nesta posição, é possível utilizar todas as referências citadas a seguir (Van Eck *et al.*, 2010; Shen, Jordan e Fu, 2007).

Escolha dos portais artroscópicos

Cohen e Fu (2007) descreveram o uso de três portais para reconstrução anatômica do LCA (Figura 1-1).

Portal "alto" anterolateral

Usa-se como referência a borda lateral do tendão patelar, sendo a incisão iniciada ao nível do polo inferior da patela, estendendo-se distalmente. Através deste portal, é pos-

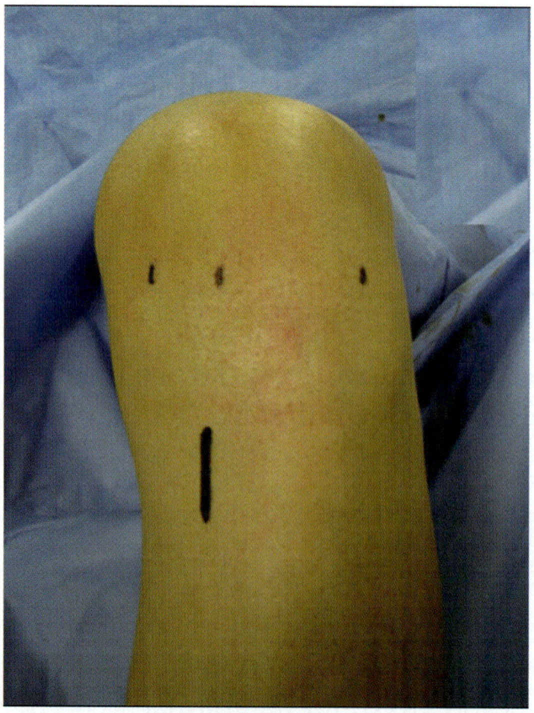

FIGURA 1-1 • Joelho esquerdo demonstrando os três portais artroscópicos: anterolateral, anteromedial e medial acessório.

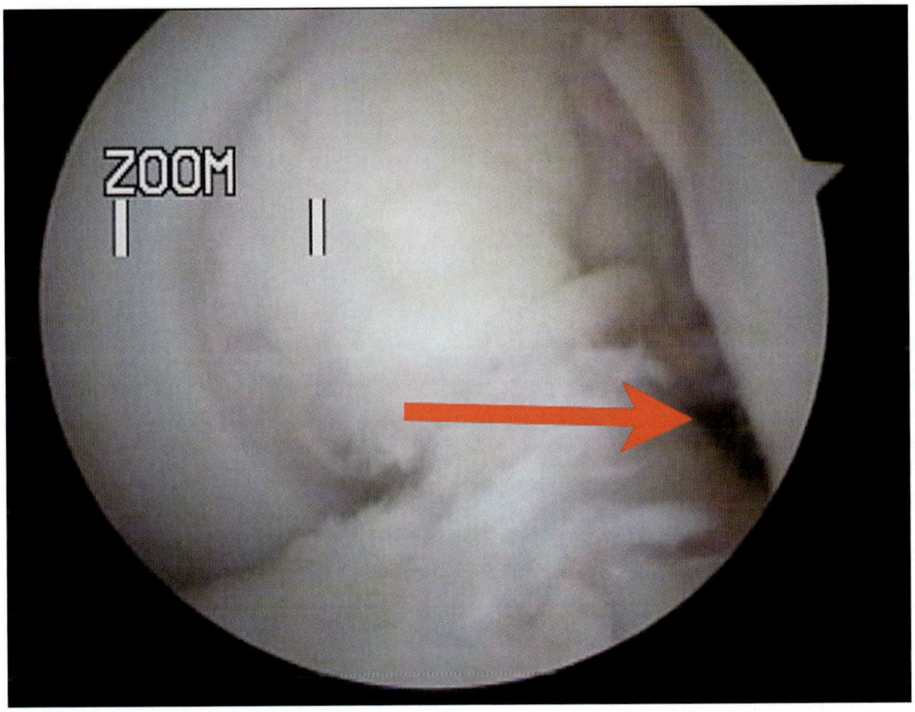

FIGURA 1-2 • Vista da parede medial do côndilo femoral lateral pelo portal anterolateral (LP): note a dificuldade de boa visualização da parede medial do côndilo femoral lateral (*footprint*).

sível a inspeção clássica da articulação femoropatelar, femorotibial medial e lateral, além da visualização do intercôndilo para realização do túnel tibial (Kim e Kim, 2001) (Figura 1-2).

Portal anteromedial

É um portal intratendinoso, realizado lateralmente à borda medial do tendão patelar, a 1 cm desta. Seu limite superior é o polo inferior da patela. Através deste portal, é possível obter excelente visualização da parede medial do côndilo femoral lateral, local de origem do LCA (Cohen e Fu, 2007). É utilizado para visualização femoral para realização do túnel femoral (Figura 1-3).

Portal medial acessório

Permite a instrumentação de forma independente ao túnel tibial, permitindo marcação e fresagem sobre o *footprint* femoral do LCA. Seu limite inferior é o corno anterior do menisco medial. O posicionamento é previamente conferido com o uso de uma agulha ou jelco. Sua localização varia com o tamanho do joelho, geralmente situando-se a 2 cm da borda medial do tendão patelar (Cohen e Fu, 2007).

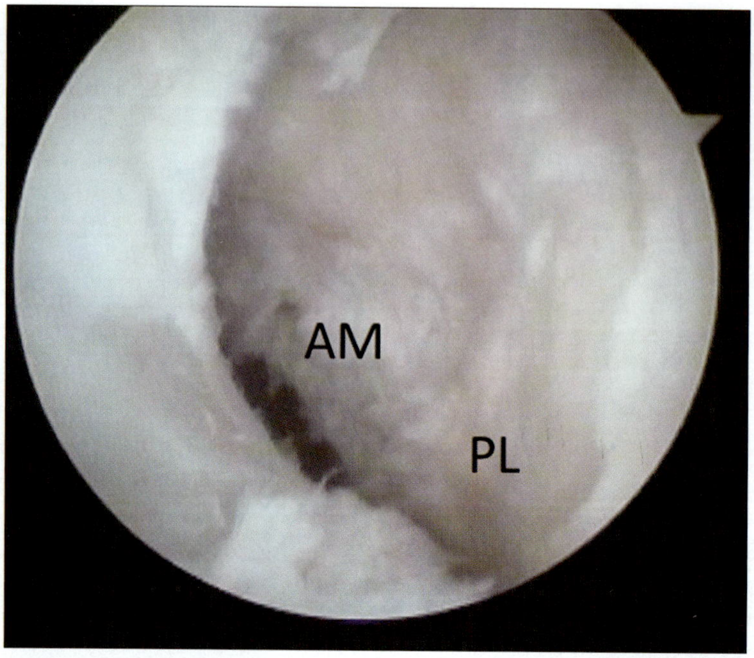

FIGURA 1-3 • Vista da parede medial do côndilo femoral lateral pelo portal anteromedial (MP): bom estudo do *footprint* e dos marcos ósseos pode ser obtido.

Identificação do *footprint* femoral e tibial do LCA

O estudo local da anatomia é o fator mais importante nesta técnica. Para isso, é importante evitar desbridamento desnecessário, para que possíveis remanescentes do LCA (coto) não sejam retirados (Karlsson *et al.*, 2011) (Figura 1-4).

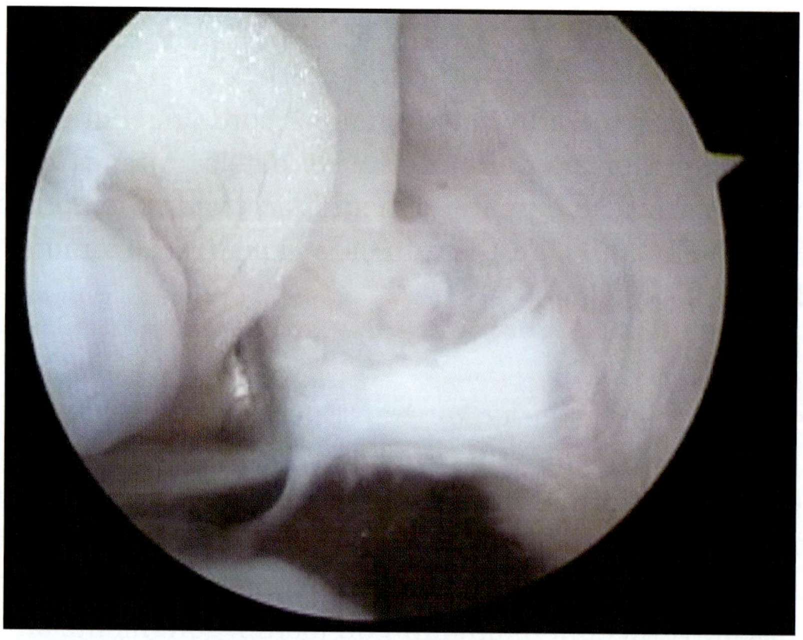

FIGURA 1-4 • Identificação do *footprint* ligamentar: passo fundamental nesta técnica.

Footprint *femoral*

O uso do portal anteromedial para visualização da parede medial do côndilo femoral lateral é fundamental. Ferreti e Fu (2007) descreveram dois marcos ósseos que auxiliam na identificação de seus limites (Ferretti *et al.*, 2007; Fu e Jordan, 2007). O primeiro e mais constante limita superiormente a área de origem ligamentar: é a crista intercondilar lateral (previamente descrita por Clancy como a crista do residente). O segundo marco ósseo delimita a banda posterolateral (anteriormente) e a banda anteromedial (posteriormente): é a crista bifurcada – presente em aproximadamente 80% dos indivíduos (Kopf *et al.*, 2009) (Figura 1-5).

Footprint *tibial*

Nesta região, a principal referência para o posicionamento do túnel é o próprio coto remanescente do LCA, habitualmente presente (Siebold *et al.*, 2008). O uso do ligamento cruzado posterior (LCP) como referência, assim descrito por Morgan (Morgan, Kalman e Grawl, 1995) é impreciso, posicionando o túnel tibial posteriormente ao seu *footprint* (Shen, Jordan e Fu, 2007; Siebold *et al.*, 2008). Pode-se utilizar como referência anatômica auxiliar, o corno anterior do menisco lateral, estando sua origem alinhada com a banda anteromedial (Siebold *et al.*, 2008).

Realização dos túneis

Túnel femoral

Após estudo artroscópico, deve ser encontrado o real ponto de origem e inserção do LCA. Para evitar extravasamento de soro durante o procedimento pelo túnel tibial, inicia-se

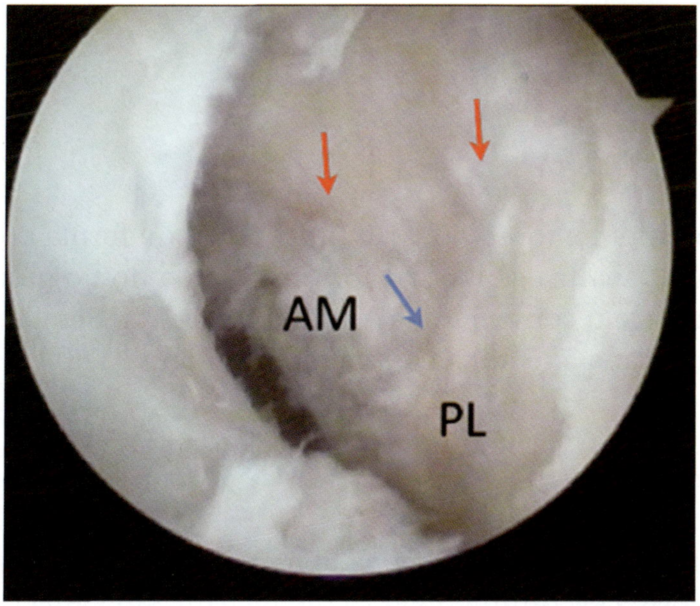

FIGURA 1-5 • Identificação dos marcos ósseos: crista intercondilar lateral (setas vermelhas) e crista bifurcada (seta azul).

pela construção do túnel femoral. Através do portal acessório medial e com a utilização de instrumental próprio, marca-se o ponto de entrada do fio-guia na parede medial do côndilo femoral lateral – estando o joelho fletido a 90 graus (Figura 1-6). Após a marcação, é importante fletir o joelho a 110 graus para evitar lesão do nervo fibular durante a saída da ponta do fio na região lateral da coxa. Fresagem convencional é então realizada (Figura 1-7). Neste momento, é importante ter cuidado com a passagem da broca próxima ao côndilo femoral medial, para não haver lesão condral iatrogênica.

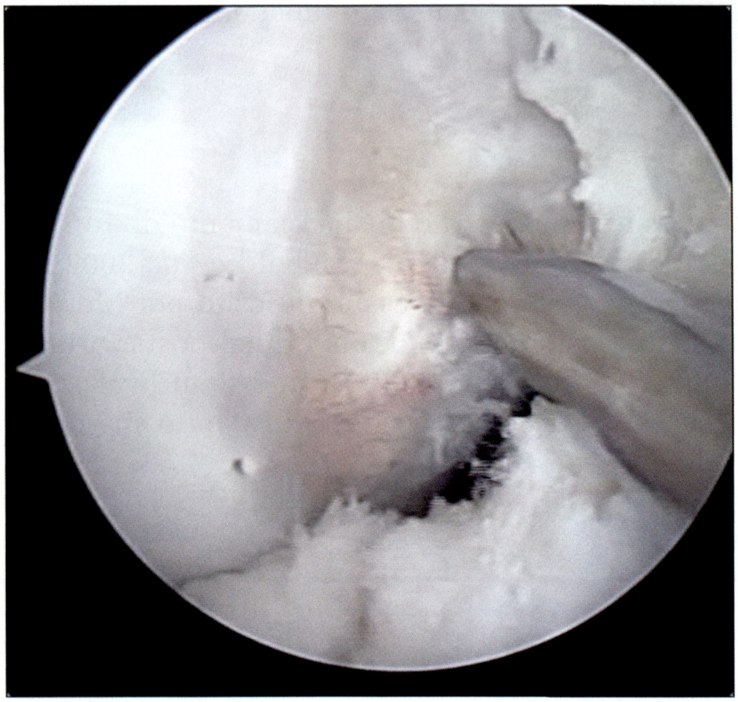

FIGURA 1-6 • Marcação com instrumental do ponto de entrada do fio-guia: note a crista intercondilar lateral superiormente ao ponto escolhido.

Túnel tibial

Após a realização do túnel femoral, faz-se o túnel tibial de forma convencional. Através do guia tibial (55 graus), realiza-se marcação para a saída do fio-guia, estando o joelho a 90 graus de flexão. Fresagem convencional é então realizada. Seu posicionamento é mais anterior, quando comparada à técnica convencional (Figura 1-8).

Escolha do pareamento dos túneis

Na reconstrução anatômica por banda única, existem duas possibilidades de pareamento. Independente da forma escolhida deve-se reconstruir uma área compreendendo mais de 60% da área de origem e inserção ligamentar (Fu, Araujo e Lin, 2011).

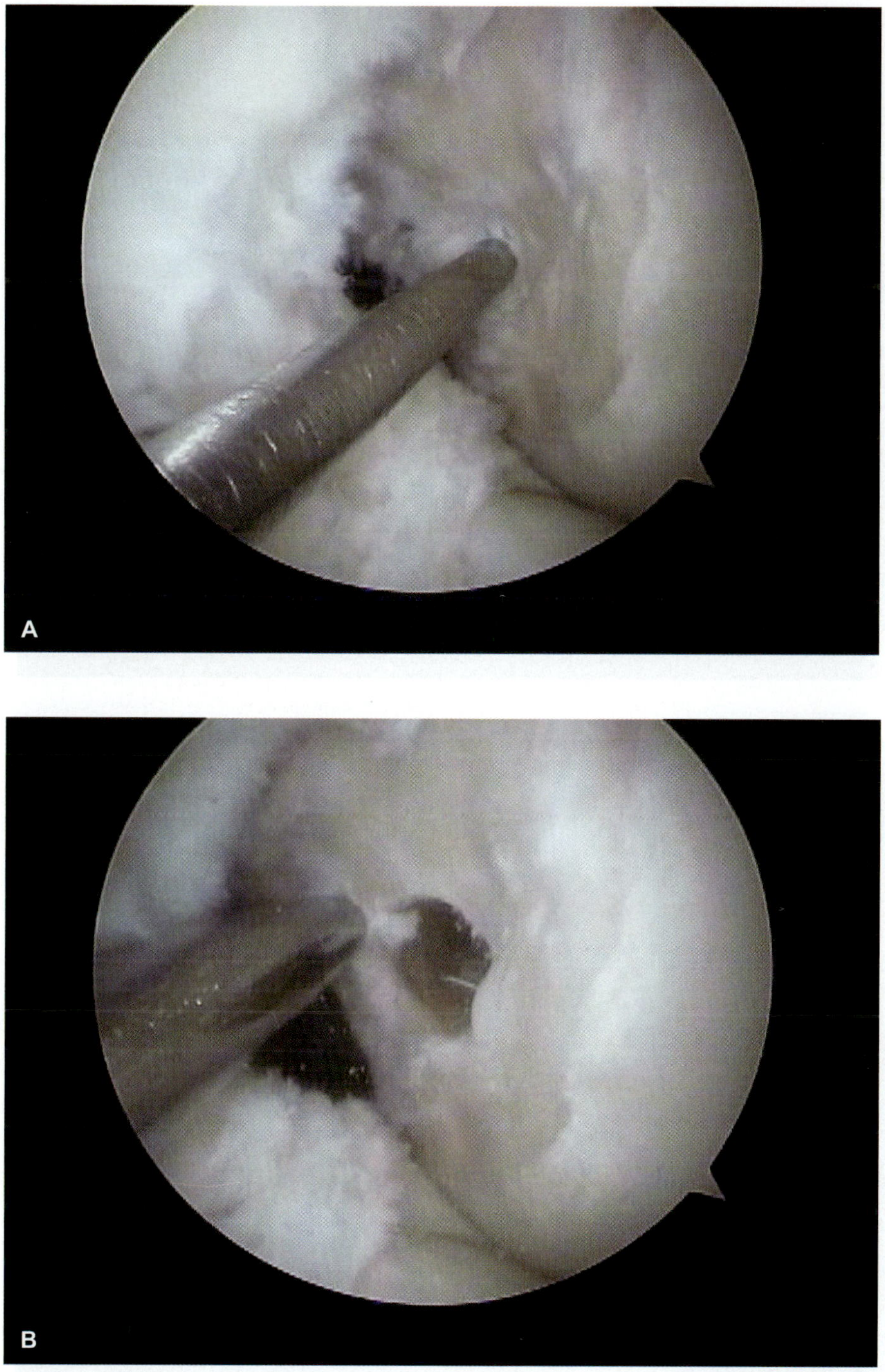

FIGURA 1-7 • A e B. Visão pelo portal medial do *footprint* do LCA: túnel realizado sobre a origem da banda anteromedial.

MID-MID

Nesta forma de pareamento, o túnel femoral e o tibial são confeccionados no meio do *footprint*, metade ocupando a banda posterolateral e metade a banda anteromedial (Figura 1-9).

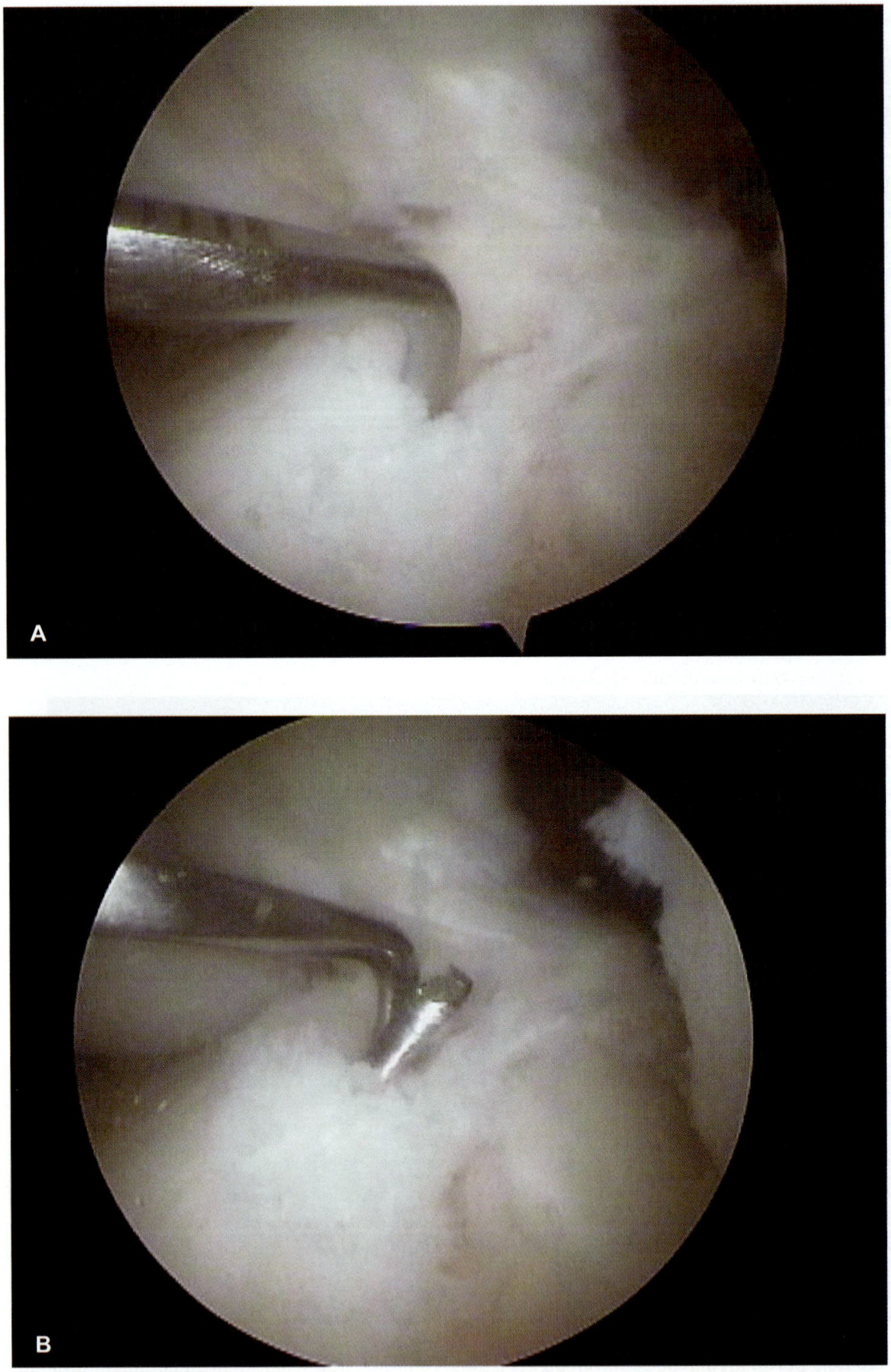

FIGURA 1-8 • A e B. Visão artroscópica do posicionamento do guia tibial no *footprint* do LCA: desbridamento cuidadoso local deve ser realizado, para evitar perda das referências anatômicas.

Anteromedial e anteromedial

Com esta forma de pareamento, reconstrói-se apenas a banda anteromedial (mais espessa e mais isométrica). Sua desvantagem é a não reconstrução da banda posterolateral, importante na estabilidade rotacional do joelho (Figura 1-10).

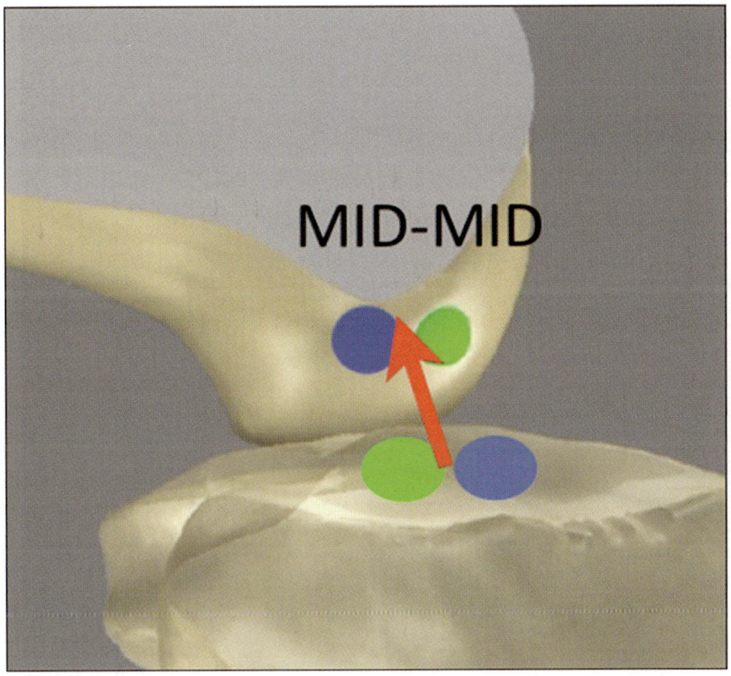

FIGURA 1-9 • Opção de reconstrução anatômica MID-MID.

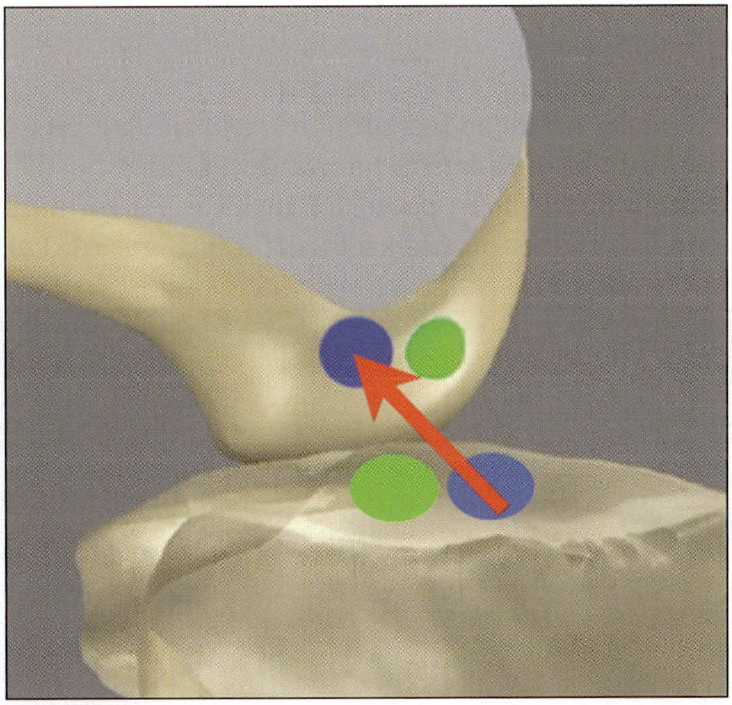

FIGURA 1-10 • Opção de reconstrução anteromedial e anteromedial.

Conceito de *mismatch*

Com a técnica transtibial (uso do guia transtibial para confecção do túnel femoral), há a necessidade de o túnel tibial ser mais posterior à inserção ligamentar normal, a fim de atingir a cortical posterior femoral para adaptação do guia. Dessa forma, há o não pareamento dos túneis, criando-se um *mismatch*, conforme a ilustração (Figura 1-11).

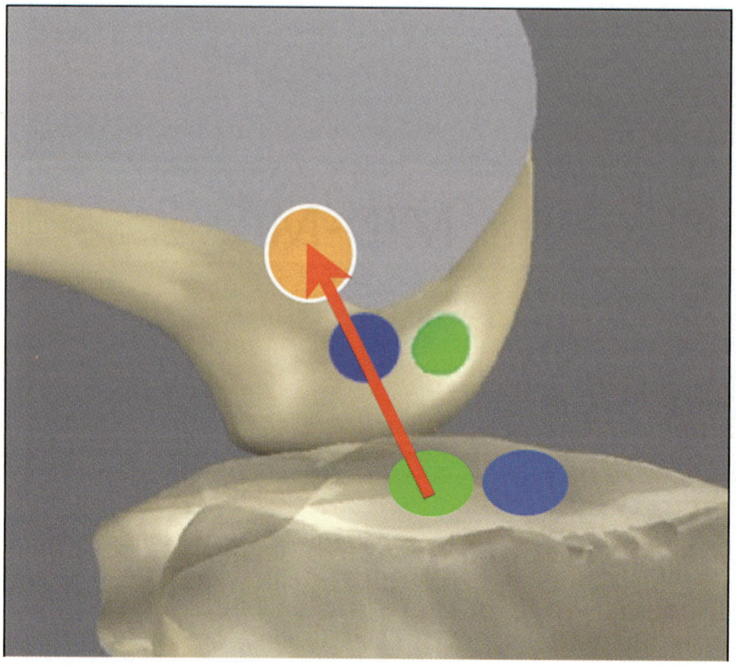

FIGURA 1-11 • Não pareamento das bandas: conceito de *mismatch*: esta configuração é comumente obtida na reconstrução do LCA com o guia transtibial.

VISUALIZAÇÃO FINAL

Após a passagem do enxerto e fixação (escolha do cirurgião), é possível identificar a formação de um "V" invertido entre a borda lateral do LCP e a borda medial do LCA. Tal fato demonstra a ausência de impacto posterior no LCP e a restauração da obliquidade fisiológica das fibras do LCA (Shen, Jordan e Fu, 2007) (Figura 1-12).

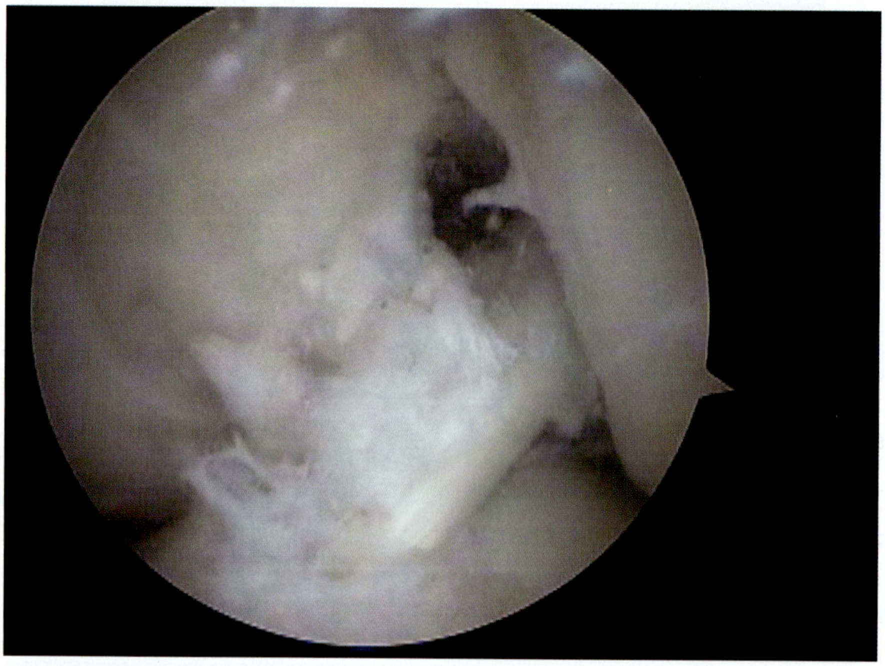

FIGURA 1-12 • Visão pelo portal anterolateral do resultado final da reconstrução anatômica por túnel único: nota-se a formação de um triângulo invertido entre a borda lateral do LCP e a borda medial do LCA – sinal indireto do correto posicionamento.

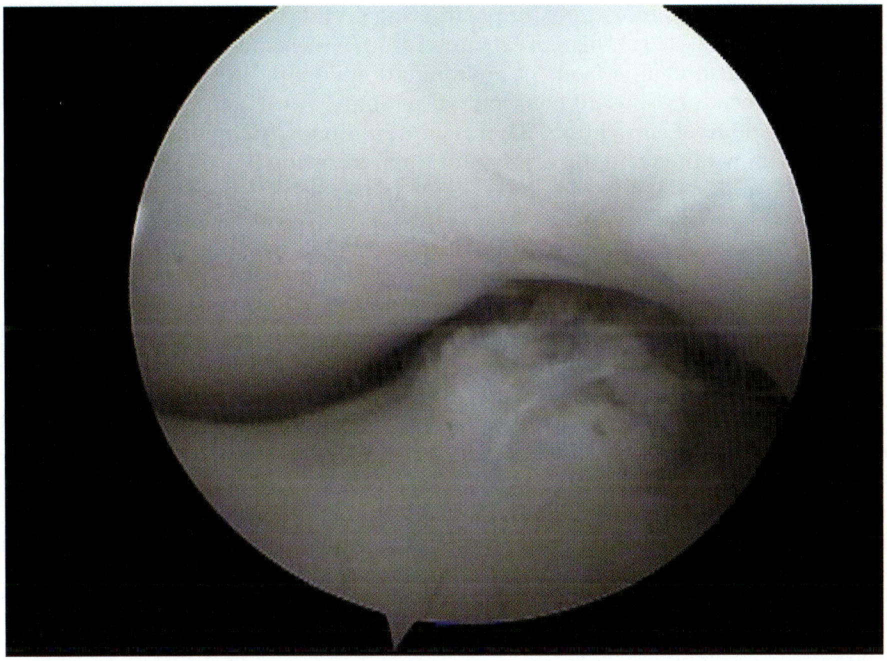

FIGURA 1-13 • Visão final da reconstrução anatômica por túnel único: extensão completa sem impacto anterior do enxerto.

Mesmo com a realização do túnel tibial mais anterior, comparado à técnica convencional, não ocorre impacto durante a extensão completa, não havendo necessidade de "intercondiloplastia" (Kopf *et al.*, 2010) (Figura 1-13).

Referências

Chhabra A, et al. Anatomic, radiographic, biomechanical, and kinematic evaluation of the anterior cruciate ligament and its two functional bundles. J Bone Joint Surg Am, v. 88 Suppl 4, p. 2-10, Dec 2006. ISSN 0021-9355. Disponível em: <http://www.ncbi.nlm.nih.gov/pubmed/17142430>.

Cohen SB, Fu FH. Three-portal technique for anterior cruciate ligament reconstruction: use of a central medial portal. Arthroscopy, v. 23, n. 3, p. 325.e1-5, Mar 2007. ISSN 1526-3231. Disponível em: <http://www.ncbi.nlm.nih.gov/pubmed/17349482>.

Ferretti M, et al. Osseous landmarks of the femoral attachment of the anterior cruciate ligament: an anatomic study. Arthroscopy, v. 23, n. 11, p. 1218-25, Nov 2007. ISSN 1526-3231. Disponível em: <http://www.ncbi.nlm.nih.gov/pubmed/17986410>.

Fu FH, Araujo PH, Lin A. Double-bundle ACL reconstruction with use of a single tibial tunnel: a technique or an anatomic concept? J Bone Joint Surg Am, v. 93, n. 20, p. e121(1)-(2), Oct 2011. ISSN 1535-1386. Disponível em: <http://www.ncbi.nlm.nih.gov/pubmed/22012538>.

Fu FH, et al. Primary anatomic double-bundle anterior cruciate ligament reconstruction: a preliminary 2-year prospective study. Am J Sports Med, v. 36, n. 7, p. 1263-74, Jul 2008. ISSN 1552-3365. Disponível em: <http://www.ncbi.nlm.nih.gov/pubmed/18354141>.

Fu FH, Jordan SS. The lateral intercondylar ridge--a key to anatomic anterior cruciate ligament reconstruction. J Bone Joint Surg Am, v. 89, n. 10, p. 2103-4, Oct 2007. ISSN 0021-9355. Disponível em: <http://www.ncbi.nlm.nih.gov/pubmed/17908883>.

Hwang MD, Piefer JW, Lubowitz JH. Anterior Cruciate Ligament Tibial Footprint Anatomy: Systematic Review of the 21st Century Literature. Arthroscopy, Jan 2012. ISSN 1526-3231. Disponível em: <http://www.ncbi.nlm.nih.gov/pubmed/22301359>.

Karlsson J, et al. Anatomic single- and double-bundle anterior cruciate ligament reconstruction, part 2: clinical application of surgical technique. Am J Sports Med, v. 39, n. 9, p. 2016-26, Sep 2011. ISSN 1552-3365. Disponível em: <http://www.ncbi.nlm.nih.gov/pubmed/21602567>.

Kim SJ, Kim HJ. High portal: Practical philosophy for positioning portals in knee arthroscopy. Arthroscopy, v. 17, n. 3, p. 333-337, Mar 2001. ISSN 1526-3231. Disponível em: <http://www.ncbi.nlm.nih.gov/pubmed/11239359>.

Kondo E, et al. Prospective clinical comparisons of anatomic double-bundle versus single-bundle anterior cruciate ligament reconstruction procedures in 328 consecutive patients. Am J Sports Med, v. 36, n. 9, p. 1675-87, Sep 2008. ISSN 1552-3365. Disponível em: <http://www.ncbi.nlm.nih.gov/pubmed/18490472>.

Kopf S, et al. A systematic review of the femoral origin and tibial insertion morphology of the ACL. Knee Surg Sports Traumatol Arthrosc, v. 17, n. 3, p. 213-9, Mar 2009. ISSN 1433-7347. Disponível em: <http://www.ncbi.nlm.nih.gov/pubmed/19139847>.

Kopf S, et al. Nonanatomic tunnel position in traditional transtibial single-bundle anterior cruciate ligament reconstruction evaluated by three-dimensional computed tomography. J Bone Joint Surg Am, v. 92, n. 6, p. 1427-31, Jun 2010. ISSN 1535-1386. Disponível em: <http://www.ncbi.nlm.nih.gov/pubmed/20516318>.

Morgan CD, Kalman VR, Grawl DM. Definitive landmarks for reproducible tibial tunnel placement in anterior cruciate ligament reconstruction. Arthroscopy, v. 11, n. 3, p. 275-88, Jun 1995. ISSN 0749-8063. Disponível em: <http://www.ncbi.nlm.nih.gov/pubmed/7632302>.

Shen W, Jordan S, Fu F. Review article: anatomic double bundle anterior cruciate ligament reconstruction. J Orthop Surg (Hong Kong), v. 15, n. 2, p. 216-21, Aug 2007. ISSN 1022-5536. Disponível em: <http://www.ncbi.nlm.nih.gov/pubmed/17709865>.

Siebold R, et al. Tibial insertions of the anteromedial and posterolateral bundles of the anterior cruciate ligament: morphometry, arthroscopic landmarks, and orientation model for bone tunnel placement. Arthroscopy, v. 24, n. 2, p. 154-61, Feb 2008. ISSN 1526-3231. Disponível em: <http://www.ncbi.nlm.nih.gov/pubmed/18237698>.

Van Eck CF, et al. Anatomic single- and double-bundle anterior cruciate ligament reconstruction flowchart. Arthroscopy, v. 26, n. 2, p. 258-68, Feb 2010. ISSN 1526-3231. Disponível em: <http://www.ncbi.nlm.nih.gov/pubmed/20141990>.

Yasuda K, et al. Anatomic single- and double-bundle anterior cruciate ligament reconstruction, part 1: basic science. Am J Sports Med, v. 39, n. 8, p. 1789-99, Aug 2011. ISSN 1552-3365. Disponível em: <http://www.ncbi.nlm.nih.gov/pubmed/21596902>.

Yasuda K, et al. Clinical evaluation of anatomic double-bundle anterior cruciate ligament reconstruction procedure using hamstring tendon grafts: comparisons among 3 different procedures. Arthroscopy, v. 22, n. 3, p. 240-51, Mar 2006. ISSN 1526-3231. Disponível em: <http://www.ncbi.nlm.nih.gov/pubmed/16517306>.

Zantop T, et al. Anatomical and nonanatomical double-bundle anterior cruciate ligament reconstruction: importance of femoral tunnel location on knee kinematics. Am J Sports Med, v. 36, n. 4, p. 678-85, Apr 2008. ISSN 1552-3365. Disponível em: <http://www.ncbi.nlm.nih.gov/pubmed/18296542>.

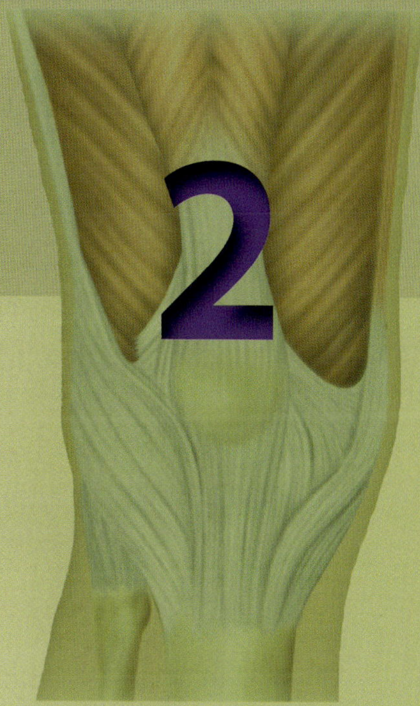

2

Reconstrução do ligamento cruzado anterior (LCA) com dupla banda

Moisés Cohen
Frank Beretta Marcondes

INTRODUÇÃO

As reconstruções do ligamento cruzado anterior (LCA) com as técnicas tradicionais de banda única trouxeram, e ainda trazem, resultados satisfatórios, restaurando a estabilidade anteroposterior na maioria dos pacientes. No entanto, a longo prazo, os resultados dessas cirurgias ainda não estão bem definidos. Alguns autores acreditam que a reconstrução do LCA não confere ao joelho proteção permanente contra a osteoartrose (Cohen *et al.*, 2007; Hogervorst e Pels Rijcken *et al.*, 2002). Além disso, muitos autores têm encontrado, clinicamente, uma instabilidade rotatória em vários casos tratados com a reconstrução do LCA com banda única, independentemente da técnica e do enxerto utilizado.

As lesões isoladas do ligamento cruzado anterior representam mais de 50% de todas as lesões ligamentares do joelho, com uma incidência de 1:3.000 pessoas na população em geral (Fu, Bennett e Lattermann, 1999). Estima-se que 75.000 a 100.000 reconstruções do LCA sejam realizadas anualmente, apenas nos EUA (Harner, Giffin e Dunteman, 2001). Devido à alta prevalência de lesões, o LCA continua sendo muito estudado, e os resultados cirúrgicos têm recebido uma atenção especial. Isso incluiu a investigação de fatores técnicos, tais como a utilização de uma ou duas bandas, o posicionamento dos túneis, a escolha do enxerto, os métodos de fixação, juntamente com a reabilitação pós-operatória. Como resultado, as técnicas de reconstrução do LCA têm evoluído significativamente ao longo das últimas décadas. Além dos fatores técnicos, muitos autores têm estudado a cinética, a cinemática e a biomecânica do LCA no joelho intacto, no deficiente e no reconstruído, com uma ou duas bandas, levando a uma melhor compreensão das

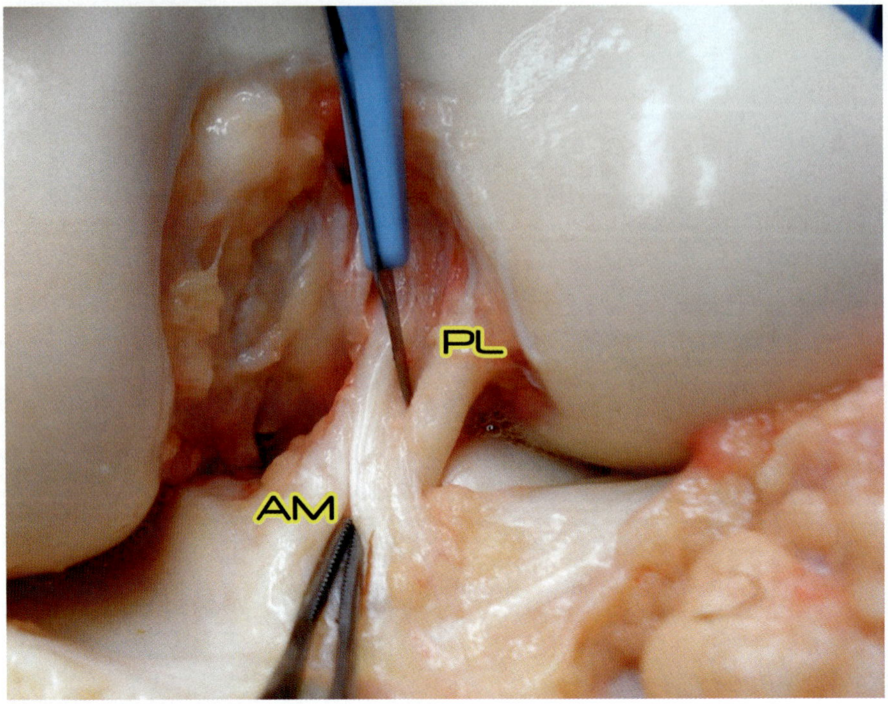

FIGURA 2-1 • LCA – anatomia das bandas AM e PL.

mudanças que ocorrem após a lesão e o procedimento cirúrgico (Yagi, Wong e Kanamori *et al.*, 2002).

Palmer e Abbott foram os primeiros a descrever o LCA como uma estrutura composta por duas bandas, em 1938. O LCA apresenta uma banda anteromedial (AM) e outra posterolateral (PL) que trabalham juntas para fornecer a estabilidade anteroposterior e rotacional do joelho (Figura 2-1). Essa anatomia constituída por duas bandas está presente desde o desenvolvimento fetal, a partir da 20ª semana, com a presença de um septo bem definido separando-as, quando visualizado na microscopia eletrônica (Ferretti, Cohen e Fu, 2007).

DIAGNÓSTICO

O diagnóstico das lesões ligamentares do joelho deve ser feito com base na história, no exame clínico detalhado e objetivo, de ambos os joelhos, orientando quanto à necessidade da realização dos exames complementares.

A história típica de uma lesão do LCA normalmente está relacionada com a presença de dor após uma entorse do joelho, durante a prática de atividades desportivas, acompanhada ou não de estalido, derrame articular e sensação de falseio. É mais comum na segunda e terceira décadas de vida e predomina no sexo masculino, embora a incidência em mulheres e crianças venha aumentando nos últimos anos.

A presença de hemartrose no joelho, após um trauma agudo (entorse), indica uma associação a lesão do LCA em 78% dos casos (Abdalla *et al.*, 1989).

Os testes especiais mais utilizados no diagnóstico das lesões do LCA são: Lachman (mais sensível), gaveta anterior e o *pivot-shift*. O teste de Lachman positivo se mostrou preciso em 80% dos casos no diagnóstico de lesão do LCA realizado em paciente consciente, e 100% em pacientes anestesiados.

Exames complementares

O início da investigação complementar se dá pelas radiografias, nas incidências anteroposterior e perfil do joelho (Figura 2-2), porém pouco contribuem para detectar alterações de partes moles, como no caso das lesões ligamentares, exceto nos casos em que ocorram arrancamentos ósseos, como nas fraturas por avulsão do tubérculo intercondilar medial onde se insere o LCA ou nas fraturas por avulsão do côndilo lateral da tíbia, conhecido como sinal de Segond, que é patognomônico de ruptura do LCA.

O exame de escolha é a ressonância magnética, pois se trata de um método não invasivo e de excelente precisão no diagnóstico das lesões ligamentares, meniscais e condrais (Figura 2-3). As relações anatômicas com outras estruturas do joelho são claramente demonstradas, facilitando o diagnóstico e principalmente o planejamento cirúrgico. Cerca de 70% das rupturas do LCA ocorrem em associação a outras lesões intra-articulares, especialmente as lesões do corno posterior do menisco medial e do ligamento colateral medial (Figura 2-4).

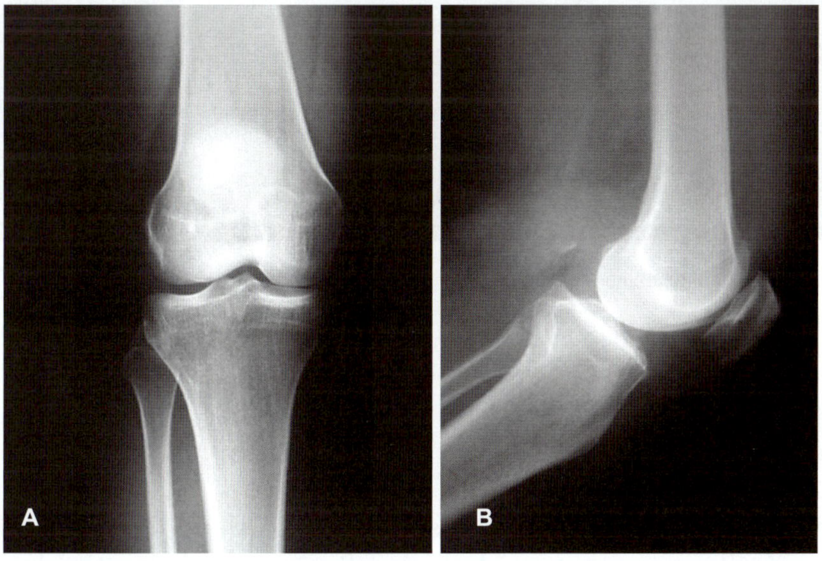

FIGURA 2-2 • A e B. Radiografias do joelho – AP e perfil.

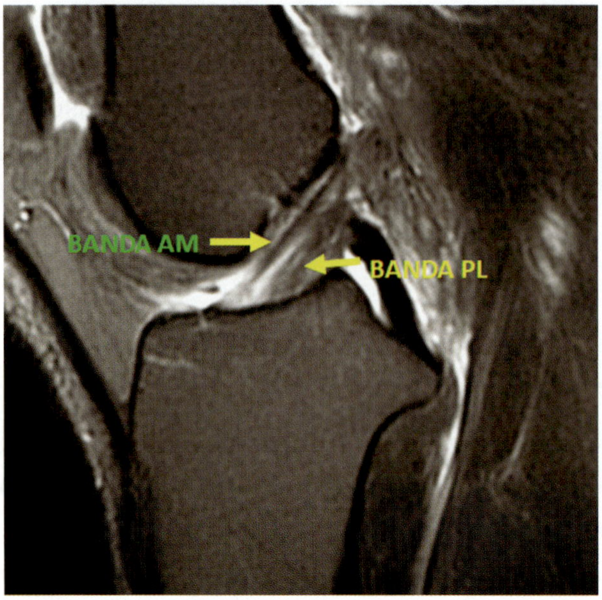

FIGURA 2-3 • Ressonância magnética do joelho – LCA normal.

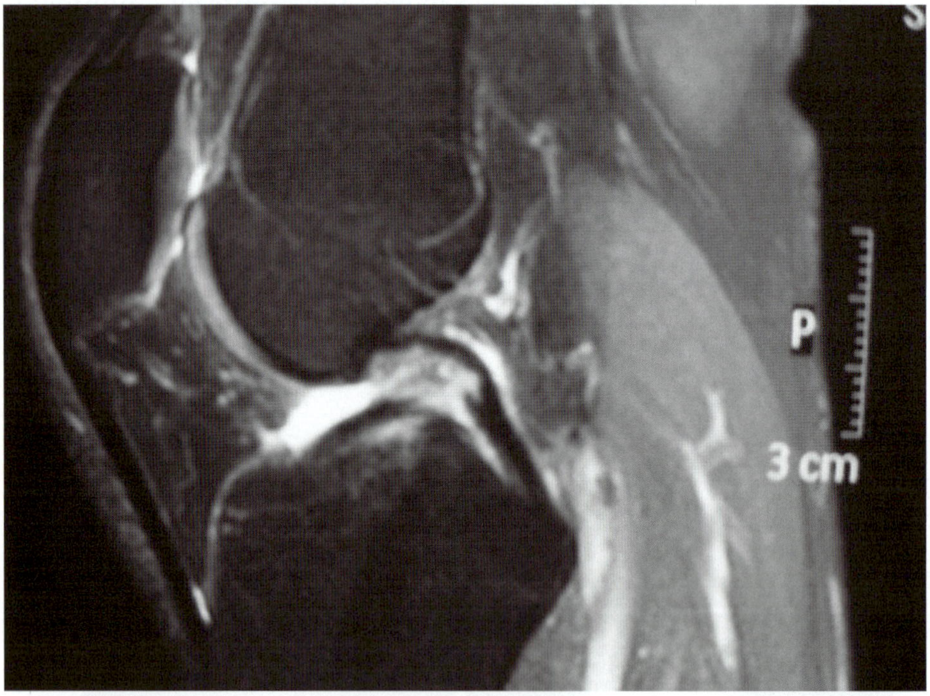

FIGURA 2-4 • Ressonância magnética do joelho – lesão do LCA.

TRATAMENTO

A escolha do melhor tratamento para as lesões do LCA deve levar em consideração fatores relativos ao paciente, como sexo, idade, profissão, nível de atividade física e expectativas para o futuro.

Com os pacientes relutantes ao tratamento cirúrgico, o tratamento conservador associado a um rigoroso programa de reabilitação pode trazer um nível de função satisfatório, porém sem assegurar plena estabilidade até para as atividades da vida diária.

O tratamento cirúrgico é a melhor opção, e, durante décadas, a reconstrução do LCA com banda única, reproduzindo principalmente a banda anteromedial foi a principal alternativa utilizada pelos cirurgiões ortopédicos. Com a evolução nos estudos de ciência básica, com relação à anatomia do LCA, e principalmente aos estudos biomecânicos, muitos trabalhos têm mostrado melhores resultados com a reconstrução do LCA através da dupla banda, numa tentativa de reproduzir sua anatomia original. Alguns autores mostram que 15% a 31% dos pacientes submetidos à reconstrução com banda única apresentam instabilidade rotatória residual, podendo levar, ao longo do tempo, a alterações degenerativas importantes da articulação (Anderson, Dome e Gautam *et al.*, 2001).

Técnica cirúrgica

A escolha da técnica de reconstrução do LCA com dupla banda se inicia por um detalhado planejamento cirúrgico, como afirmado anteriormente, através da história, exame clínico e a complementação com os exames de imagem. Com o paciente anestesiado, antes de iniciar o procedimento cirúrgico, realiza-se novamente toda a propedêutica do joelho para confirmar o diagnóstico firmado previamente, e analisar sua real instabilidade.

A escolha do enxerto é muito importante. Costuma-se utilizar os tendões isquiotibiais (semitendíneo e grácil), para reproduzir as bandas anteromedial e posterolateral, respectivamente; portanto inicia-se a cirurgia com a retirada dos tendões pela técnica tradicional, com uma incisão medial proximal da tíbia sob os tendões da pata de ganso.

Os portais artroscópicos, lateral e medial são feitos tais como um portal acessório na região anterior transfixando o tendão patelar. Esse portal serve para visualizar com detalhes a face medial do côndilo femoral lateral, identificando com maior precisão os pontos de inserção das bandas AM e PL (Figura 2-5). Após a visualização direta de toda a cavidade articular e correção das lesões associadas quando necessário, uma limpeza dos restos do LCA nativo é realizada, tanto na tíbia quanto no fêmur.

A reconstrução do LCA com dupla banda não é recomendada quando a inserção tibial do LCA for menor que 14 mm (Figura 2-6) ou quando a largura do intercôndilo for menor que 10 mm (Figura 2-7), pois o intercôndilo estreito pode favorecer a lesão da cartilagem do côndilo femoral medial no momento da realização do túnel (Fu, Lesniak e Schreiber, 2010).

A técnica de reconstrução do LCA com dupla banda utilizada é através da reconstrução anatômica transportal. Com o joelho a 120 graus de flexão, em cima da mesa cirúrgica, primeiramente são identificados os pontos de inserções das bandas (AM e PL), no fêmur. Deve-se ter atenção aos pontos anatômicos femorais, como a crista lateral intercondilar e a crista lateral bifurcada. A inserção do LCA no fêmur se encontra abaixo da crista lateral intercondilar, e suas bandas, divididas pela crista lateral bifurcada, conforme mostra a Figura 2-8. As inserções das bandas AM e PL são marcadas com instrumento pontiagudo, e com um guia apropriado, diferentemente do guia transtibial (Figura 2-9), são realizados os túneis anteromedial e póstero-lateral através do portal medial do joe-

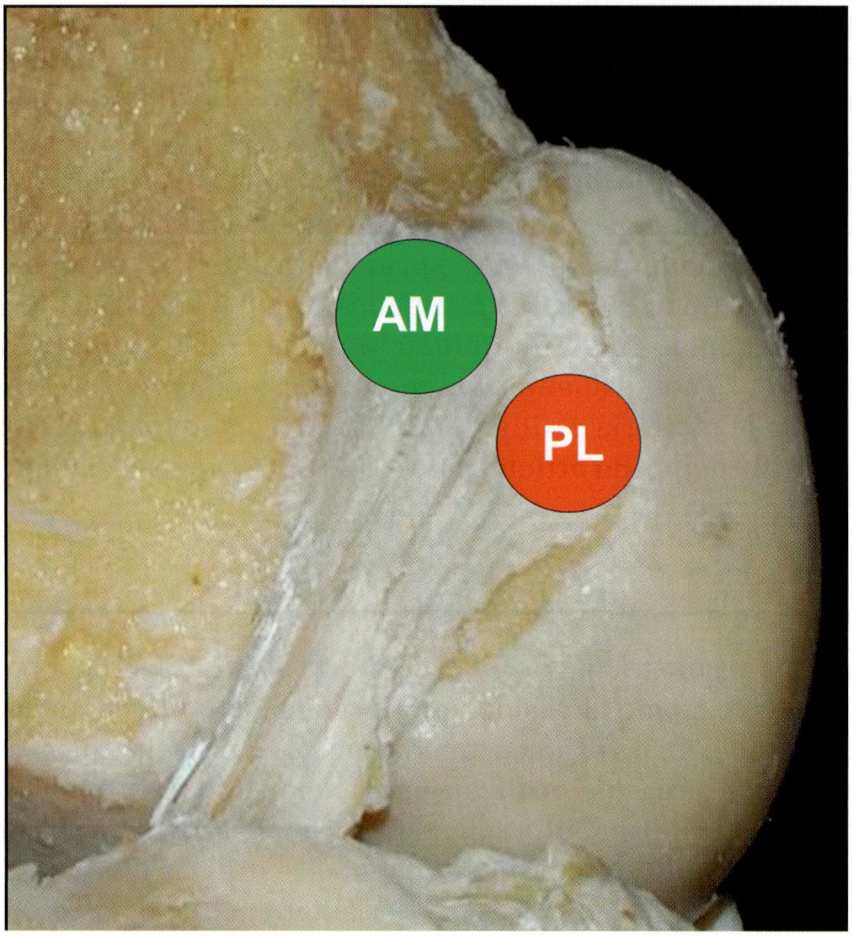

FIGURA 2-5 • Face medial do côndilo femoral lateral – bandas AM e PL.

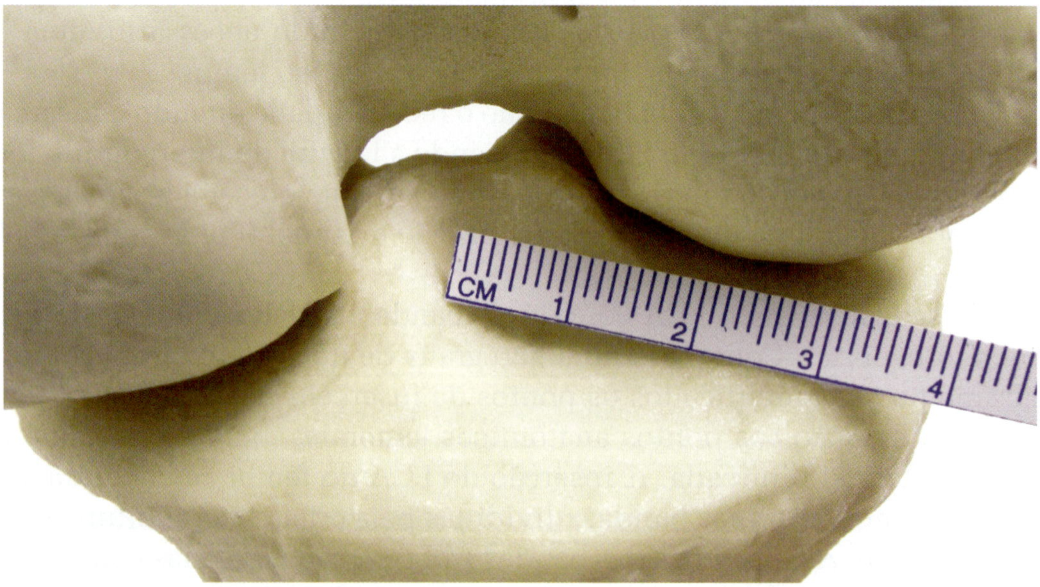

FIGURA 2-6 • Medida do tamanho da inserção tibial do LCA.

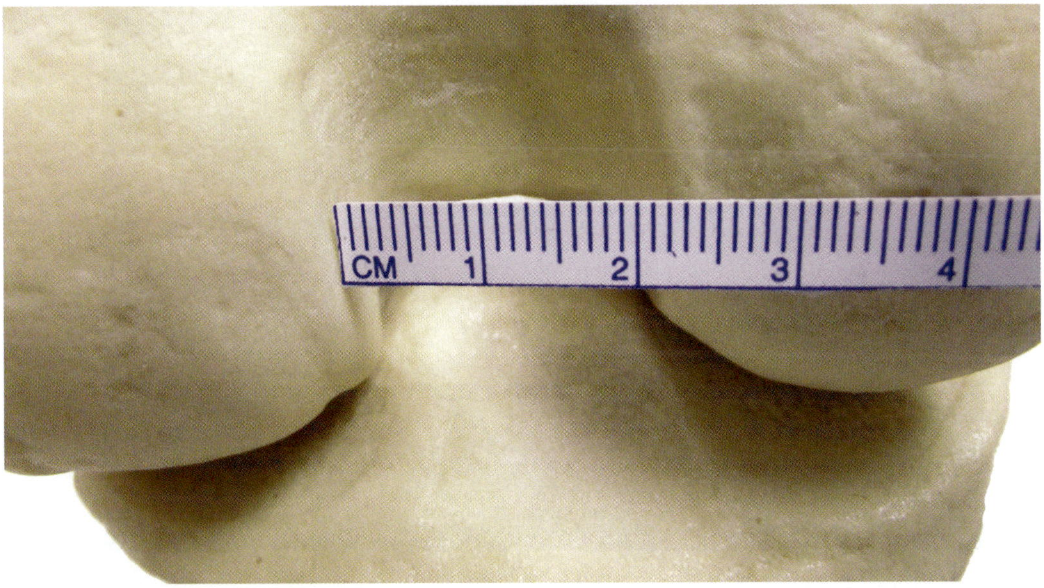

FIGURA 2-7 • Medida do tamanho do intercôndilo femoral.

lho. Observar ainda, na Figura 2-10, com o joelho em extensão (0 grau), que a inserção da banda AM se encontra mais superior e posterior que a PL, enquanto que, com o joelho a 90 graus, as bandas estão praticamente horizontalizadas, ou seja, a banda PL está anterior à banda AM.

Na tíbia, os pontos também são identificados segundo alguns parâmetros anatômicos, ou seja, a inserção da banda PL está +/- 1 mm à frente da espinha tibial medial, e a banda AM está +/- 6 mm anterior ao túnel PL (Figura 2-11). Com a identificação desses pontos,

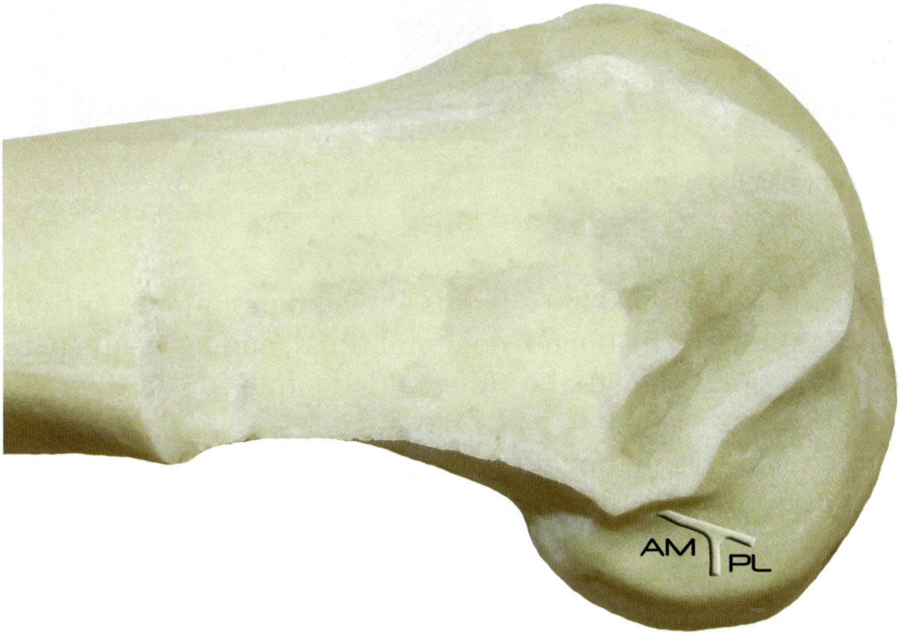

FIGURA 2-8 • Crista lateral intercondilar bifurcada.

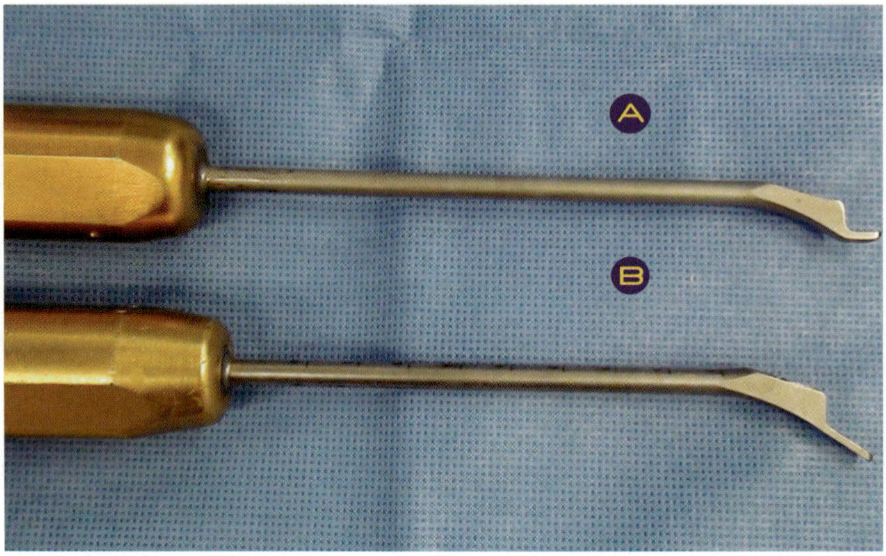

FIGURA 2-9 • A. Guia femoral para portal transtibial. B. Guia femoral para portal medial.

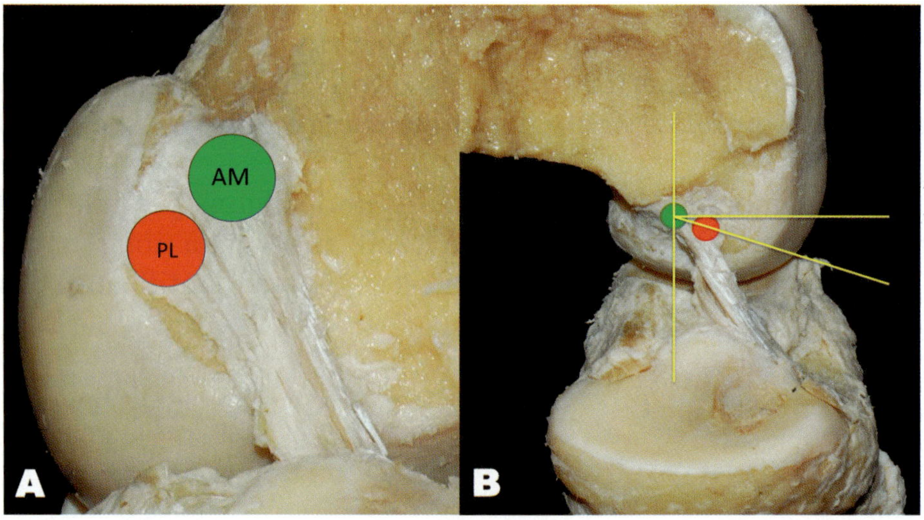

FIGURA 2-10 • A. Joelho em extensão. B. Joelho em flexão.

o guia tibial é utilizado a 45 graus para a banda PL, com o ponto de entrada do túnel na face medial da tíbia anterior ao ligamento colateral tibial, enquanto que para a banda AM o guia é colocado a 55 graus e medial à tuberosidade anterior da tíbia na face medial, conforme mostra a Figura 2-12.

A banda PL é tracionada primeiramente da tíbia para o fêmur, fixada no fêmur através do sistema de *endobutton*®, e na tíbia com parafuso absorvível, estando o joelho entre 0 e 10 graus de flexão. Já a banda AM também é tracionada da tíbia para o fêmur, fixado no fêmur e na tíbia, da mesma forma que a banda PL, mas com o joelho fletido entre 45 e 60 graus. Após a fixação independente das bandas, um reforço com grampo do tipo Agrafe® pode ser utilizado. Deve-se ter atenção na passagem dos enxertos, para não ocorrer a troca dos túneis (Figura 2-13).

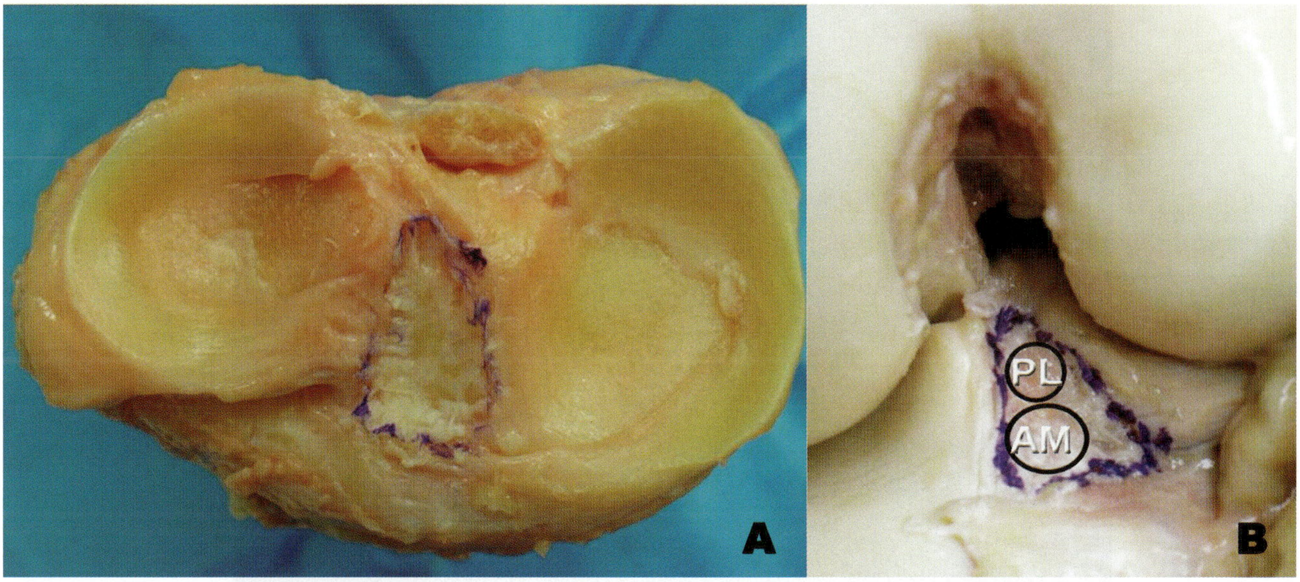

FIGURA 2-11 • A e B. Inserção tibial do LCA.

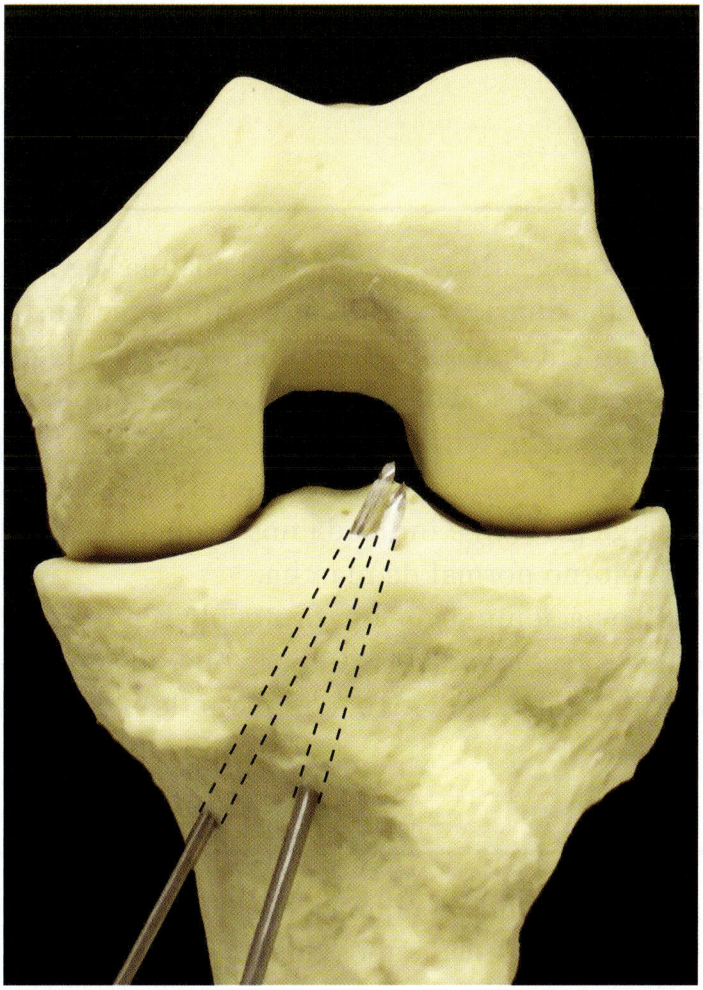

FIGURA 2-12 • Posição dos túneis tibiais para as bandas AM e PL.

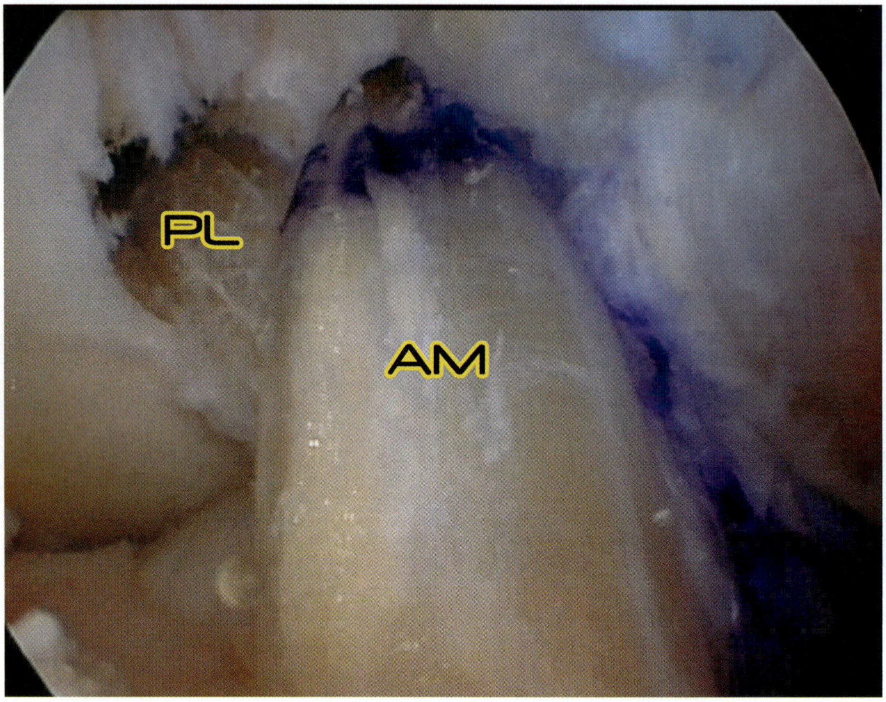

FIGURA 2-13 • Enxertos passados nos túneis – AM e PL.

Pós-operatório

O pós-operatório da reconstrução do LCA com dupla banda segue os mesmos princípios da reconstrução com banda única. Normalmente, divide-se em fases, que se iniciam no pós-operatório imediato em ambiente hospitalar. O paciente geralmente permanece internado por 48 horas, com o objetivo de iniciar o tratamento fisioterápico, diminuir o edema e a dor, e ganhar arco de movimento (CPM – movimentação passiva contínua). A prevenção de deformidades (flexo do joelho) e exercícios isométricos são iniciados. A marcha com muletas (carga parcial) é indicada nos primeiros 10 a 14 dias, e a liberação destas vai depender do retorno normal da marcha.

Após a alta hospitalar, o paciente segue um protocolo rígido de reabilitação na clínica, seguindo as etapas ou fases recomendadas até por volta do sexto mês, quando ele é reavaliado através do KT-1000 e do isocinético, comparando-o com o lado contralateral.

Caso clínico

Paciente do sexo masculino, 27 anos de idade, chega ao consultório queixando-se de dor joelho direito de moderada intensidade após entorse durante partida de futebol. Relata que, no momento do trauma, sentiu estalido no joelho e que, além da dor, logo após o trauma, notou aumento do volume do joelho. Nega outros episódios semelhantes. No mesmo dia, procurou atendimento em pronto-socorro ortopédico, foi examinado, foram realizadas radiografias, que, segundo o médico, estavam normais, mas que ao exame clínico podia tratar-se de alguma lesão ligamentar no joelho. O paciente foi imobilizado com *brace* inguinomaleolar, medicado e orientado a procurar um especialista em joelho após sete dias.

Nesse retorno, o paciente foi reavaliado, e foi claramente notada uma regressão do derrame articular, postos dolorosos principalmente na face medial do joelho, e as provas ligamentares para lesão do LCA todas positivas; Lachman, gaveta anterior e *pivot-shift*.

O diagnóstico foi confirmado através de uma ressonância magnética como uma lesão do LCA associado a um estiramento do ligamento colateral medial.

A conduta foi encaminhar o paciente para fisioterapia para ganho de ADM e regressão do quadro inflamatório por 14 a 21 dias, e reconstrução do LCA pela técnica com dupla banda transportal, após esse período. Foram realizadas radiografias (AP e Perfil Joelho) no pós-operatório imediato (Figura 2-14). Foi realizada uma ressonância magnética desse paciente após 10 meses de PO, devido à suspeita de uma lesão meniscal. Observar a reconstrução do LCA com dupla banda.

O paciente seguiu corretamente todo o protocolo proposto, e após seis meses voltou a praticar futebol, sem queixas.

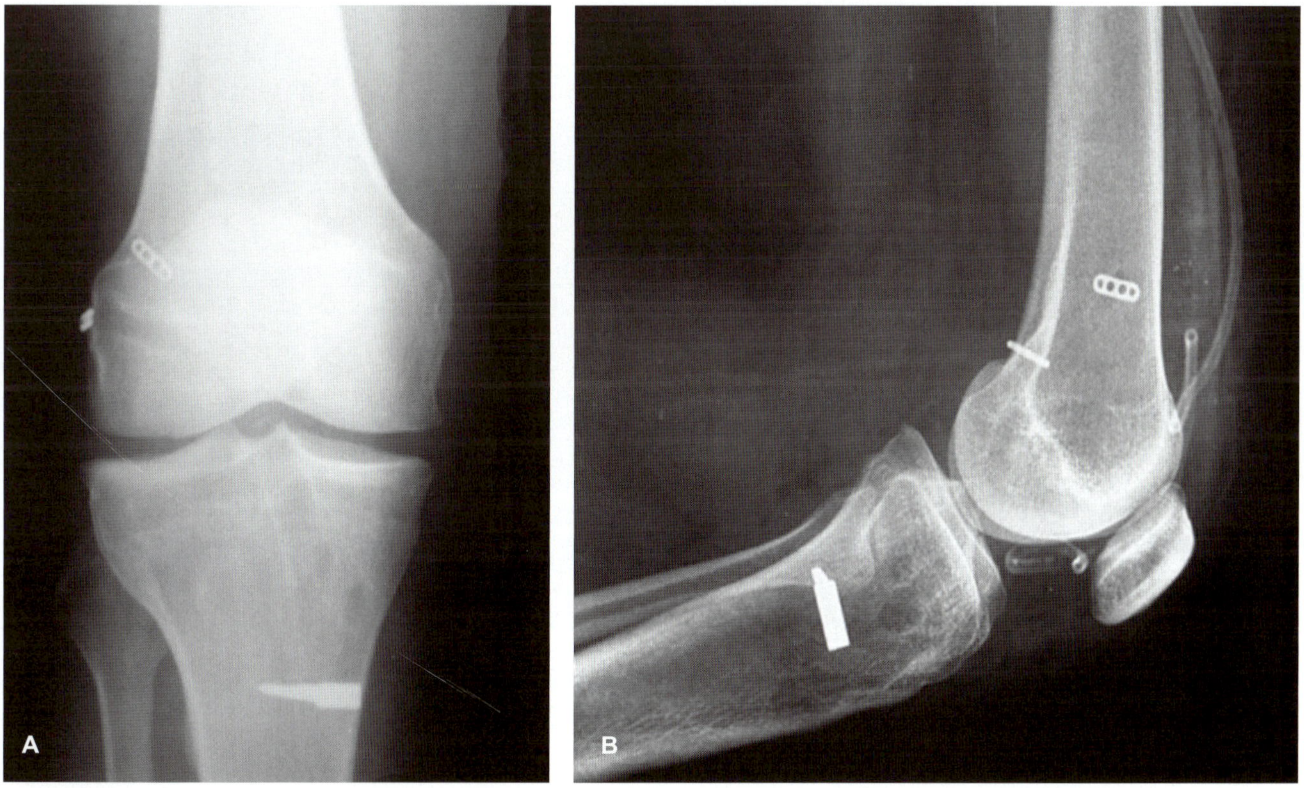

FIGURA 2-14 • A e B. Radiografias do joelho (AP-Perfil) – pós-operatório imediato.

Referências

Abdalla RJ, et al. "Artroscopia nas hemartroses pós - traumáticas do joelho". Rev Bras Ortop. 24: 200-2006, 1989.

Anderson AF, Dome DC, Gautam S, et al. Correlation of anthropometric measurements, strength, anterior cruciate ligament size, and intercondylar notch characteristics to sex differences in anterior cruciate ligament tear rates. Am J Sports Med. 29: 58-66, 2001.

Cohen M, et al. Anterior cruciate ligament reconstruction after 10 to 15 years: association between meniscectomy and osteoathrosis. Arthroscopy 23(6): 629-34, 2007.

Ferretti M, Cohen M, Fu FH. The fetal anterior cruciate ligament: An anatomic and histologic study. Arthroscopy 23:278-283, 2007.

Fu FH, Bennett CH, Lattermann C. Current trends in anterior cruciate ligament reconstruction, part 1: biology and biomechanics of reconstruction. Am J Sports Med. 27: 821-830,1999.

Fu FH, Lesniak BP, Schreiber VM. Anatomic Single- and Double-Bundle Anterior Cruciate Ligament Reconstruction Flowchart. Arthroscopy. Vol 26, No 2 (February) 258-268, 2010.

Harner CD, Giffin JR, Dunteman RC. Evaluation and treatment of recurrent instability after anterior cruciate ligament reconstruction. Instr Course Lect. 50: 463-474, 2001.

Hogervorst T, Pels Rijcken TH, et al. Changes in bone scans afte anterior cruciate ligament reconstruction: A prospective study. Am J Sports Med 30: 823-833, 2002.

Palmer I. On the injuries to the ligaments of the knee joint. Acta Chir Scand. 91:282, 1938.

Yagi M, Wong EK, Kanamori A, et al. Biomechanical analysis of an anatomic anterior cruciate ligament reconstruction. Am J Sports Med. 30(5): 660-666, 2002.

3

Revisão na reconstrução do ligamento cruzado anterior (LCA)

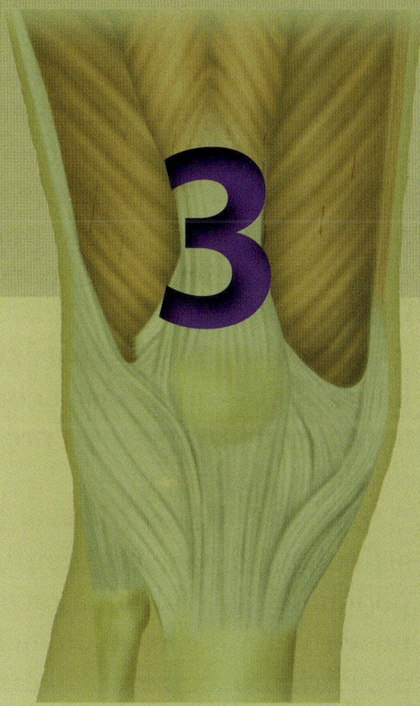

Wilson Mello Alves Jr.
Jules Michel Stucky
Paulo César Ferreira Penteado

INTRODUÇÃO

A ruptura do ligamento cruzado anterior (LCA) é uma patologia bastante frequente na prática ortopédica, com incidência que varia entre 36,9 e 60,9 para cada cem mil habitantes, segundo dados estatísticos dos EUA. A reconstrução do LCA é um procedimento comum, com uma taxa de sucesso que varia de 75% a 97%. Entender por que ocorrem falhas na reconstrução, identificar suas causas e tratar essa complicação é fundamental para o cirurgião de joelho.

MOTIVOS DE FALHA DA RECONSTRUÇÃO

A falha da reconstrução do LCA costuma ser frustrante para o cirurgião. Ela pode ser resultado de diversas situações, que devem ser devidamente identificadas, sendo a mais comum o mau posicionamento dos túneis ósseos.

As rerrupturas de origem traumática também são importantes na falha da reconstrução do LCA.

A cirurgia de reconstrução do LCA tem como objetivos restabelecer a estabilidade e o arco de movimento do joelho. Considera-se que a reconstrução falhou quando um ou ambos objetivos não foram alcançados.

Limitação do arco de movimento (ADM): a artrofibrose é uma das complicações mais frequentes da reconstrução do LCA. Clinicamente, é uma complicação precoce (primeiros seis meses) e apresenta-se com diminuição global da amplitude de movimento, sendo mais comum (e mais limitante do ponto de vista funcional) a perda da extensão do joelho, que ocorre comumente como consequência de uma artrofibrose anterior (*cyclops lesion*). Geralmente apresenta como causa a má técnica cirúrgica, cujo erro mais frequente é o posicionamento inadequado dos túneis. Devem-se incluir como outras causas possíveis a imobilização por período prolongado, cirurgia ligamentar associada no mesmo procedimento cirúrgico, reabilitação inadequada, distrofia simpático-reflexa, patela baixa e infecção.

Instabilidade articular: complicação que se manifesta geralmente na fase tardia. Os fatores pelos quais isso acontece, no entanto, são provenientes de situações que podem ter ocorrido no período pré-operatório, intraoperatório, na reabilitação ou no momento do retorno ao esporte.

Desvios do eixo, lesões ligamentares periféricas associadas ou mesmo lesões intra-articulares devem ser identificadas cuidadosamente no período pré-operatório, visto que podem levar à falha da reconstrução primária. Pacientes com *genu varo*, lesão do canto posterolateral e lesão do menisco medial podem evoluir para quadro de dor e deformidade. Portanto, correção de distúrbios ósseos e ligamentares, bem como sutura do menisco, quando possível, devem fazer parte do planejamento cirúrgico.

Entre as causas de insucesso no período intraoperatório, deve-se citar novamente o erro técnico, seja ele o posicionamento incorreto dos túneis, uso de métodos de fixação inadequados, tensionamento ou fixação imprecisa do enxerto.

Na fase de reabilitação, as causas que podem resultar em instabilidade incluem fisioterapia realizada de maneira agressiva e inadequada, sem um protocolo conhecido e definido como seguro. Pode ocorrer falha na incorporação do enxerto, em geral até o terceiro mês da cirurgia. O paciente que não adere ao tratamento proposto e retorna precocemente às atividades esportivas está exposto ao risco de sofrer nova ruptura já nesta fase.

Na fase de retorno ao esporte, que costuma acontecer após o sexto mês, a instabilidade pode surgir devido a um novo episódio traumático, geralmente associado a déficits musculares; embora possa ocorrer mais tardiamente. Além disso, pacientes menores de 25 anos e aqueles que retornam ao esporte em nível competitivo estão naturalmente sob maior risco de uma rerruptura.

DIAGNÓSTICO

Caso clínico

A história do joelho é fundamental para o diagnóstico de falha da reconstrução do LCA. Um novo episódio traumático constitui dado importante, já que isso costuma ser uma das causas mais comuns de rerruptura. A suspeita diagnóstica pode ser confirmada por meio de dados objetivos e subjetivos. Os objetivos incluem aquele paciente que apresenta história franca de instabilidade com exame físico característico. O uso de artrômetro KT 1000 é útil no diagnóstico de lesão. O déficit acima de 10 graus, tanto de flexão como de extensão, sugere artrofibrose e também é considerado um achado objetivo. Dados subjetivos de lesão são aqueles nos quais o paciente queixa-se de dor, refere relato inespecífico de instabilidade ou manifesta sensação de que "alguma coisa não está certa no meu joelho", ainda que o exame físico seja aparentemente normal. É importante afastar patologias associadas e tratar os distúrbios musculares nesses pacientes. Na persistência dessas queixas, a hipótese de falha da reconstrução deve ser considerada.

A avaliação funcional é importante no diagnóstico. Alterações nas medidas do artrômetro KT-1000 e a identificação de déficits musculares são relevantes no diagnóstico. O questionário de Lysholm também é importante para identificar os déficits funcionais.

Imagem

A radiografia é um dado que deve ser obtido na avaliação de uma rerruptura. As incidências clássicas em anteroposterior com carga, perfil a 30 graus e túnel permitem identificar o posicionamento e o alargamento dos túneis, bem como alterações degenerativas e estreitamento do espaço intercondilar. A radiografia panorâmica ortostática dos membros inferiores é importante na avaliação de alterações do alinhamento do membro.

A ressonância magnética é a ferramenta mais específica para diagnóstico de rerruptura do LCA. No entanto, cabe destacar a restrição que apresenta quando da existência de implantes metálicos, o que pode limitar significativamente o exame.

A tomografia computadorizada com reconstrução tridimensional é uma ferramenta útil para o planejamento cirúrgico. É o exame mais preciso para avaliação do posicionamento dos túneis. Pode mostrar alargamento e orientação destes. Também pode sofrer interferência na presença de implantes metálicos.

TRATAMENTO

Para abordar corretamente um paciente com falha de reconstrução do LCA, é fundamental estabelecer o diagnóstico de causa da falha e dos sintomas provocados por ela. É necessário também avaliar os hábitos esportivos e de estilo de vida atuais do paciente. Existem dois grandes grupos: os que apresentam limitação de movimento – artrofibrose – e os pacientes com sintomas de instabilidade. O indivíduo que não apresenta limitação da amplitude de movimento e não se expõe à prática de esportes de risco (futebol, basquete, vôlei e handebol) não é candidato a procedimento cirúrgico em um primeiro momento. A correção de eventuais distúrbios musculares deve ser realizada com reabilitação adequada.

Os casos em que há limitação da amplitude de movimento apresentam artrofibrose, uma complicação bastante sintomática e limitante para o paciente. Se a limitação de movimento ocorrer antes do terceiro mês de pós-operatório pode ser tratada com fisioterapia, numa tentativa de ganhar mobilidade. Se os sintomas de artrofibrose forem superiores a três meses após a operação, devem ser tratados com cirurgia. O objetivo do tratamento é a liberação de aderências globais, retirada do enxerto ou dos seus remanescentes, retirada do material de síntese, bem como dos eventuais osteófitos anteriores que estejam impactando contra o intercôndilo. Nos casos de uma artrofibrose anterior (*cyclops lesion*), estando o enxerto em bom estado e localizado de maneira correta, é possível apenas ressecar a área de fibrose.

A amplitude de movimento que se consegue na cirurgia será a do arco de movimento após reabilitação. A reabilitação deve se iniciar imediatamente após a cirurgia, tomando-se cuidado para controle da dor, com uso de medicamentos e analgesia na fisioterapia. O cirurgião deve acompanhar o progresso do arco de movimento cada duas ou três semanas. Enquanto estiver evoluindo com aumento progressivo do movimento, mantém-se o programa. Se após 4 a 6 semanas não se consegue evoluir, está indicada manipulação sob anestesia. Este procedimento está indicado apenas nas fases iniciais da reabilitação. Após três meses, é um procedimento contraindicado, em função do aumento do risco de lesão condral ou óssea.

Em pacientes que apresentam recidiva dos sintomas de instabilidade, deve-se realizar avaliação adequada da sua causa. Uma delas é a presença de lesões associadas não identificadas e, consequentemente, não tratadas na cirurgia primária. O *genu varo* e a lesão dos ligamentos do canto posterolateral são exemplos clássicos, que devem ser tratados no momento da revisão da reconstrução. No caso específico do *genu varo*, pode-se optar pela realização do procedimento em um ou dois tempos cirúrgicos: a artroscopia com a finalidade de retirar os implantes e debris intra-articulares da cirurgia prévia; e a osteotomia proximal da tíbia para correção do *genu varo*. A cirurgia de reconstrução do LCA pode ser feita no mesmo tempo cirúrgico ou em um segundo tempo.

No momento específico da reconstrução do ligamento cruzado anterior, algumas considerações devem ser feitas em relação a cirurgia prévia: o tipo de enxerto utilizado primariamente, as posições em que se encontram os túneis ósseos e os aspectos relacionados com a qualidade óssea do paciente.

A escolha do enxerto está relacionada com o tipo de enxerto utilizado na cirurgia primária: se o tendão patelar foi utilizado primariamente, considerar os tendões flexores; se flexores, considerar o tendão patelar. Uma alternativa é o uso de tendões do joelho contralateral ou o uso do tendão do quadríceps. O uso de tendões de banco de tecidos é uma opção válida, porém não é uma realidade para a maioria dos especialistas no nosso meio.

O objetivo da cirurgia de revisão é a colocação dos túneis ósseos na posição correta. Se os túneis da cirurgia primária estiverem em posição incorreta, devem ser feitos novos túneis. Se os túneis estiverem corretos na cirurgia primária, dois fatores devem ser avaliados: a ocorrência de alargamento dos túneis e a qualidade óssea do paciente. Quando há alargamento do túnel, podem-se utilizar dois parafusos de interferência para corrigir a posição do enxerto e conseguir uma fixação adequada. Se houver um aumento de 100% em relação ao túnel prévio ou maior que 15 mm, deve-se optar por procedimento em dois tempos, sendo o primeiro destinado ao preenchimento com enxerto ósseo, e o segundo, à reconstrução. Já na evidência de um osso de má qualidade com pequeno alargamento do túnel, deve-se optar por um novo enxerto com *plug* ósseo de maior tamanho. Nesses casos, é aconselhável associar outros métodos de fixação. Por exemplo, um parafuso de interferência adicional (de menor diâmetro) no orifício de entrada a fim de preenchê-lo totalmente, ou mesmo um método de fixação a distância com poste (parafuso e arruela). Essa mesma tática pode ser utilizada quando da existência de um túnel em posição muito próxima à ideal, em que realizamos alargamento do túnel em direção à posição mais desejada e adicionamos mais um parafuso de interferência para preenchimento do orifício do túnel.

Técnica cirúrgica

A opção é pela técnica de reconstrução anatômica com a utilização de três portais: os tradicionais anterolateral e anteromedial; além do anteromedial acessório, para confecção do túnel femoral. Começar sempre pela retirada do enxerto a ser utilizado, seguido pela inspeção da cavidade articular e tratamento das eventuais lesões associadas intra-articulares. Efetua-se a retirada dos debris do neoligamento rompido e dos implantes sempre que possível. O próximo passo é a realização do túnel. O objetivo é colocá-lo no centro da inserção original do LCA, tanto no fêmur quanto na tíbia. Nas cirurgias de revisão, esses parâmetros estão ausentes ou são mais difíceis de visualizar. Túneis feitos e conferidos com relação à posição passa-se o enxerto através do túnel tibial para o femoral. A fixação é realizada conforme a opção do enxerto utilizado: o tendão patelar é fixado com parafuso de interferência (absorvível ou metálico) tanto no fêmur como na tíbia. Na utilização de enxerto quádruplo de semitendíneo e *gracilis*, a fixação no fêmur é com um dispositivo de fixação a distância (*endobutton*), enquanto que na tíbia, opta-se por parafuso de interferência absorvível em pacientes com bom estoque ósseo ou parafuso cortical e arruela em pacientes de pior estoque ósseo (acima de 40 anos ou com fatores de risco para osteopenia). Quando o enxerto de quadríceps é utilizado, a fixação do tarugo ósseo da patela é feita com parafuso de interferência absorvível ou metálico (como no tendão patelar), e na parte tendinosa, recomenda-se o uso de parafuso cortical e arruela metálica ou parafuso de interferência absorvível (como na fixação dos tendões flexores). É sempre importante lembrar que as situações podem variar na cirurgia de revisão, o que torna este tópico apenas uma orientação para realização desse procedimento. O planejamento detalhado do ato cirúrgico e da reabilitação é fundamental para o seu sucesso.

Pós-operatório

A reabilitação é semelhante ao pós-operatório da reconstrução primária do LCA, porém mais conservadora. Pacientes são instruídos a usar muletas por quatro semanas, com descarga parcial do peso. A fisioterapia supervisionada é iniciada com sete dias de pós-operatório, após retirada de curativo compressivo. Na fase inicial, usa-se o protocolo PRICE, eletroterapia analgésica e anti-inflamatória, exercícios de movimento passivo contínuo (CPM), bem como exercícios isométricos de abdutores, adutores, extensores e flexores do quadril, além de mobilização patelar. A hidroterapia para ganho de amplitude de movimento (ADM) é iniciada logo após a cicatrização da ferida cirúrgica. Entre 4 e 8 semanas, são iniciados treino de marcha e exercícios proprioceptivos leves para restabelecer o controle motor do paciente. Ainda nesta fase, são iniciados o treino em bicicleta ergométrica, após o paciente atingir 100 graus de flexão do joelho, e o fortalecimento com exercícios de mecanoterapia com carga leve. Exercícios de cadeia cinética fechada no *legpress* com carga leve e angulação entre 0 e 60 graus também começam neste período. Exercícios de cadeia cinética aberta para fortalecimento do quadríceps com mesa extensora em cirurgias de revisão podem ser iniciados somente com oito semanas em ângulos entre 90 e 60 graus, que não causam nenhuma translação anterior da tíbia. A corrida é iniciada por volta de 5 a 6 meses, a princípio com transições entre caminhada e corrida intercalada por três semanas para início da transição de corrida em asfalto ou outros terrenos. Treinos de agilidade e propriocepção avançada começam entre 6 e 8 meses com evolução de dificuldade gradativa e supervisionada. Liberação para esportes de risco acontece entre 9 e 12 meses, somente após aprovação em todos os itens de avaliação funcional completa, que envolve medições de perimetria, ADM, KT-1000, avaliação isocinética computadorizada, testes de salto unipodal e questionário de Lysholm.

Caso clínico

Paciente masculino, praticante de futebol, aos 14 anos foi submetido à meniscectomia medial artroscópica. Sofreu nova entorse após esse primeiro procedimento, tendo sido submetido à reconstrução do LCA com tendão patelar. Evoluiu bem por um período; porém, aos 23 anos, realizou novo procedimento cirúrgico (mosaicoplastia). Foi atendido aos 26 anos, três meses depois de ter sofrido entorse durante prática de tênis, apresentando desde então queixas de falseio articular. Exame físico mostrou testes positivos para lesão do LCA, além de hipotrofia da coxa e hidrartrose leve. Não apresentava limitação da amplitude de movimento. Exame radiográfico apresentava algumas alterações degenerativas, tais como estreitamento do intercôndilo e reação osteofitária. Também foi possível ver a posição dos implantes e, consequentemente, avaliar a posição dos túneis, observando-se que o enxerto provavelmente estava em posição verticalizada (Figuras 3-1 a 3-3). Ressonância magnética mostrou ruptura do enxerto do LCA e alterações degenerativas difusas. Foi solicitada avaliação funcional, que mostrou KT-1000 de 6 mm, Escore Lysholm 45 e déficit muscular de 25% em relação ao lado contralateral.

Programa de reabilitação para ganho de massa muscular devido à hipotrofia do quadríceps foi a abordagem inicial. Paciente evoluiu com persistência das queixas de falseio, sendo então indicado procedimento cirúrgico de revisão da reconstrução do LCA. As dificuldades encontradas na cirurgia foram: importante estreitamento do intercôndilo e cabeça do parafuso de interferência metálico espanado, impedindo sua retirada. Foi feita intercondiloplastia para abertura do espaço intercondilar (Figura 3-4). O parafuso de interferência metálico do fêmur, que se encontrava espanado, foi deixado no mesmo lugar. O túnel femoral foi feito na posição anatômica sem interferência do túnel anterior que se encontrava em posição não anatômica (Figura 3-5). Em relação ao túnel tibial, este se encontrava com seus orifícios obstruídos, e decidiu-se pela realização de novo túnel partindo-se de um ponto mais medial na tíbia. Foi escolhido o enxerto quádruplo dos tendões semitendíneo e *gracilis*, *endobutton* como material de fixação no fêmur e poste na tíbia (Figura 3-6). O paciente evoluiu bem, sem intercorrências imediatas, e voltou à prática esportiva em nove meses, sem sintomas de instabilidade. Foi recomendado um acompanhamento periódico para avaliação das alterações degenerativas encontradas.

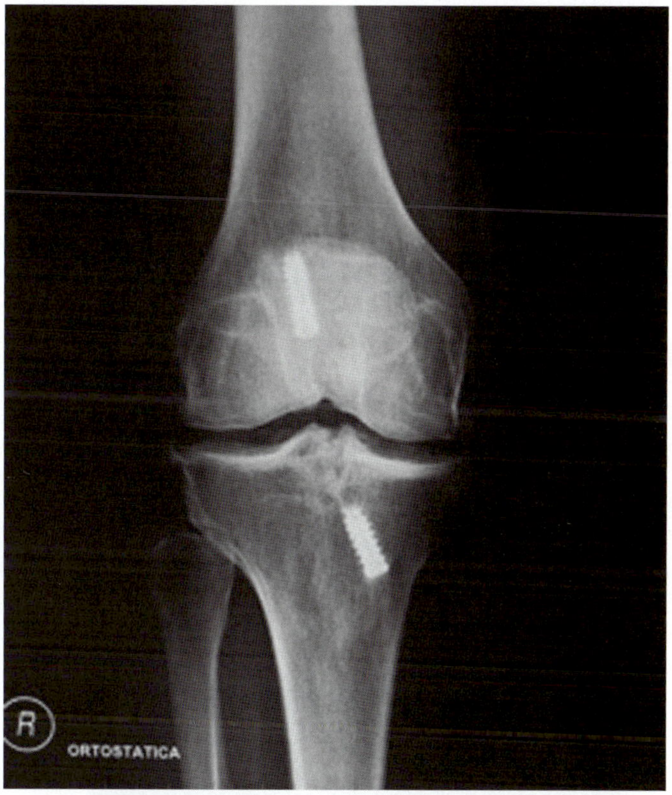

FIGURA 3-1 • Radiografia do joelho (anteroposterior).

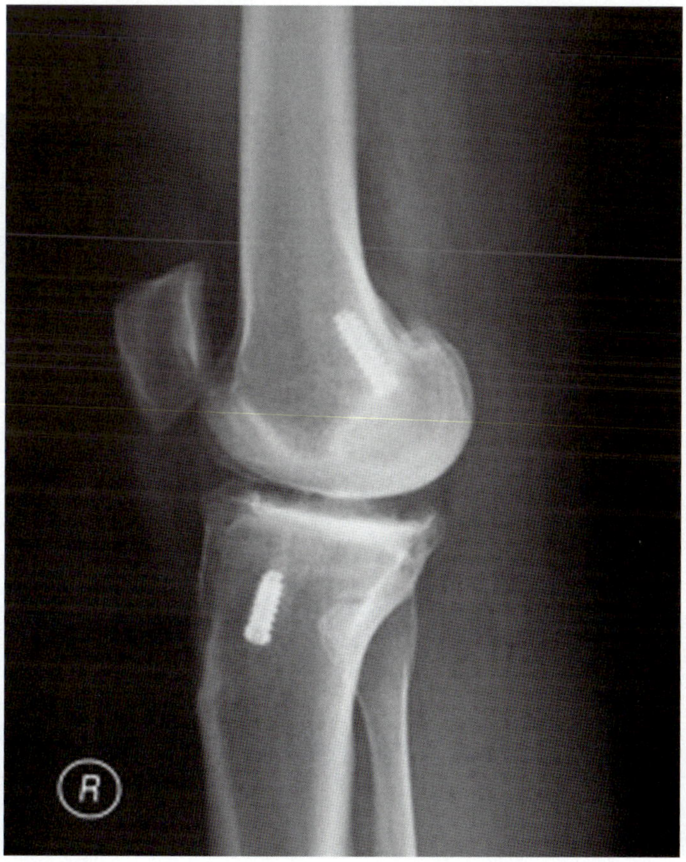

FIGURA 3-2 • Radiografia do joelho (perfil).

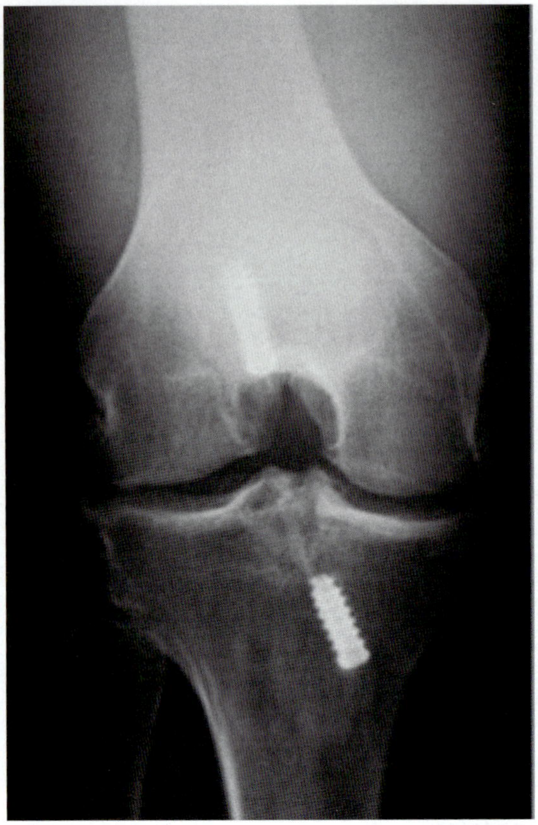

FIGURA 3-3 • Radiografia do joelho (túnel).

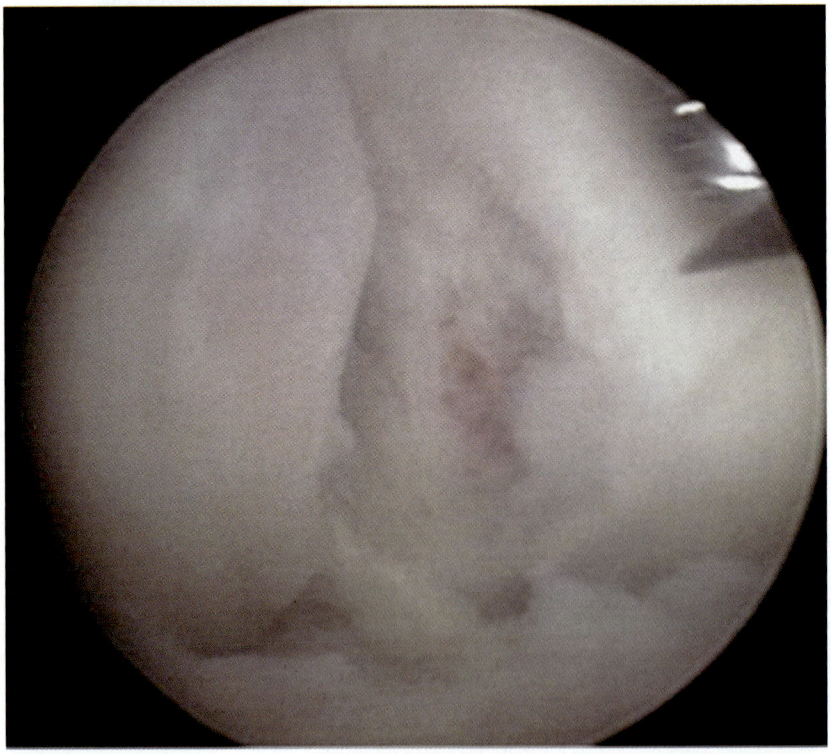

FIGURA 3-4 • Imagem artroscópica mostrando estreitamento do intercôndilo.

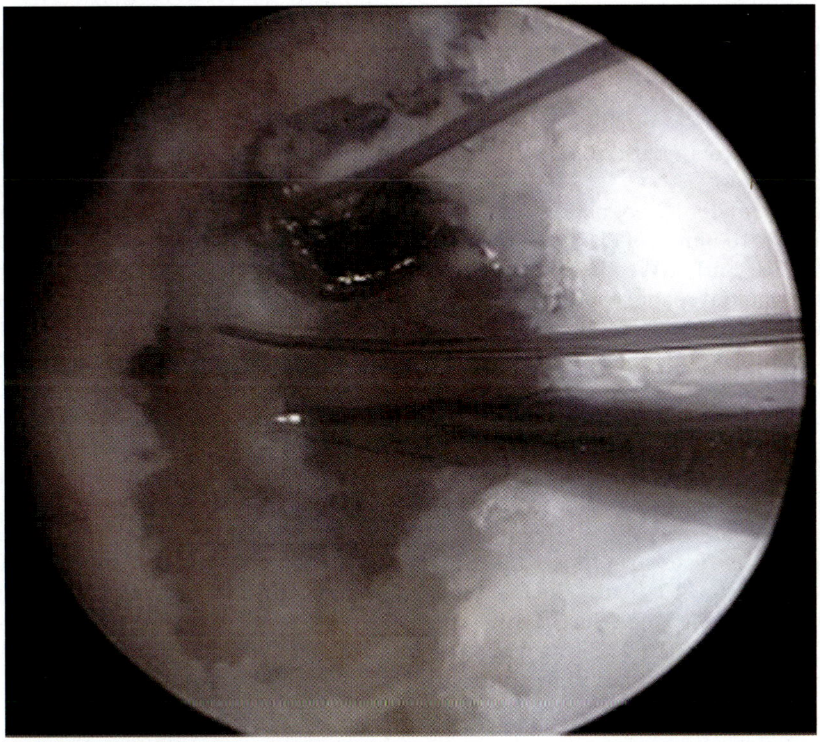

FIGURA 3-5 • Imagem artroscópica mostrando posicionamento do novo túnel em relação ao túnel prévio. Este último encontra-se com parafuso de interferência com fenda espanada.

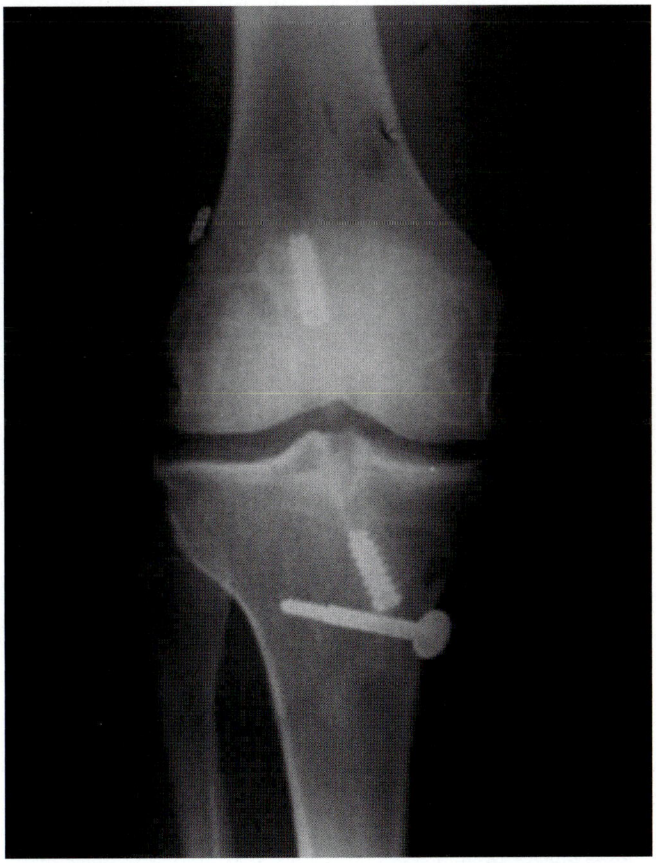

FIGURA 3-6 • Radiografia do joelho (anteroposterior) após revisão da reconstrução do LCA.

Referências

Hart JM, Turman KA, Diduch DR, et al. Quadriceps muscle activation and radiographic osteoarthritis following ACL revision. Knee Surg Sports Traumatol Arthrosc 2011 Apr; 19(4): 634-640.

Kamath GV, Redfern JC, Greis PE, et al. Revision anterior cruciate ligament reconstruction. Am J Sports Med 2011 Jan; 39(1): 199-217.

Maak TG, Voos JE, Wickiewicz TL, et al. Tunnel widening in revision anterior cruciate ligament reconstruction. J Am Acad Orthop Surg 2010 Nov; 18(11): 695-706.

Marchant BG, Noyes FR, Barber-Westin SD, et al. Prevalence of nonanatomical graft placement in a series of failed anterior cruciate ligament reconstructions. Am J Sports Med 2010 Oct; 38(10): 1987-1996.

Noyes FR, Barber-Westin SD. Anterior Cruciate Ligament Primary and Revision Reconstruction: Diagnosis, Operative Techniques and Clinical Outcomes. In: Noyes' Knee Disorders: Surgery, rehabilitation, clinical outcomes. Philadelphia: Saunders Elsevier; 2010: 140-228.

Paulos LE, Karistinos A. Graft Options for Anterior Cruciate Ligament Revision Reconstruction. In: Noyes' Knee Disorders: Surgery, rehabilitation, clinical outcomes. Philadelphia: Saunders Elsevier; 2010: 229-39.

Trojani C, Sbihi A, Djian P, et al. Causes for failure of ACL reconstruction and influence of meniscectomies after revision Knee Surg Sports Traumatol Arthrosc 2011 Feb; 19(2): 196-201.

van Eck CF, Kropf EJ, Romanowski JR, et al. Factors that influence the intra-articular rupture pattern of the ACL graft following single-bundle reconstruction. Knee Surg Sports Traumatol Arthrosc 2011; 19(8): 1243-1248.

Van Eck CF, Schreiber VM, Liu TT, et al. The anatomic approach to primary, revision and augmentation anterior cruciate ligament reconstruction. Knee Surg Sports Traumatol Arthrosc 2010 Sep; 18(9): 1154-1163.

Verma N, Battaglia M, Wieckiewicz TL. Revision Anterior Cruciate Ligament Surgery: How We Do It. In: Insall & Scott Surgery of the Knee. 4. ed. Philadelphia: Churchill Livingstone Elsevier; 2006: 728-736.

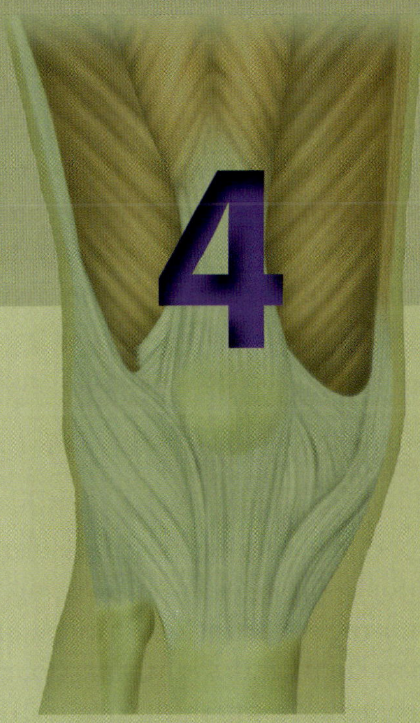

4

Reconstrução artroscópica do ligamento cruzado posterior (LCP) com túnel femoral e tibial

Ricardo de Paulo Leite Cury

INTRODUÇÃO

Na literatura, a incidência das lesões do ligamento cruzado posterior (LCP) varia entre 2% e 44%, sendo esta variação dependente do local onde são coletados os dados. Parolie e Bergfeld relatam uma incidência de 2% de lesões de LCP na avaliação dos atletas na pré-temporada da Liga Nacional de Futebol Americano. Mykelebus *et al.* encontraram seis lesões do LCP, em 93 lesões que envolveram os ligamentos cruzados, em atletas profissionais de handebol noruegueses. Já no serviço de emergência, Fanelli (1993) relata uma incidência em torno de 44% dos casos de hemoartrose aguda atendidos. Dos 27 (44%) pacientes com lesão do LCP, 22 (81,5%) eram decorrentes de trauma, e cinco (18,5%), relacionados com atividades esportivas. Nessa série, as lesões isoladas foram raras, apenas 7,5% dos casos, enquanto que as combinadas correspondiam a 92,5% dos pacientes. Em uma segunda série de 222 pacientes com hemoartrose analisados, também em serviço de emergência, a incidência de lesões do LCP encontrada por Fanelli e Edson (1995) foi de 37% dos casos, sendo 1,7% de lesões isoladas. Os dados sugerem que a lesão do LCP é rara em atletas, com uma maior ou menor incidência deste tipo de patologia relacionada com o tipo de esporte, sendo mais frequente em esportes que envolvem contato (futebol americano e *rugby*) do que aqueles que envolvem rotação (basquete e futebol). Independente se a causa do acidente foi relacionada ao esporte, decorrente de acidente automobilístico ou motociclístico, o principal mecanismo está relacionado com uma força em direção posterior aplicada na região anterior da tíbia. Esse mecanismo ocorre em acidentes automobilísticos, motociclísticos, ou ainda em atletas que caem sobre o solo com joelho fletido e a planta do pé com flexão dorsal, fazendo com que a região anterior da tíbia toque o solo primeiro. Outros autores acreditam que o mecanismo de lesão mais frequente em atletas seja a hiperflexão, e que essa situação levaria à lesão isolada do LCP. As lesões combinadas do LCP, mais frequentes que as isoladas, apresentam mecanismos de lesão variados, em que o trauma anterior na tíbia com direção lateral ou medial pode levar à lesão da região posterolateral ou posteromedial associada ao LCP. A hiperflexão conjuntamente com forças em varo ou valgo também pode resultar em lesões periféricas associadas.

DIAGNÓSTICO

Na fase aguda, os sinais clínicos da lesão isolada do LCP podem ser mínimos, e o diagnóstico pode passar despercebido. Chama a atenção a presença de lesão de partes moles na região anterior da tíbia, associada a um edema leve. A queda posterior da tíbia pode ser de difícil identificação, pelo quadro álgico ao flexionar o joelho, levando à contração reflexa da musculatura e dificultando a interpretação do exame. Com o passar dos dias, a formação de hematoma na região posterior do joelho por ruptura da cápsula pode ser notada (Margheritini, Rihn e Musahl *et al.*, 2002).

Na fase aguda, a incidência de lesões associadas ao menisco, segundo Shino *et al.* (1995), estaria em torno de 10%; segundo Fanelli e Edson (1995), seria de 28,4% para o menisco medial e 15,3% para o lateral. Quanto às lesões condrais, os mesmos autores apresentam uma incidência de 81% e 16,7% respectivamente. Quanto aos sintomas, a dor pode estar presente, e geralmente de localização na região tibiofemoral medial ou na articulação patelofemoral. Fowler e Messieh reportaram uma incidência baixa de dor em estudo prospectivo de atletas com lesão isolada do LCP tratados conservadoramente, porém com seguimento pequeno de 2,5 anos. Já Keller *et al.*, em estudo retrospectivo de 40 pacientes com ruptura isolada do LCP tratados conservadoramente com seguimento médio de seis anos relatam uma incidência maior de dor, presente em torno 90% dos pacientes. Na avaliação radiográfica, os autores também relatam um aumento nas alterações degenerativas encontradas proporcionalmente ao tempo de seguimento, 89% dos pacientes acima de quatro anos. Tais achados também são compartilhados por Dejour *et al.*, que encontraram, em sua série de 45 pacientes com lesão do LCP tratados conservadoramente, uma maior adaptação a lesão no primeiro e segundo ano, permitindo até a prática esportiva. Porém notaram uma deterioração dos resultados na avaliação final de 15 anos de seguimento. Apesar de a história natural da lesão isolada do LCP mostrar que as lesões associadas meniscais e condrais podem estar diretamente relacionadas com o grau de lesão ligamentar, ao tempo decorrido e ao tratamento conservador, essa má evolução não é compartilhada por todos os autores. Shelbourne *et al.* (1999), não encontraram relação entre o grau de instabilidade, tempo de lesão e a avaliação subjetiva final de sua série de lesões isoladas em atletas tratados conservadoramente. Metade dos pacientes voltou ao mesmo nível de esporte praticado antes da lesão; um terço, ao mesmo esporte, mas a um nível abaixo; e um sexto não retornou ao mesmo esporte. Apenas quatro pacientes dos 133 atletas possuíam lesão meniscal sintomática. Acreditam ser o tratamento conservador uma boa opção para as lesões isoladas do LCP. Parloie e Bergfeld, em 25 pacientes tratados conservadoramente, e avaliados após um seguimento médio de 6,2 anos, observaram, na avaliação final, que 68% dos pacientes retornaram ao mesmo nível pré-lesão,16% retornaram a um nível abaixo, e 16% não retornaram à mesma atividade que realizavam antes da lesão. Acreditam que aqueles pacientes capazes de manter boa condição muscular são passíveis de tratamento conservador e retorno às atividades esportivas. Com relação à instabilidade, apesar de ela estar mais relacionada com as lesões combinadas do LCP, também pode estar presente nas isoladas. Shelbourne et al. (1999) relatam que enquanto 54% dos pacientes não tinham instabilidade, 20% apresentam essa queixa em atividades diárias. Na série de Parolie e Bergfeld (1986), 12% tinham queixa de instabilidade durante a prática esportiva.

Exames complementares

A avaliação radiográfica deve ser feita inicialmente nas posições anteroposterior e de perfil, e, se necessário, são adicionadas outras incidências, como axial, oblíquas e túnel. Esse exame é útil na avaliação óssea de possíveis lesões associadas, como avulsão óssea da espinha tibial, cápsula medial, posterior na tíbia e da cabeça da fíbula, fraturas de planalto, e nos casos crônicos de artrose medial e patelofemoral. Na incidência de perfil, pode-se notar a posteriorização da tíbia em relação ao fêmur. Essa posteriorização pode ser sensibilizada através de radiografias com estresse posterior, nas quais é possível mensurar o grau de subluxação.

A ressonância nuclear magnética é um bom método de avaliação do LCP, bem como das demais estruturas capsuloligamentares e meniscais do joelho. O LCP normal apresenta-se homogeneamente com baixo sinal em todas as sequências, levemente curvo e convexo posteriormente em sua inserção femoral, inserindo-se extra-articularmente na porção posterior do planalto tibial. A sensibilidade e especificidade deste exame para detectar lesão do LCP chegam a 100% na fase aguda, inclusive distinguindo lesão completa de parcial, bem como localizando o ponto da ruptura. Porém na fase crônica, a associação da avaliação por imagem com o exame físico é essencial no diagnóstico de lesão nos casos em que ocorreu a cicatrização do LCP, com aspecto pela ressonância próximo ao padrão normal, porém clinicamente existe a persistência de instabilidade posterior.

TRATAMENTO

Na abordagem terapêutica dos pacientes com lesão do ligamento cruzado posterior, alguns itens devem ser considerados e avaliados para orientação da conduta a ser tomada, seja ela conservadora ou cirúrgica. A determinação através da análise clínica, exame físico e complementar se estamos frente a uma lesão isolada ou combinada do LCP, é de suma importância já que a história natural das lesões isoladas apresenta bom prognóstico, exceção feita às lesões grau 3, com desvio posterior maior que 10 mm. Por outro lado, os pacientes com lesões combinadas se tornam mais sintomáticos devido à instabilidade associada e evolução para alterações degenerativas, principalmente da articulação patelofemoral e tibiofemoral medial. O tempo decorrido entre o trauma e a cirurgia merece atenção principalmente na presença de lesões periféricas associadas ao LCP, e que possuem indicação cirúrgica, já que o tempo ideal para sua reparação deve ocorrer nas primeiras duas semanas. Após esse período, o processo de cicatrização encontra-se mais avançado, e a identificação das estruturas, mais difícil, tornando-se necessária a reconstrução das estruturas acometidas. A avaliação do alinhamento dos membros inferiores deve sempre ser realizada, já que a constatação de varismo assimétrico no lado acometido implica a correção do eixo previamente à reconstrução ligamentar, se esta se tornar necessária em um segundo tempo. Por fim, a determinação do local da lesão do LCP, seja intersticial ou fratura avulsão tibial, converge para opções terapêuticas que podem ser completamente antagônicas entre si.

Dessa maneira, após a abordagem inicial, o algoritmo terapêutico pode ser estabelecido. Sendo assim, fraturas avulsão na inserção tibial do LCP na fase aguda são tratadas cirurgicamente através de fixação do fragmento via posterior. Essa lesão na fase crônica pode ser tratada da mesma maneira, porém o risco de o fragmento se tornar inviável, e de não consolidação, direciona a promover a reconstrução do LCP. Já as lesões intersticiais isoladas graus I e II, agudas ou crônicas, são tratadas conservadoramente, com evolução favorável. Porém lesões consideradas grau III, com posteriorização tibial importante (> 10 mm), devem ser tratadas através de reconstrução ligamentar, tanto na fase aguda como na crônica, dado o risco de alterações degenerativas, dor anterior no joelho e instabilidade futura, já que a associação a outras lesões ligamentares é frequente. Alguns autores preconizam a reparação do LCP nesses casos, quando na fase aguda, com bons resultados apresentados. Segundo esses autores, a condição anatômica do LCP, com inserção femoral ampla, torna viável sua reinserção, com boa cicatrização e estabilidade final. Pesa contra essa argumentação o fato de muitas vezes ocorrer, simultaneamente à lesão no fêmur, lesão no interstício do ligamento, comprometendo assim o resultado final. As lesões do LCP, associadas ao ligamento cruzado anterior, ligamento colateral medial grau III, ligamento colateral lateral e canto posterolateral, são tratadas na fase aguda através da reparação das estruturas periféricas e reconstrução central simultânea. Na fase crônica, deve ser realizada a reconstrução de todas as estruturas acometidas, centrais e periféricas. A presença de varo assimétrico implica sempre a realização de osteotomia de valgização prévia ao tempo ligamentar. Nesses casos, realizamos o procedimento sempre em dois tempos, pois muitas vezes, após a osteotomia, o equilíbrio do joelho é restabelecido, dispensando a reconstrução ligamentar.

RESULTADOS DA RECONSTRUÇÃO DO LCP

Entre 1993 e 2001, 34 reconstruções do LCP com feixe único foram realizadas no Grupo de Cirurgia do Joelho do Departamento de Ortopedia e Traumatologia da Santa Casa de São Paulo. Retornaram para reavaliação 15 pacientes operados. Apesar da melhora subjetiva dos pacientes – pois, segundo a escala de Lysholm, 80% foram classificados como resultado satisfatório, e pelo *International Knee Document Committe* (IKDC), 78,6% foram classificados como normais ou próximos do normal –, objetivamente, não conseguíamos restaurar a estabilidade posterior por completo, pois os pacientes persistiam com manobra da gaveta posterior positiva, em sua maioria. Em apenas 6,6% dos pacientes, a manobra foi classificada como negativa; em 40%, uma cruz; e em 53,4%, duas cruzes. Os nossos resultados eram coincidentes com os da literatura. Através de revisão sistemática da literatura, Kim *et al.* (2011) avaliaram dez trabalhos clínicos de reconstrução isolada do LCP com banda simples. Os autores concluíram que esse tipo de reconstrução podia melhorar em um grau a gaveta posterior, porém não era capaz de restaurar a estabilidade posterior, apesar da melhora subjetiva. O índice de resultados normais e próximos do normal, segundo o IKDC, ocorreu em 75% dos pacientes. Segundo os autores, esses resultados motivaram o surgimento de novas técnicas. Surge a reconstrução com duas bandas femorais (Race e Amis, 1998) e a reconstrução tibial tipo *inlay* (Berg, 1995), que surgiam como opções para melhora do resultado da reconstrução do LCP. O duplo túnel tem como objetivo reconstruir não somente o feixe AL, mas também o posteromedial (PM), procurando melhorar a estabilidade posterior em todo o arco de movimento, redistribuindo as forças entre os dois enxertos. A maior parte dos estudos biomecânicos demonstrava a superioridade dessa reconstrução comparada com a reconstrução simples do feixe anterolateral, apesar de esses resultados não terem sido confirmados pelos estudos clínicos publicados. Iniciamos, assim, em outubro de 2002, a reconstrução com duplo feixe femoral, tendo como base as evidências anatômicas e biomecânicas apresentadas. O nosso modelo proposto foi a realização de um trabalho prospectivo randomizado, comparando a reconstrução com uma e duas bandas, em lesões isoladas do LCP. Apesar do grande número de pacientes operados de 2002 a 2008 (64 lesões), o número pequeno de lesões isoladas encontradas (14 lesões), não nos permitiu essa comparação, já que a grande maioria dos pacientes sofreu lesões combinadas com modalidades variadas de apresentações. Dessa maneira, realizamos uma série de casos, com base no modelo de reconstrução de duas bandas proposto por Harner *et al.* (2000) um dos primeiros trabalhos publicados e que biomecanicamente apresentava resultados superiores aos da banda simples e mais se assemelhava ao LCP. Dessa maneira, avaliamos 14 pacientes no pós-operatório por dois anos. Quanto aos nossos resultados, conseguimos, pela avaliação do IKDC, 92,8% dos pacientes classificados como normais ou quase normais; pelos critérios de Lysholm, 100% dos pacientes, entre excelentes e bons resultados, com pontuação final de 93 pontos. Dos 14 pacientes, 13 melhoraram a estabilidade objetiva do joelho, avaliada pela gaveta posterior e KT-1000. Tivemos 92,8% dos pacientes com negativação da gaveta ou classificados como grau 1. Pelo KT 1000, em 57,1% dos pacientes, o desvio posterior foi entre 0 e 2 mm, comparado com o lado contralateral, e em 35,7% entre 3 mm e 5 mm. Apenas um paciente que apresentava gaveta posterior grau 2, de difícil redução, não apresentou melhora na avaliação final. Nossos resultados (Cury, Severino e Camargo *et al.*, 2011) são comparáveis às séries publicadas de reconstrução com duplo túnel e credenciam a técnica utilizada como sendo uma opção viável e efetiva na reconstrução do LCP, já que 92,8% dos pacientes foram classificados como normais ou próximos do normal, superior aos resultados apresentados na revisão sistemática de reconstruções com banda simples (75%), e a nossa primeira série de casos. No entanto, as questões levantadas ainda permanecem em aberto, e a discussão sobre a técnica ideal vai além da reconstrução com túnel simples ou duplo, e a reconstrução transtibial ou *inlay*. O correto posicionamento dos túneis, baseado em aspectos anatômicos e biomecânicos atuais, parece desempenhar papel fundamental no resultado cirúrgico final.

Técnica cirúrgica: preferência do autor

Iniciamos o procedimento através do exame clínico sob anestesia, com o objetivo de confirmar o grau de instabilidade e a ausência de lesões associadas. O paciente é colocado em posição supina, com garrote pneumático, e utilização de uma barra metálica fixada à mesa operatória, lateral ao paciente, ao nível do terço distal da coxa, utilizada como anteparo para manobra de abertura em valgo, facilitando a inspeção artroscópica do compartimento medial. Procedemos à retirada do enxerto do tendão do quadríceps, com joelho flexionado a 90 graus, através de incisão longitudinal de 50 mm a partir do polo superior da patela, indo em direção proximal. O enxerto retirado do terço central do tendão do quadríceps possui 10 mm de largura, com o máximo de comprimento proximal, em média de 130 a 150 mm. Já o fragmento ósseo da patela é trapezoidal, com 20 x 10 x 5 mm de espessura. Nos casos de reconstrução com duplo túnel femoral, uma segunda incisão longitudinal de 40 mm na região anteromedial da tíbia, sobre a pata de ganso, é realizada para retirada do tendão do semitendíneo. O tempo artroscópico é realizado através dos portais anteromedial e anterolateral, após o fechamento do sítio doador do tendão do quadríceps. Rotineiramente, realizamos o portal posteromedial com 15 mm de extensão, para auxiliar durante a confecção do túnel tibial e na passagem dos enxertos. A preparação dos enxertos é realizada através da retirada de restos de tecido muscular com o auxílio de uma cureta, e preparação das extremidades tendinosas com fio poliéster não absorvível, Ethibond nº 5, um para cada extremidade do tendão do semitendíneo, e dois para o tendão do quadríceps. Temos o cuidado de separar as três camadas do quadríceps, para agrupar a superficial e a intermediária (tendão do retofemoral, vasto medial e lateral), através da sutura com um fio, e a camada profunda (tendão do vasto intermédio) com o segundo fio. A parte tendinosa dos dois enxertos é preparada para ser introduzida num túnel tibial de 12 mm, que foi realizado em todos os pacientes. A artroscopia é realizada com óptica oblíqua com 30 graus, através do portal anterolateral, e iniciamos o procedimento com a retirada dos restos do LCP no fêmur pelo portal anteromedial; e na tíbia, através do posteromedial. As lesões meniscais e condrais são identificadas e tratadas também nesse tempo cirúrgico. A confecção do túnel tibial é feita com o auxílio de guia com angulação de 45 graus, locado na região posterior no ponto médio da metade inferior da faceta do LCP (Figura 4-1). O posicionamento é verificado com auxílio do intensificador de imagem, e após a passagem do fio-guia, o túnel é realizado com 12 mm de diâmetro. Para diminuir o risco de lesão vasculonervosa durante a confecção do túnel tibial, procuramos flexionar o joelho em torno de 100 graus, realizando a parte final do túnel com rotação manual da broca (Figura 4-1). Os túneis femorais também são realizados de fora para dentro da articulação do joelho, através de incisão longitudinal sobre o côndilo femoral medial, no ponto médio entre a cartilagem articular e o epicôndilo femoral. O guia com angulação de 45 graus através do portal anteromedial é posicionado na face lateral do côndilo femoral medial para realização do túnel correspondente ao feixe AL. O túnel de 10 mm é realizado tendo como orientação os remanescentes do LCP, a posição equivalente a uma hora (joelho direito), e o seu centro aproximadamente a 7 mm da cartilagem articular. Nas reconstruções com duplo túnel, um segundo túnel de 7 mm (feixe PM) é posicionado mais posterior e proximal em relação ao primeiro, mantendo-se uma ponte óssea entre eles de 2 a 3 mm, com o seu centro a uma distância de 9 mm da cartilagem articular (Figura 4-2) (Cury, Severino e Camargo *et al.*, 2012). A passagem dos enxertos é realizada pelo portal anteromedial em direção à tíbia, sendo reorientados com auxílio do *probe*, para seus túneis respectivos. Assim, o tendão do semitendíneo, que é passado primeiro, reproduz o feixe PM, e o tendão do quadríceps reproduz o AL. A fixação femoral é realizada com parafusos de interferência de titânio, fixados de fora para dentro, e a fixação tibial com parafuso cortical 4,5 mm com arruela de partes moles, sendo o tendão do quadríceps fixado com joelho a 90 graus de flexão, após anulação do desvio posterior, e o tendão do semitendíneo com joelho em extensão, ambos após manobra de pré-tensionamento dos enxertos (Figuras 4-3 e 4-4).

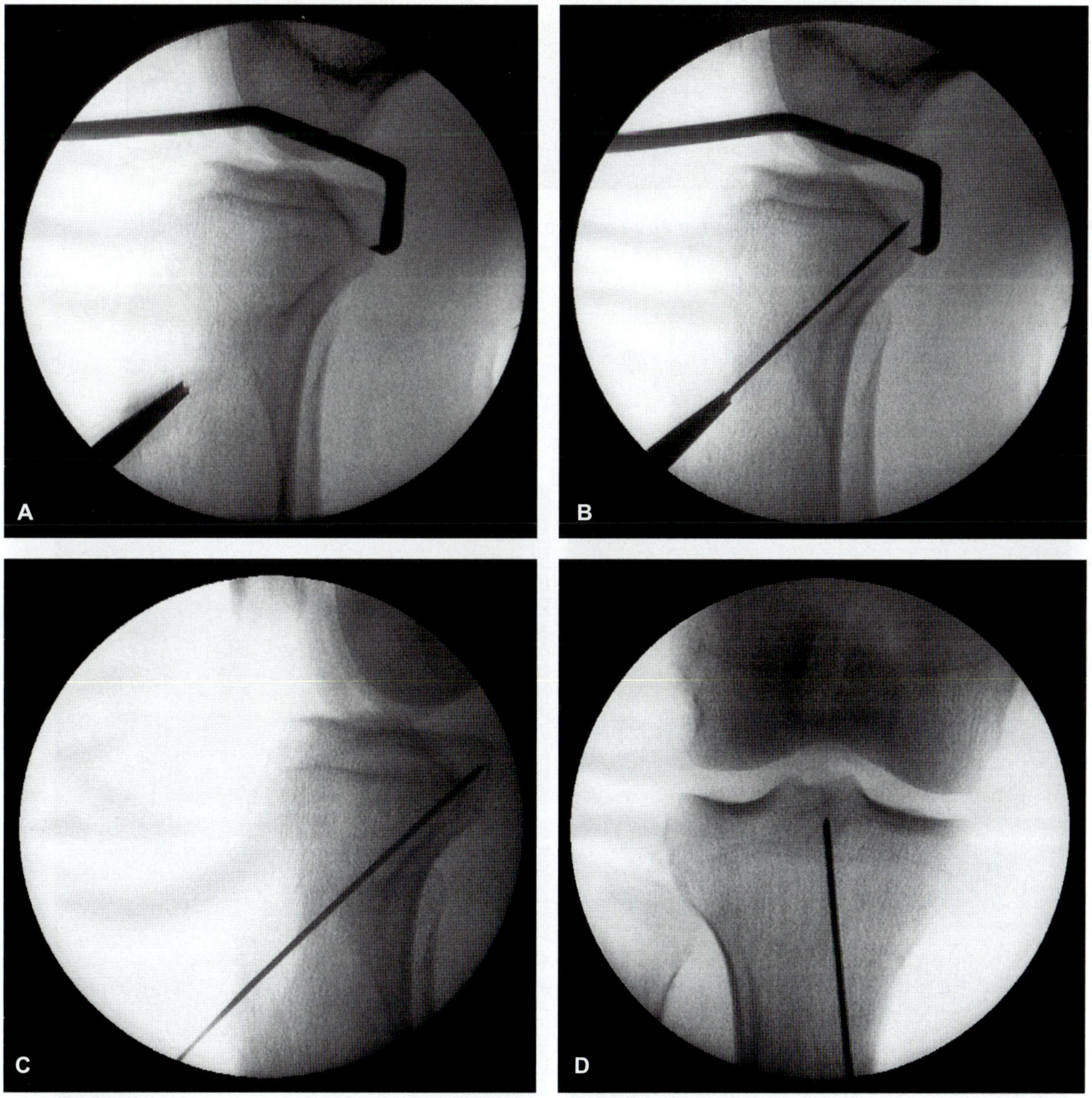

FIGURA 4-1 • A. Posicionamento do guia tibial. B. Passagem do fio-guia na tíbia. C. Posicionamento do fio-guia no ponto médio da metade inferior da faceta do ligamento cruzado posterior (perfil). D. Posicionamento do fio-guia na região central do ligamento cruzado posterior na tíbia.

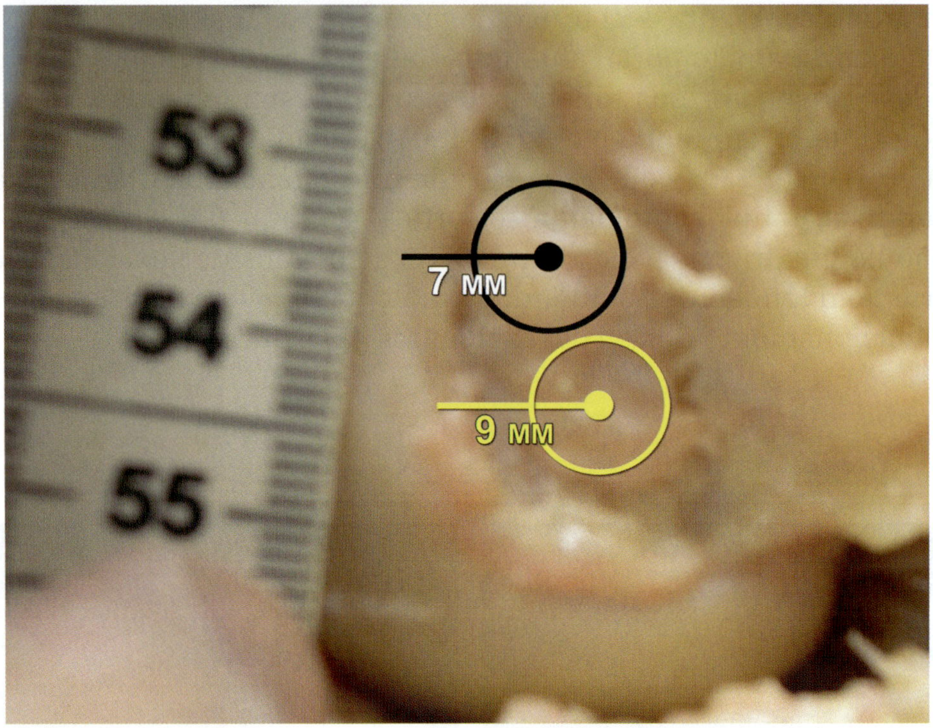

FIGURA 4-2 • Posicionamento dos túneis femorais, o AL a 7 mm, e o PM a 9 mm da partir da cartilagem articular.

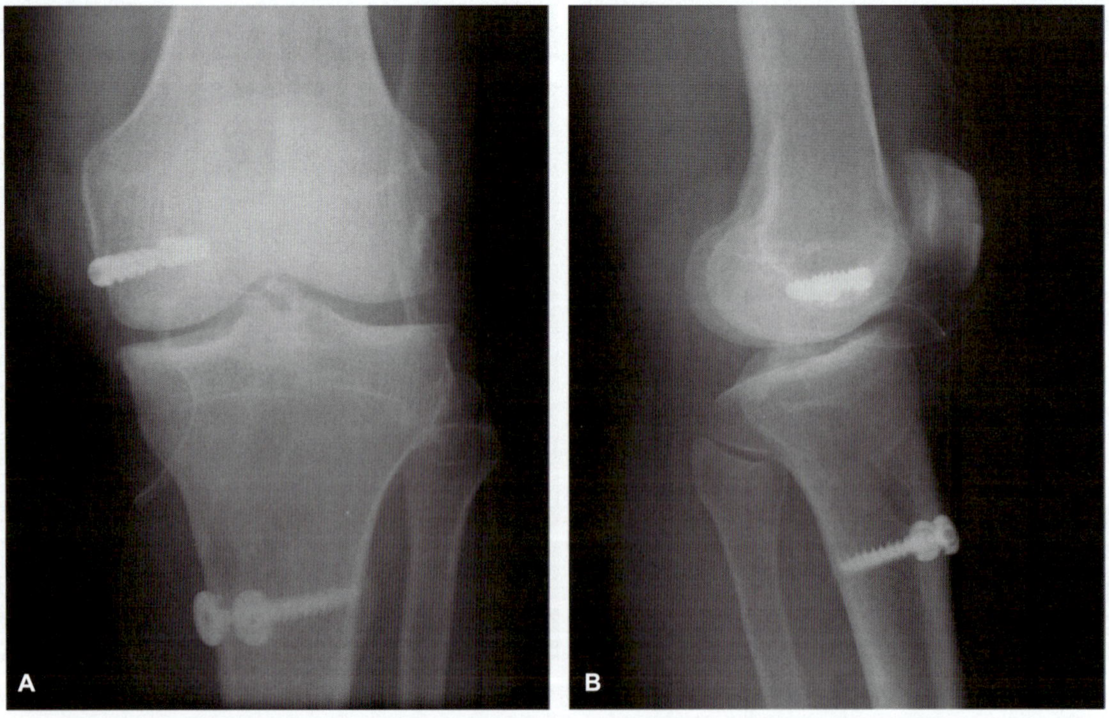

FIGURA 4-3 • Aparência radiográfica da fixação do enxerto. A. Anteroposterior. B. Perfil.

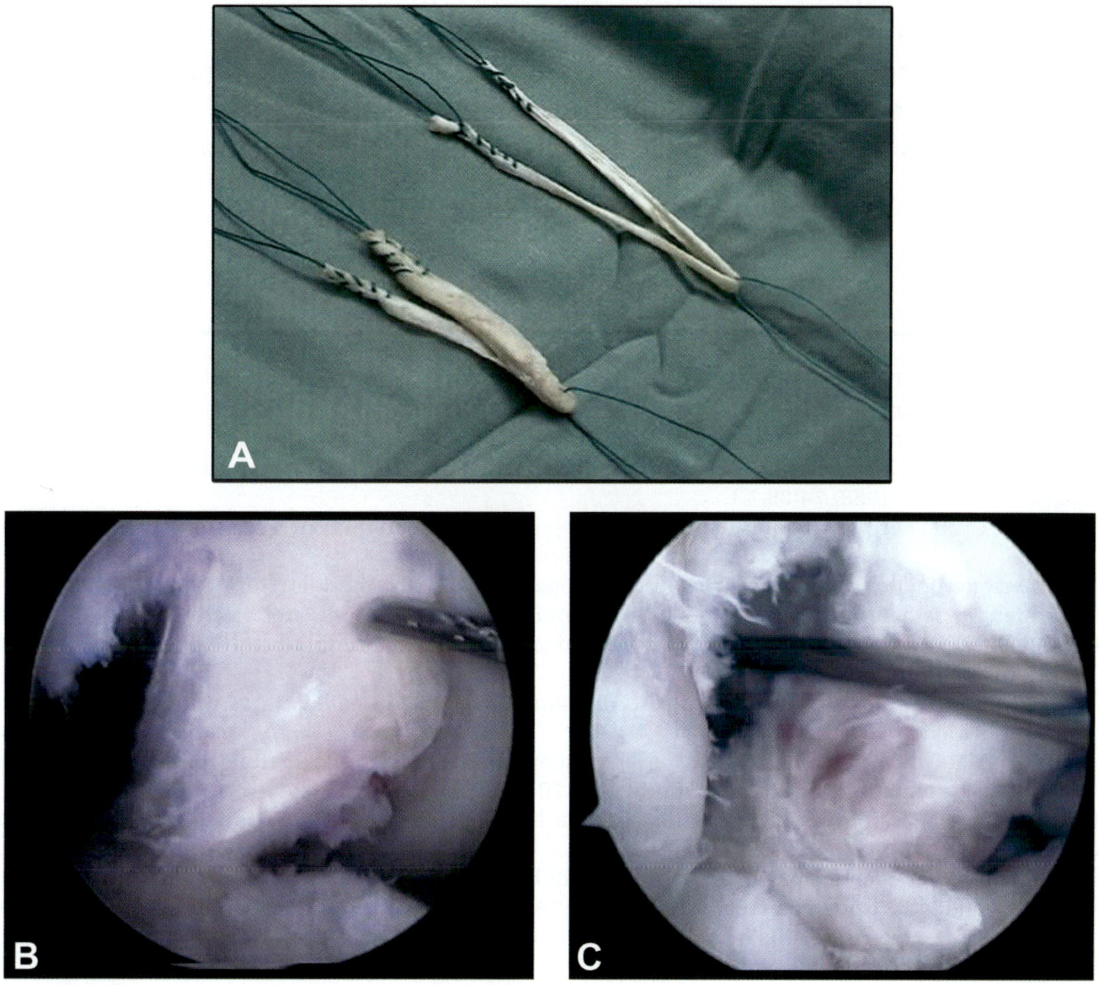

FIGURA 4-4 • A. Enxertos duplos dos tendões do semitendíneo e quadríceps. B. Aparência à artroscopia do ligamento cruzado posterior nativo. C. Aparência da reconstrução artroscópica do ligamento cruzado posterior com enxertos duplos do semitendíneo e quadríceps.

Pós-operatório

No protocolo utilizado, liberamos carga precoce nas primeiras semanas, sendo feita de forma parcial com uso de duas muletas, e com imobilizador bloqueado em extensão até a sexta semana. A mobilização passiva para o ganho da amplitude de movimento (ADM) foi realizada de forma precoce, evitando-se a flexão acima de 70 graus até a quarta semana, 90 graus até a sexta, e ganho total da ADM a partir de então. O movimento de flexão ativa do joelho foi iniciado a partir da sexta semana. Na analgesia, utilizamos recursos eletroterápicos de alívio rápido, além da crioterapia. Quanto ao fortalecimento muscular, retardamos os exercícios de cadeia cinética aberta (CCA) para os flexores do joelho para a oitava semana pós-operatória, os exercícios de CCA para quadríceps a partir da segunda semana de forma isométrica, nas angulações de 45 e 70 graus, visando proteger a articulação patelofemoral e o LCP. Os exercícios em cadeia cinética fechada (CCF) são iniciados a partir da segunda semana entre 0 e 70 graus de flexão, conforme tolerância do paciente. O trabalho sensório-motor foi iniciado junto com a liberação dos exercícios de CCF, e exercícios de solo foram progredidos até aproximadamente o quarto mês junto aos estresses de deslocamento anteroposterior, látero-lateral e rotacional, respectivamente. A previsão da liberação para as atividades esportivas foi a partir do sexto mês pós-operatório.

Referências

Berg EE. Posterior cruciate ligament tibial inlay reconstruction. Arthroscopy 1995; 11(1): 69-76.

Cury RPL, Severino NR, Camargo OPA, et al. Rev Bras Ortop. 2011; 46(5): 591-95.

Cury RPL, Severino NR, Camargo OPA, et al. Rev Bras Ortop. 2012; 47(1): 65-73.

Dejour H, Walch G, Peyrot J, Eberhard PH. Historie naturelle de la rupture du ligament croisé postérieur. Revue de Chirurgie Orthopedique 1988; 74:35-43.

Fanelli GC, Edson CJ. Posterior cruciate ligament injuries in trauma patients: party II. J Arthrosc Relat Surg 1995; 11(5): 526-9.

Fanelli GC. Posterior cruciate ligament injuries in trauma patients. J Arthrosc Relat Surg 1993; 9(3): 291-4.

Fowler PJ, Messieh SS. Isolated posterior cruciate ligament injuries in athletes. Am J Sports Med 1987; 15(6):553-7.

Harner CD, Janaushek MA, Kanamori A, et al. Biomechanical analysis of a double-bandle posterior cruciate ligament reconstruction. Am J Sports Med 2000; 28(2): 144-51.

Keller PM, Shelbourne KD, McCarroll JR, Rettig AC. Nonoperative treated isolated posterior cruciate ligament injuries. Am J Sports Med 1993; 21(1):132-6.

Kim YM, Lee CA, Matava MJ. Clinical results of arthroscopic single-bundle transtibial posterior cruciate ligament reconstruction: a systematic review. Am J Sports Med 2011; 39(2): 425-34.

Margheritini F, Rihn J, Musahl V, et al. Posterior cruciate ligament injuries in the athlete. Sports Med 2002; 32(6): 393-407.

Myklebus G, Maehlum S, Engebretsen L, Strand T, Solheim E. Registration of cruciate ligament injuries in Norwegian top level team handball. A prospective study covering two seasons. Scand J Med Sci Sports 1997; 7:289-92.

Parolie J, Bergfeld JA. Long-term results of nonoperative treatment of isolated posterior cruciate ligament injuries in the athlete. Am J Sports Med 1986; 14(1):35-8.

Race A, Amis AA. PCL reconstruction: in vitro biomechanical comparison of "isometric" versus single and double-bundle "anatomic" grafts. J Bone Joint Surg 1998; 80(B): 173-9.

Shelbourne KD, Davis TJ, Patel DV. The natural history of acute, isolated, nonoperative treated posterior cruciate ligament injuries. Am J Sports Med 1999; 27(3): 276-83.

Shino K, Horibe S, Nakata K, Maeda A, Hamada M. Conservative treatment of isolated injuries to the posterior cruciate ligament in athletes. J Bone Joint Surg 1995; 77(6):895-9.

5

Reconstrução do ligamento cruzado posterior (LCP) com duplo túnel

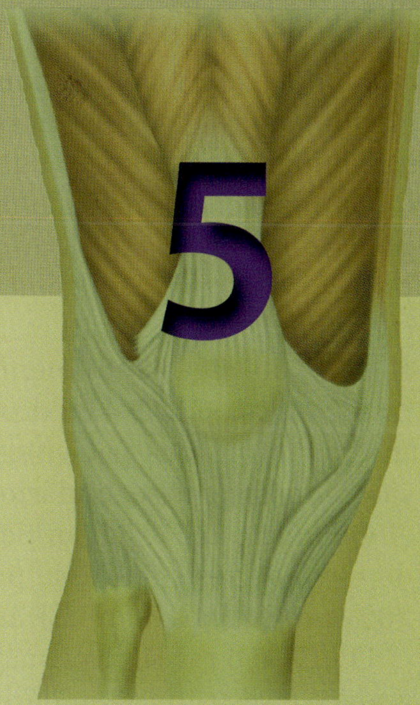

Carlos Alberto Cury Faustino
Fabíola Godoy

INTRODUÇÃO

As lesões do ligamento cruzado posterior (LCP) representam 3% das lesões ligamentares do joelho, sendo que nem todas são tratadas cirurgicamente.

Inicialmente, publicamos a técnica cirúrgica de reconstrução do LCP com o uso do guia tibial e do ligamento patelar como elemento de substituição, mas os resultados não foram tão animadores, acreditamos que pelo fato de o LCP ser constituído por duas bandas de inserção femoral: uma anterolateral (mais larga, resistente e tensa em flexão) e outra posteromedial (mais estreita menos resistente e tensa em extensão).

As lesões isoladas do LCP eram preferencialmente tratadas conservadoramente e mostraram resultados em curto prazo funcionalmente bons. Porém os estudos com longo tempo de segmento demonstraram uma alta incidência de osteoartrite, dor e instabilidade secundária. O compartimento medial e patelofemoral são os mais suscetíveis a essas alterações.

O tratamento adequado das lesões do LCP requer um conhecimento adequado da anatomia, diagnóstico da lesão e de lesões associadas, técnicas cirúrgicas e programa adequado de reabilitação. Neste capítulo, abordaremos todos os tópicos necessários para um tratamento adequado da lesão do LCP.

ANATOMIA

Estudos anatômicos revelaram que o LCP possui múltiplas bandas, sendo três os componentes principais. As duas maiores são as bandas anterolateral, tensa em flexão e relaxada em extensão, e a banda posteromedial, tensa em extensão e relaxada em flexão. Vários autores mostraram que a banda anterolateral é mais resistente e espessa que a banda posteromedial ou ligamentos menisco femorais.

Os ligamentos menisco-femorais são a terceira estrutura em importância, sendo responsáveis por 30 a 40% do volume total do LCP. Esses ligamentos se originam do corno posterior do menisco lateral e se inserem perto do LCP na porção lateral do côndilo femoral medial. O ligamento menisco-femoral anterior, ligamento de Humphry, está anterior ao LCP, e o ligamento menisco-femoral posterior, ligamento de Wrisberg, está obliquamente atrás do LCP. Um dos ligamentos menisco-femoral está presente em 91% dos joelhos; em 50% dos pacientes jovens, encontramos os dois ligamentos. Esses ligamentos são os restritores secundários da gaveta posterior (GP) e da rotação externa excessiva.

Quando o LCP está normal, os ligamentos menisco-femorais são responsáveis por 28% da força de resistência da posteriorização da tíbia com o joelho em flexão de 90 graus e 70% nos joelhos com LCP insuficientes.

O LCP é o restritor primário da posteriorização da tíbia com o joelho em flexão de 90 graus e o restritor secundário da rotação externa.

DIAGNÓSTICO

A história e o mecanismo do trauma são importantes para a suspeita de lesão do LCP.

O mecanismo mais comum de lesão é um trauma direto na região anteroproximal da tíbia, que pode ocorrer durante a queda com o joelho em flexão e a flexão plantar do pé, comum em atletas e trauma de baixa energia. Nos acidentes automobilísticos, a contusão no aspecto anterior da tíbia é o mecanismo mais frequente, trauma de alta energia. Os traumas de baixa energia geralmente causam lesões ligamentares isoladas, já os acidentes com alta energia levam à lesão de múltiplos ligamentos.

O exame físico é de extrema importância para a determinação da lesão do LCP, assim como de lesões associadas. O teste da gaveta posterior a 90 graus de flexão do joelho é o que apresenta melhor acurácia para o diagnóstico.

Radiografias simples do joelho, anteroposterior, perfil e oblíquas devem ser realizadas. A radiografia em estresse também deve ser realizada, principalmente nos casos crônicos, para se determinar a translação da tíbia e realizar a comparação com o lado contralateral.

A ressonância magnética é um exame com alta sensibilidade para a realização do diagnóstico de lesão do LCP, assim como lesões associadas.

CLASSIFICAÇÃO

A classificação da lesão do LCP é realizada durante o teste da gaveta posterior, determinando o grau de translação da tíbia em relação ao fêmur em milímetros: grau I, até 5 mm de deslocamento; grau II, de 6 a 10 mm; e grau III, maior do que 10 mm. Acredita-se que deslocamentos maiores do que 12 mm possam estar associados às lesões de outras estruturas, tais com: cápsula posterior, canto posterolateral, ligamento oblíquo posterior ou ligamento colateral medial.

Se as bandas anterolateral e posteromedial do LCP estiverem rompidas, haverá um aumento do deslocamento posterior da tíbia com positividade do teste de Lachman em 20 a 30 graus de flexão do joelho. Na abertura medial ou lateral, no teste de varo e valgo, poderá haver lesões dos respectivos complexos ligamentares.

TRATAMENTO

O tratamento das lesões do LCP depende dos seguintes fatores: idade do paciente, nível de atividade, lesão isolada ou combinada, lesão aguda ou crônica e sintomatologia. O tratamento cirúrgico precoce é, na maioria das vezes, realizado quando a lesão do LCP é combinada com lesão do canto posterolateral, para se evitar fibrose e permitir o reparo anatômico das estruturas posterolaterais.

A indicação para a reconstrução cirúrgica das lesões isoladas do LCP é controversa. Geralmente, lesões isoladas graus I e II são tratadas conservadoramente. Já as lesões grau III são tratadas com reconstrução cirúrgica, pois a cronicidade destas lesões levam a dor, instabilidade e artrose precoce.

Temos que avaliar as lesões ligamentares associadas, mau alinhamento do membro e a presença de artrose. Os pacientes que apresentam mau alinhamento do joelho em varo devem realizar primeiramente uma osteotomia. Os casos que apresentaram ruptura do LCP associada às lesões do ligamento cruzado anterior (LCA) poderão realizar a reconstrução do LCP no mesmo tempo da reconstrução do LCA ou em um segundo tempo. A avaliação de lesões combinadas do canto posterolateral ou posteromedial deve ser feita corretamente, e o tratamento dessas lesões deve ocorrer no mesmo tempo da reconstrução do LCP. As lesões complexas não reconstruídas levam à falha na reconstrução do LCP.

A reconstrução cirúrgica do LCP pode ser realizada com banda única ou dupla banda.

As técnicas de reconstrução do LCP com um feixe são consideradas, por muitos autores, uma falha. A análise do grau de translação tibial foi relatada com diferentes enxertos nas reconstruções ligamentares do LCP por Harner *et al.* (1995), que concluíram que, quando realizadas com duas bandas femorais, produzem graus de deslocamento menor do que com uma banda. Em 1996, tivemos a oportunidade de publicar na Revista Brasileira de Ortopedia a reconstrução com uma banda do LCP, e observamos que os nossos resultados atuais com reconstrução de duas bandas são bem melhores.

O LCP não é um ligamento isométrico, pois a sua função depende no mínimo de dois ligamentos distintos, um anterolateral e outro posteromedial. A banda anterolateral resiste à posteriorização da tíbia com o joelho em flexão, e a banda posteromedial resiste à posteriorização da tíbia com o joelho em extensão. Assim, é fácil de entender por que uma reconstrução com banda única do LCP não restaura a função completa do joelho.

Comparando a localização do túnel tibial, na fixação transtibial e *inlay*, estudos biomecânicos e clínicos demonstraram não haver diferença estatisticamente significativa.

ESCOLHA DO ENXERTO

Existem várias opções de enxerto para a reconstrução do LCP com dupla banda. É importante que a escolha do enxerto tenha resistência e comprimento adequados. Utilizamos preferencialmente o enxerto duplo do semitendíneo e grácil.

A reprodução de duas bandas é possível com os tendões dos músculos flexores e quadríceps. O tendão patelar não é uma boa opção, pois o comprimento do ligamento patelar mede em média 8 cm, e, segundo Christel, há a necessidade de obtermos enxertos de comprimento em torno de 12 cm. O fragmento ósseo do enxerto de tendão patelar dificulta a passagem do enxerto através dos túneis ósseos.

As complicações da área doadora são menores com enxerto de tendões flexores. O ligamento patelar e o tendão do músculo quadriciptal apresentam maior morbidade, em alguns casos observamos complicações como distrofia simpática reflexa e rigidez articular, quando acidentalmente perfuramos a cápsula articular, mais frequente nos enxertos de tendão quadriciptal.

Técnica cirúrgica de dupla banda femoral e fixação transtibial

Após os procedimentos universais para realização de cirurgia do joelho, fizemos:

1. Incisão na face anteromedial do terço proximal da perna, no nível da inserção dos tendões dos músculos da pata de ganso.
2. Dissecção do tendão do músculo semitendíneo e grácil, desinserção e retirada com extrator de enxertos.
3. Preparo dos tendões semitendíneo e grácil com retirada da camada muscular, ressecção das bordas e acotovelamento deles.
4. Sutura em "bola de beisebol" das quatro extremidades com dois fios de Ethibond nº 5. Sutura de outra extremidade dos tendões do semitendíneo e grácil com Ethibond nº 5, de forma separada, constituindo então os dois feixes proximais (femoral) e um feixe distal (tibial), em forma de Y (Figura 5-1).
5. Artroscopia do joelho pela técnica convencional de triangulação, e tratamento das lesões intrínsecas, além de ressecção de restos dos LCP e preparação do intercôndilo femoral com o auxílio de instrumental motorizado (*shaver*).
6. Perfuração da tíbia com pino de Kirschner 2,5 mm definida por guia externo apropriado, no nível da inserção do LCP e controlada através de estudo radiográfico, tomando-se o devido cuidado de não lesionar as estruturas vasculonervosas.
7. Perfuração através do fio-guia com broca de 11 mm e remoção dos debris com *shaver*.
8. Incisão de pele na face medial do terço distal da coxa, próximo ao epicôndilo medial do fêmur de ± 4 cm.
9. Passagem dos fios-guias no côndilo femoral medial, em pontos previamente definidos marginais a superfície articular nas posições de 11 horas joelho direito e uma hora joelho esquerdo, através de guias apropriados, na região mais próxima possível das bandas anterolateral e posteromedial (Figura 5-2).

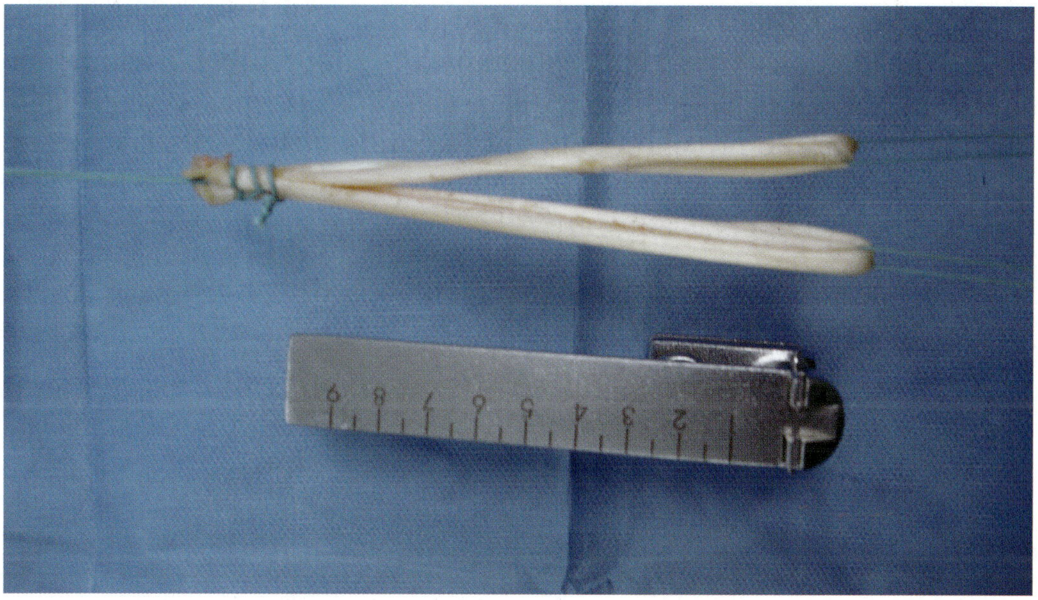

FIGURA 5-1 • Enxerto preparado.

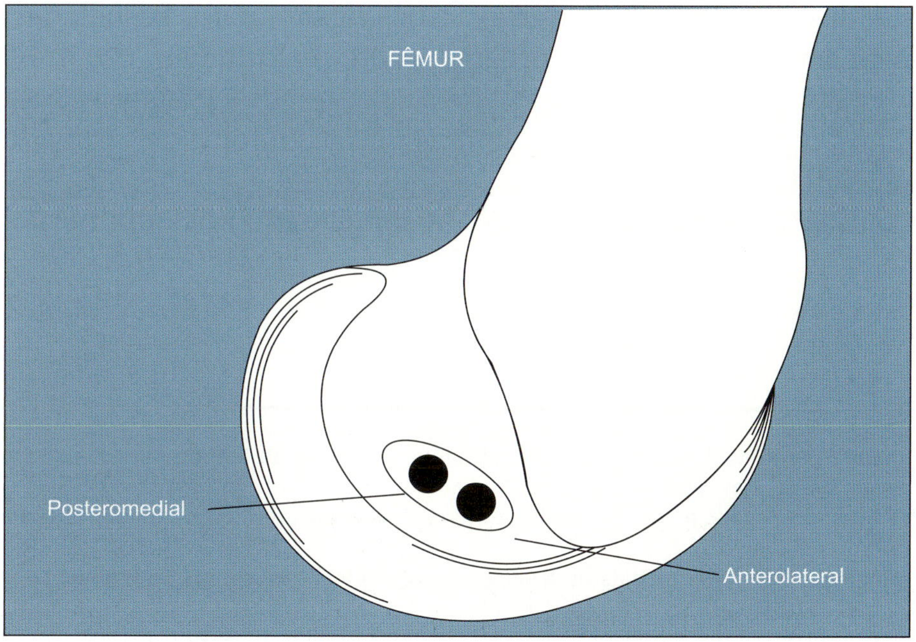

FIGURA 5-2 • Esquema mostrando a localização do duplo túnel femoral, *footprint* do fêmur.

10. Perfuração de todo o côndilo femoral medial, dos dois pontos previamente definidos pelos fios-guia, com broca de 6 mm.
11. Introdução dos enxertos pelo orifício tibial com auxílio do passador de enxerto em direção ao côndilo femoral, e consequente reprodução das duas bandas.
12. Amarrilha com Ethibond nº 5 da porção distal dos enxertos na tíbia em torno do parafuso de esponjosa e arruela ou parafuso de interferência.

13. Com força exercida pelo auxiliar, aplicada para reduzir a posteriorização da tíbia, fazemos com o joelho em flexão de 90 graus o tensionamento e amarrilha da banda anterolateral em torno do parafuso de esponjosa e arruela; e com o joelho em extensão total, o mesmo procedimento para a banda posteromedial, no fêmur.
14. Colocação de dreno de sucção.
15. Sutura de pele das incisões. Curativo compressivo e imobilização externa com o joelho em extensão.

A fixação do enxerto com amarrilha através de fio Ethibond nº 5 em torno do parafuso de esponjosa e arruela comprovou, na literatura, ser mais confiável do que por outros meios.

Pós-operatório

Uso de imobilizador externo por seis semanas, sendo permitido movimento de extensão ativa e flexão passiva, com proteção da posteriorização da tíbia, a partir do quinto dia. O apoio do membro ao solo é permitido, assim que a dor for tolerável, com ou sem o auxílio de muletas, e desde que não haja outras lesões ligamentares associadas.

Após a sexta semana, inicia-se programa de reabilitação do movimento e da musculatura.

No terceiro mês, o paciente é orientado a realizar exercícios de cadeia fechada, início de corrida, de bicicleta e natação.

O início de outras atividades esportivas é recomendado após um período mínimo de seis meses.

Referências

Amatuzzi MM, Albuquerque RFM, Rossette AC. Como fixamos o enxerto do tendão patelar na substituição dos ligamentos cruzados do joelho. Rev Bras Ortop 1993; 28: 545-54.

Barber FA, Fanelli GC, Matthews LS, et al. The treatment of complete posterior ligament tears. Arthroscopy 2000; 16: 725-731.

Christel P, Djian P, Peyrache MD. Les résultats du traitement chirurgical des lesions du ligament croisé postérior. Rev Chir Orthop 1995; 81: 51-55.

Covey CD, Sapega AA. Injuries of the posterior cruciate ligament. J Bone Joint Surg Am 1993; 75: 1376-1386.

Dandy DJ, Pusey RJ. The long-term results of unrepaired tears of the posterior cruciate ligament. J Bone Surg 1982; 64B: 92-94.

Faustino CAC. Técnicas cirúrgicas de reconstrução do LCP com uso do enxerto do tendão patelar. Rev Bras Ortop 1996; 31: 143-150.

Faustino CAC. Reconstrução do ligamento cruzado posterior com os enxertos dos tendões dos músculos flexores do joelho. Acta Ortop Bras 2003; 11:2:95-101.

Fanelli GC, Edson CJ. Posterior cruciate ligament injuries in trauma patients: Part II. Arthroscopy 1995; 11: 526-529.

Fowler PJ, Messieh SS. Isolated posterior cruciate ligament injuries in athletes. Am J Sports Med 1987; 15: 553-557.

Galloway MT, Grood ES, Mehalik JN, et al. Posterior cruciate ligament reconstruction: an in vitro study of femoral and tibial graft placement. AM J Sports Med 1996; 24: 437-445.

Gross ML, Grover JS, Bassett LW, et al. Magnetic resonance imaging of the posterior cruciate ligament. Clinical use to improve diagnostic accuracy. Am J Sports Med1992; 20: 732-737.

Harner CD, Höher J, Vogrin TM, et al. The effects of a popliteus muscle load on in situ forces in the posterior cruciate ligament and on knee kinematics. Am J Sports Med 1998; 26: 669-673.

Harner CD, Xerogeanes JW, Livesay GA, et al. The human posterior cruciate ligament complex: an interdisciplinary study. Ligament morphology and biomechanical evaluation. Am J Sports Med 1995; 23: 736-745.
Harner CD, Hoher J. Evaluation and treatment of posterior cruciate ligament injuries. Am J Sports Med 1998;26: 471-482.
Johnson CJ, Bach BR. Current concepts review. Posterior cruciate ligament. Am J Knee Surg 1990; 3: 143-153.
Jong KS, Eun-Kyoo S. Reconstruction of Isolated Posterior Cruciate 32. Ligament Injuries: A Clinical Comparison of the Transtibial and Tibial Inlay Techniques. Arthroscopy 2006; 22: 27-32.
Keller PM, Shelbourne D, McCarroll JR, et al. Non-operatively treated isolated posterior cruciate ligament injuries. Am J Sport Med 1993; 21: 132-136.
MacGillivray JD, Stein BE, Park M, et al. Comparison of tibial inlay versus transtibial techniques for isolated posterior cruciate ligament reconstruction: minimum 2-year follow-up. Arthroscopy 2006; 22: 320-8.
Margheritini F, Mauro CS, Rihn JA, et al. Biomechanical comparison of tibial inlay versus transtibial techniques for posterior cruciate ligament reconstruction: analysis of knee kinematics and graft in situ forces. Am J Sports Med 2004; 32: 587-593.
Parolie JM, Bergfeld JA. Long-term results of nonoperative treatment of isolated posterior cruciate ligament injuries in the athlete. Am J Sports Med 1986; 14: 35-38.
Pak SS, Yurkofsky JB, Paks BG, et al. Single versus double-tunnel technique in posterior cruciate ligament reconstruction: a biomechanical comparison. Arthroscopy 1999; 15: 567-577.
Pinczewski LA, Thuresson P, Otto D, et al. Arthroscopy posterior cruciate ligament reconstruction using four-strand hamstring tendon graft and interference screws. Arthroscopy 1997; 13: 661-665.
Race A, Amis AA. The mechanical properties of the two bundles of human posterior cruciate ligament. J Biomech 1994; 27: 13-24.
Race A, Amis AA. In vitro biomechanical comparison of isometric versus single and double-bundled anatomic grafts. J Bone Joint Surg1998; 80: 173-179.
Torg JS, Barton TM, Pavlov H, et al. Natural history of the posterior cruciate ligament-deficient knee. Clin Orthop 1989; 246: 208-216.
Van Dommelen BA, Fowler PJ. Anatomy of the posterior cruciate ligament. A review. Am J Sports Med 1989; 17: 24-29.
Veltri DM, Deng XH, Torzilli PA, et al. The role of the cruciate and posterolateral ligament in stability of the knee. A biomechanical study. Am J Sports Med 1995; 23: 436-443.

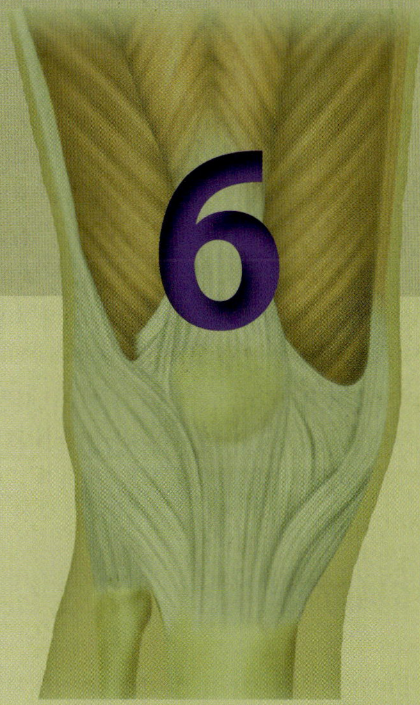

6

Reconstrução do canto posterolateral pela técnica de Stannard

Wagner Guimarães Lemos
Túlio Vinícius de Oliveira Campos

INTRODUÇÃO

As lesões do canto posterolateral (LCPL) raramente são isoladas, e resultam, em sua maioria, de trauma de alta energia. Os mecanismos de trauma mais comuns são: trauma na região anteromedial da tíbia, entorse com joelho em hiperextensão e trauma de anterior para posterior com joelho em flexão. A incidência das LCPL é desconhecida, pois estas frequentemente não são identificadas no atendimento inicial. Por outro lado, as consequências de uma LCPL ignorada são facilmente identificadas, como, por exemplo, falha de reconstruções do ligamento cruzado anterior (LCA) ou ligamento cruzado posterior (LCP), além de anormalidades na marcha e instabilidade.

INDICAÇÃO CIRÚRGICA

A incapacidade funcional secundária a dor ou instabilidade é uma indicação primária para se realizar o tratamento cirúrgico da lesão posterolateral. LaPrade já descreveu anteriormente que a dor é um sintoma mais prevalente que a instabilidade, sendo que nas lesões mais agudas a dor se apresenta na região lateral do joelho, enquanto que nos casos crônicos a dor se localiza no compartimento medial do joelho.

Os pacientes que apresentam desalinhamento em varo deverão ser submetidos previamente à correção do eixo com osteotomia proximal da tíbia. A correção do eixo para valgo poderá gerar encurtamento das estruturas ligamentares posterolaterais do joelho e evitar a cirurgia de reconstrução posterolateral. Caso se faça a opção de osteotomia prévia, deve-se tentar a reabilitação com fortalecimento muscular por pelo menos seis meses antes que se decida pela reconstrução posterolateral em segundo tempo.

Vários autores recomendam que todos os pacientes com diagnóstico de lesão aguda do grau III do canto posterolateral ou com lesão crônica com sintomas de incapacidade funcional por instabilidade, dor ou diminuição na performance esportiva deverão ser submetidos à reconstrução do canto posterolateral. O diagnóstico de lesão aguda do grau III do canto posterolateral será dado pelos seguintes critérios: (a) aumento de mais de 10 mm na abertura em varo do joelho a 30 graus de flexão; (b) aumento de mais de 15 graus de rotação externa com o joelho a 30 graus de flexão (Figura 6-1); (c) aumento de um ou dois graus de gaveta posterolateral com o joelho a 90 graus de flexão em relação ao lado contralateral (Figura 6-1).

DIAGNÓSTICO

Deve incluir a história do trauma, registro da amplitude de movimento da articulação e avaliação rigorosa de instabilidades ligamentares associadas. É importante incluir o *status* neurovascular do membro, principalmente na fase aguda. As lesões posterolaterais são frequentemente associadas a luxação ou subluxação do joelho; portanto, na sala cirúrgica, é de extrema importância que se realize a avaliação rigorosa das condições de

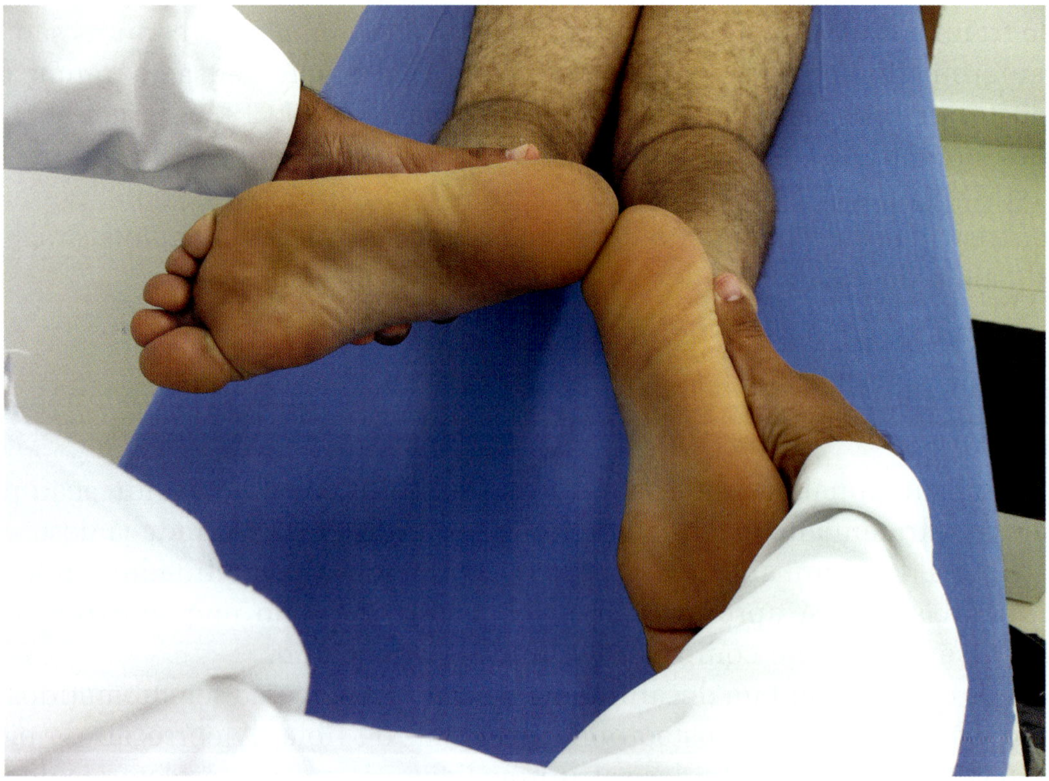

FIGURA 6-1 • Aumento da rotação externa da tíbia confirmando a lesão do canto posterolateral.

pele e de partes moles, além da avaliação neurológica e vascular. Existe uma incidência de 15% de lesão do nervo fibular comum nas lesões do grau III do canto posterolateral. A avaliação deve incluir presença de parestesia na região dorsal do primeiro espaço interdigital do pé, fraqueza na dorsoflexão ou eversão do tornozelo, chegando ao pé caído. A palpação dos pulsos pedial dorsal e tibial posterior e a pesquisa do índice tornozelo braquial (ABI) vão indicar a necessidade de se realizar uma arteriografia.

A avaliação do paciente realizando apoio monopodálico e durante a marcha pode mostrar desvio do eixo em varo e *recurvatum*. As lesões associadas do CPL e do *pivot* central normalmente resultam na abertura em varo com joelho a 0 grau, enquanto que a abertura com joelho exclusivamente a 30 graus indica uma lesão do CPL isolada.

O teste da rotação tibial ou *dial test* deve ser executado com joelho a 30 graus e 90 graus de flexão, e a diferença de 10 graus entre os lados indica anormalidade. A redução da rotação externa da tíbia quando o ângulo de rotação com joelho a 30 graus é comparado com 90 graus indica que a lesão do CPL é isolada. Quando a rotação aumenta, a lesão é composta e acomete elementos do CPL e do *pivot* central.

O teste de rotação externa e *recurvatum* consiste na identificação de *recurvatum* e rotação externa durante a elevação do membro. A gaveta posterolateral também é um teste diagnóstico elementar e deve ser feito com 80 graus de flexão. O *pivot-shift* reverso pode ser utilizado e consiste na verificação da redução da tíbia quando o joelho é trazido de 90 graus de flexão para 30 graus. Nesse momento, o trato iliotibial deixa de atuar como flexor e torna-se um extensor da articulação.

O exame radiológico deve incluir as incidências em AP, perfil e axial de patela, além das incidências oblíquas. Uma radiografia com estresse após a anestesia do paciente pode auxiliar na identificação da gravidade das lesões agudas. A presença de fratura por avulsão capsular lateral (fratura de Segond), ou a fratura avulsão da cabeça da fíbula ou fratura arqueada estão associadas à lesão ligamentar do complexo posterolateral. Pacientes com lesão posterolateral crônica deverão realizar radiografia com carga, preferencialmente panorâmica, para pesquisa de eixo mecânico e determinar a necessidade de osteotomia prévia. O exame de ressonância magnética não auxilia a indicação do tratamento, mas ajuda a identificar a localização das lesões, facilitando o planejamento cirúrgico (Figura 6-2).

CLASSIFICAÇÃO

As lesões com menos de três semanas de evolução são consideradas agudas. A partir de quatro semanas, as LCPL são classificadas como crônicas, e os resultados do reparo primário são inferiores. A classificação de Hughston é a mais utilizada para avaliar a extensão da lesão:

I - Abertura em varo entre 0 e 5 mm. Não há falha dos elementos capsuloligamentares.
II - Abertura em varo entre 6 e 10 mm. Há lesão parcial do CPL.
III - Abertura em varo maior que 10 mm. Há lesão completa dos componentes do CPL.

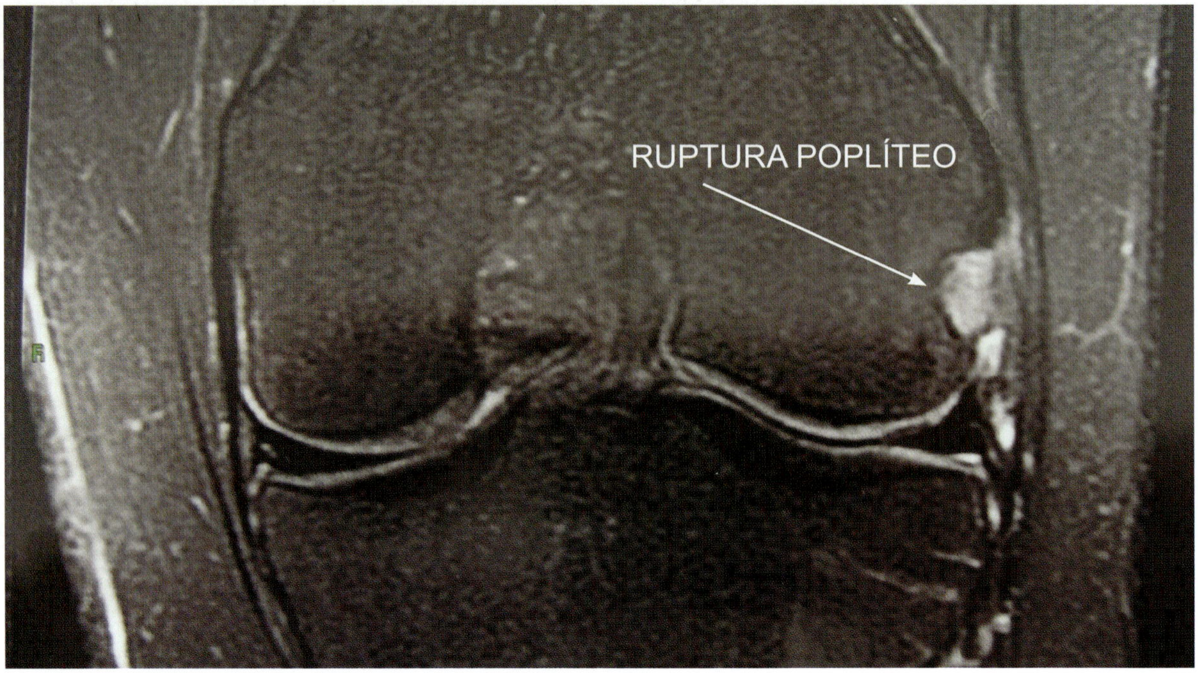

FIGURA 6-2 • Ressonância magnética mostrando lesão do tendão do poplíteo com o sulco poplíteo vazio.

A crítica à classificação de Hughston é que o sistema não contempla os pacientes com instabilidade rotacional isolada.

Fanelli e Larsen sugeriram a classificação das LCPL em três tipos:

a. Instabilidade rotacional – lesão do complexo musculoligamentar poplíteo.
b. Instabilidade rotacional com abertura em varo discreta – lesão do complexo poplíteo e atenuação do LCL.
c. Instabilidade rotacional com instabilidade em varo significativa – lesão do complexo poplíteo, LCL e *pivot* central.

TRATAMENTO – INDICAÇÕES E ALTERNATIVAS

As LCPL grau I podem ser tratadas conservadoramente por imobilização analgésica e mobilização articular conforme tolerância.

As indicações para tratamento cirúrgico das LCPL são:

- Abertura em varo maior que 10 mm em relação ao lado contralateral.
- Rotação externa 15 graus superior ao lado contralateral.
- Teste da abertura em varo na artroscopia (*drive-through*), mostrando abertura do compartimento femorotibial lateral maior que 10 mm.

A presença de varo e *recurvatum* não são obrigatórias para que a reconstrução lateral seja indicada. A ausência dos critérios anteriormente é considerada contraindicação para a reconstrução do canto posterolateral, pois esses pacientes possivelmente apresentam duplo varo, que pode ser corrigido por osteotomia de valgização isolada.

Pacientes com triplo varo devem obrigatoriamente ser submetidos à osteotomia de valgização antes da reconstrução posterolateral, pois a persistência do desvio de eixo em varo é causa de falência da reconstrução ligamentar.

A reconstrução ligamentar está contraindicada em pacientes portadores de obesidade mórbida e processo infeccioso no joelho. Espaço articular lateral menor que 2 mm nas radiografias com joelho a 45 graus é outro fator que desfavorece a reconstrução ligamentar.

O tratamento das LCPL pode ser feito por reparo primário, procedimentos de reforço com tendão do bíceps femoral, reconstrução com enxerto autólogo ou aloenxerto. As técnicas cirúrgicas disponíveis podem ser agrupadas em anatômicas e não anatômicas. A técnica cirúrgica proposta por Stannard é considerada anatômica, pois contempla a reconstrução do LCL para corrigir o varo e o complexo poplíteo, para proporcionar estabilidade rotacional.

Stannard propôs que apenas as LCPL com avulsões ósseas passíveis de osteossíntese devem ser submetidas a reparo. Outras LCPL devem ser tratadas por reconstrução. Um estudo de 2005 coordenado por Stannard, envolvendo 56 pacientes submetidos a reparo ou reconstrução, mostrou resultados inferiores, com 37% de falha no grupo submetido a reparo. É importante destacar que a amplitude de movimentos e a incidência de falência foram menores para pacientes portadores de LCPL isoladas.

Técnica cirúrgica

Depois que o paciente estiver anestesiado, deve-se realizar um exame completo sob anestesia. Com a confirmação da lesão posterolateral, o paciente é posicionado em decúbito dorsal, com um suporte para o pé e barra lateral que mantenha o joelho com flexão de 70 graus. Um saco de areia ou similar deve ser mantido na região da nádega ipsilateral para se conseguir a rotação interna do fêmur, que facilita o manuseio do canto posterolateral.

É recomendável que se realize uma artroscopia diagnóstica prévia, já que as lesões dos ligamentos cruzado anterior e posterior são frequentemente associadas às lesões posterolaterais. A artroscopia também ajuda na avaliação do canto posterolateral, pesquisando-se a presença do sinal da abertura lateral (*drive-through sign*), demonstrada por uma abertura maior que 10 mm do compartimento lateral com estresse em varo. A avulsão do tendão do poplíteo também pode ser identificada no hiato poplíteo pela visão artroscópica. Outras lesões comumente encontradas na avaliação artroscópica das lesões posterolaterais do grau III incluem lesão dos ligamentos coronários, lesão do ligamento de Wrisberg e ruptura da porção menisco-femoral da cápsula posterior.

Pela técnica original descrita por Stannard *et al.*, a reconstrução é feita utilizando-se tendões homólogos de tibial anterior e tibial posterior, mas pela dificuldade de obtenção de enxerto homólogo em nosso meio, optamos por utilizar enxerto autólogo de semitendíneo ipsilateral ou contralateral, de acordo com as lesões associadas. Para a realização da técnica, o enxerto deve apresentar um comprimento aproximado de 24 cm, ou pode haver a necessidade de associação a enxerto autólogo de tendão do grácil. O acesso ao canto posterolateral é feito com uma incisão em J (*hockey stick*), mantendo o joelho fletido a 70 graus, iniciando-se no tubérculo de Gerdy na tíbia proximal, em direção ao epicôndilo lateral fazendo uma discreta curva e estendendo proximalmente em paralelo ao fêmur. Com o joelho em extensão, a incisão deve se aproximar de uma linha reta. Deve ser feito um *flap* de pele ao longo do plano fascial superficial ao trato iliotibial (Figura 6-3). Primeiramente, identifica-se o nervo fibular comum, e este deve ser reparado com um dreno de Penrose, realizando-se uma neurólise caso haja contratura de tecido cicatricial no seu entorno. Com o joelho fletido, a fíbula e o tendão da cabeça longa do bíceps formam um V invertido, e o nervo fibular comum pode ser identificado profundamente a uma fina camada fascial próximo ao vértice desse V invertido.

Após o reparo do nervo fibular, e já com o enxerto de semitendíneo preparado, inicia-se a técnica específica de Stannard, que anatomicamente reconstrói os três componentes críticos da camada profunda do canto posterolateral, o tendão do poplíteo, o ligamento poplíteo-fibular, e o ligamento colateral fibular, ou colateral lateral.

Dissecção romba é realizada para definir o plano anterior à cabeça lateral do músculo gastrocnêmio, sendo de extrema importância não se atingir a região posterior ao gastrocnêmio que está protegendo as estruturas vasculares nobres do canto posterolateral. O ligamento colateral fibular é identificado em seu ponto de inserção distal na região anterior da cabeça da fíbula (Figura 6-4). Realizando-se dissecção posterior e proximal, liberando uma parte do tensor do fáscia com o trato iliotibial, encontra-se sua inserção femoral, que se localiza posterior ao ponto de inserção do tendão do poplíteo e posterior ao ponto isométrico. O tendão do poplíteo apresenta um curso profundo em relação ao LCF, repousando no hiato poplíteo no fêmur. Já o ligamento poplíteo-fibular pode ser identificado atravessando da parte posterior da cabeça da fíbula para o tendão do poplíteo, mas não se pode esquecer que grande parte dos pacientes com lesão do canto posterolateral vai apresentar distorção da anatomia natural devido ao trauma.

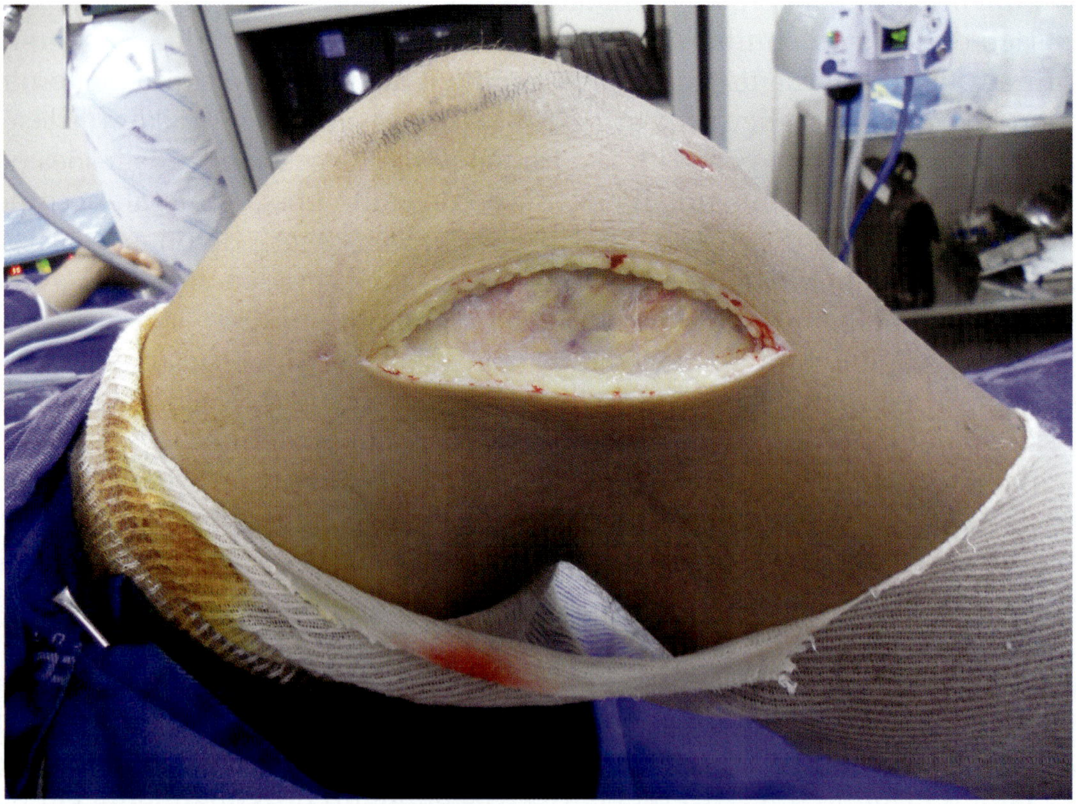

FIGURA 6-3 • Dissecção superficial ao plano do trato iliotibial.

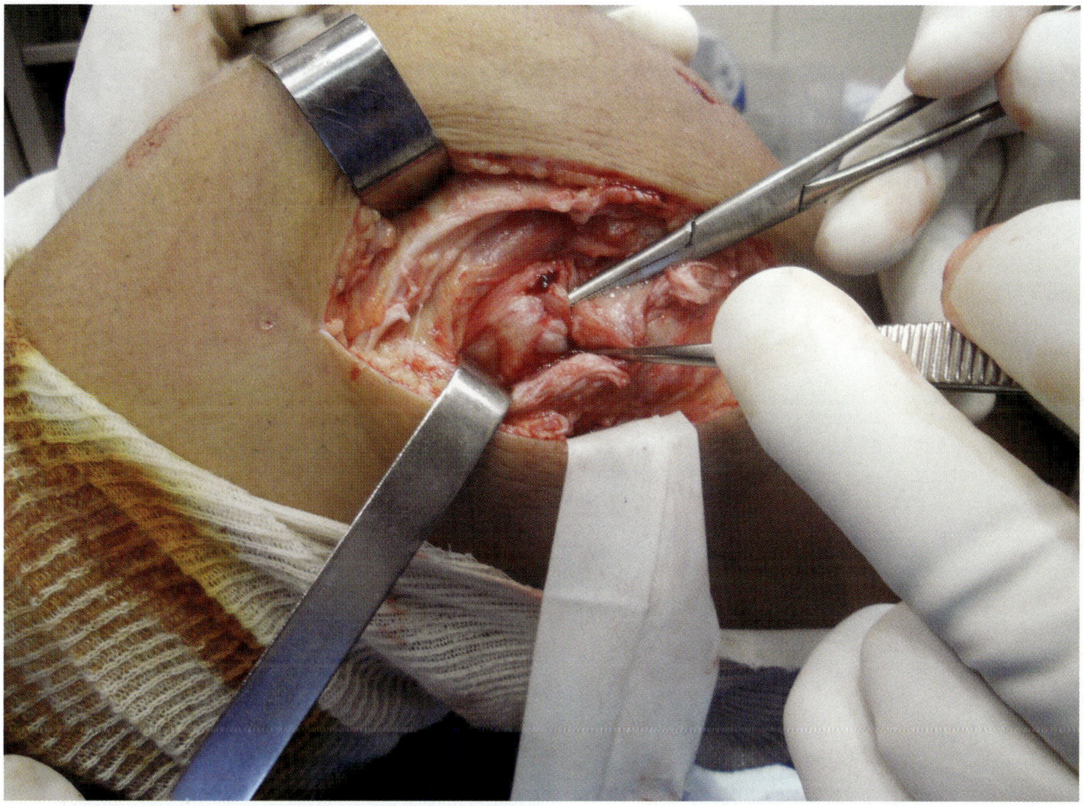

FIGURA 6-4 • Dissecção superficial do LCF com ruptura em sua inserção distal.

Com as estruturas avaliadas e com a dissecção completa do canto posterolateral, faz-se um furo de 5 mm de diâmetro de anterior para posterior na tíbia proximal e lateral, logo abaixo do portal artroscópico anterolateral, e saindo a 1 cm da superfície articular na região onde o tendão do poplíteo atravessa a parte posterior da tíbia (Figura 6-5). É aconselhável que se termine o furo à mão livre para não por em risco as estruturas nobres posteriores. Um segundo túnel de 5 mm é realizado na fíbula proximal de anterolateral para posteromedial. Em seguida, localiza-se o ponto isométrico do fêmur, que se encontra em um ponto exatamente anterior à região onde o tendão do poplíteo e o ligamento colateral fibular se cruzam. Como opção mais precisa, pode-se checar esse ponto com utilização de intensificador de imagens, mas raramente há a necessidade de se utilizar tal recurso. Faz-se um furo com broca 3,2 mm para introdução de parafuso de fixação bicortical de 4 mm de lateral para medial, juntamente com uma arruela denteada de partes moles (Figura 6-6). Com o auxílio de um osteótomo e cureta, realiza-se a decorticação em torno da arruela, anterior e posteriormente, para que ocorra a incorporação do enxerto tendinoso.

O enxerto tendinoso é então passado de anterior para posterior no furo tibial; após isso, é passado em torno do parafuso cortical com arruela e indo em direção inferior para passar no túnel fibular e terminar novamente na arruela que irá fixar todo o esquema (Figura 6-7). O enxerto é fixado com o pé em posição de rotação interna e com 40 graus de flexão. Desse modo, o enxerto está substituindo o tendão do poplíteo, o ligamento colateral fibular e o ligamento poplíteo fibular (Figura 6-8).

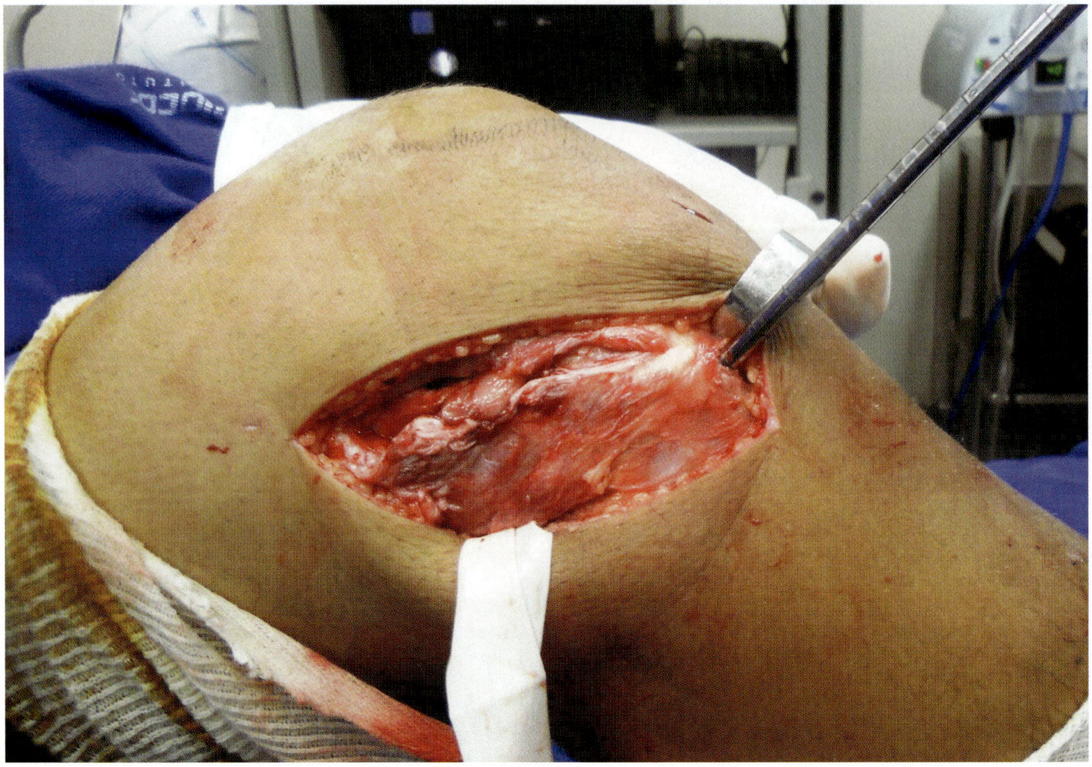

FIGURA 6-5 • Broca mostrando a entrada do furo tibial.

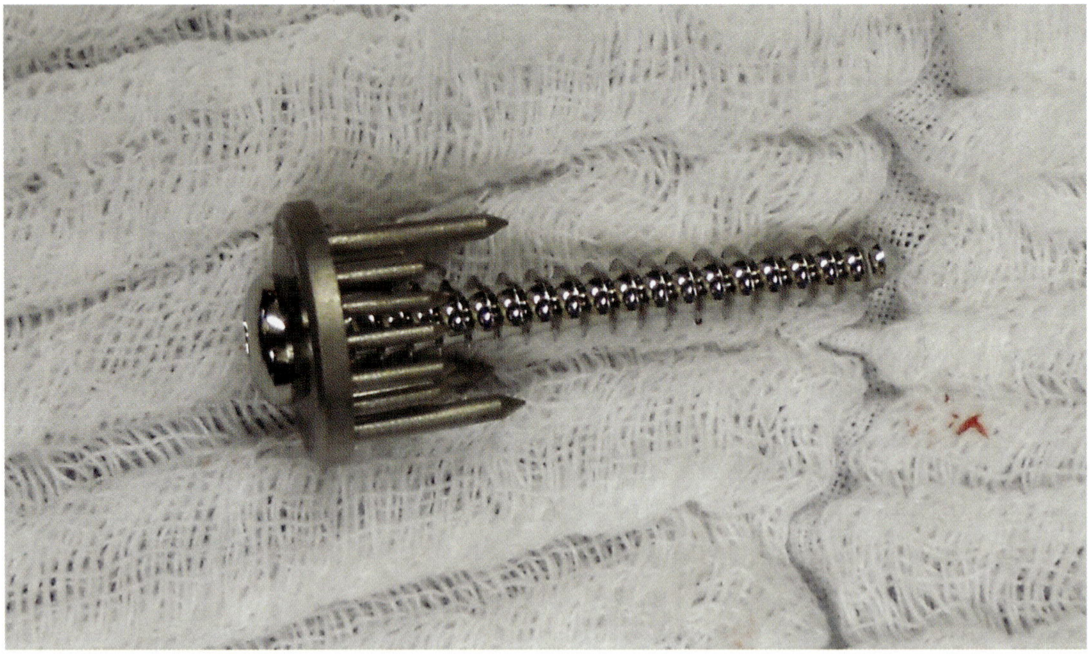

FIGURA 6-6 • Arruela denteada para fixação tendinosa.

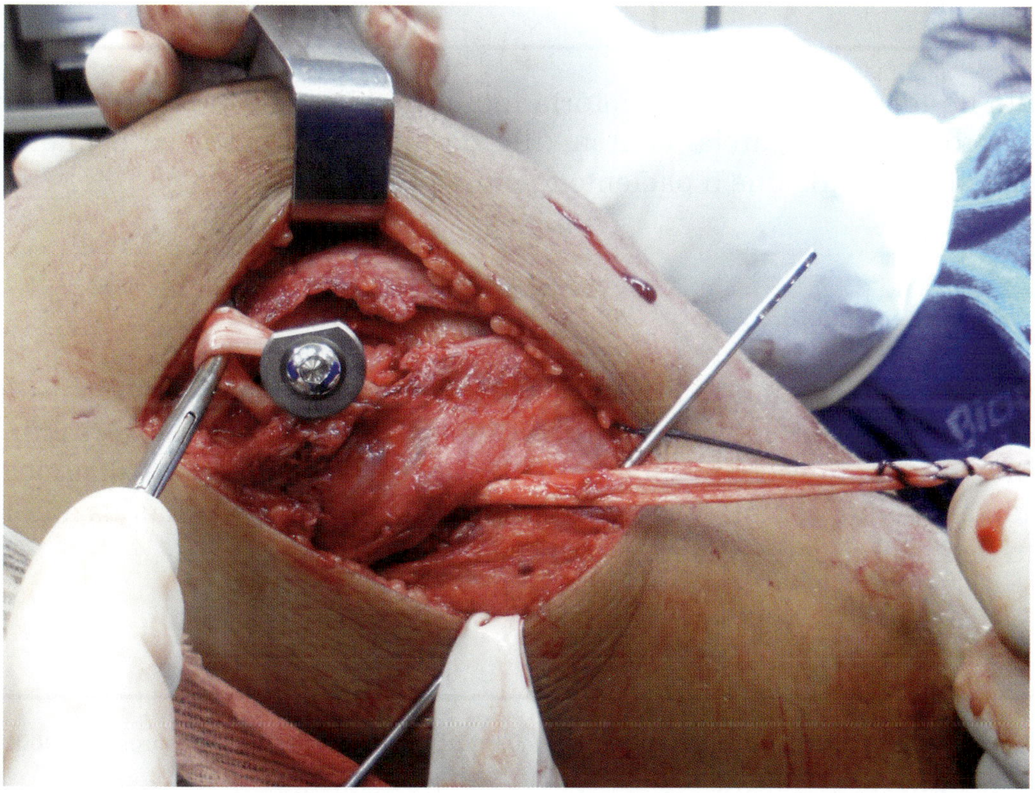

FIGURA 6-7 • Enxerto já passado pelo túnel tibial e em torno da arruela, com fio metálico passando pelo túnel fibular, próxima passagem do enxerto.

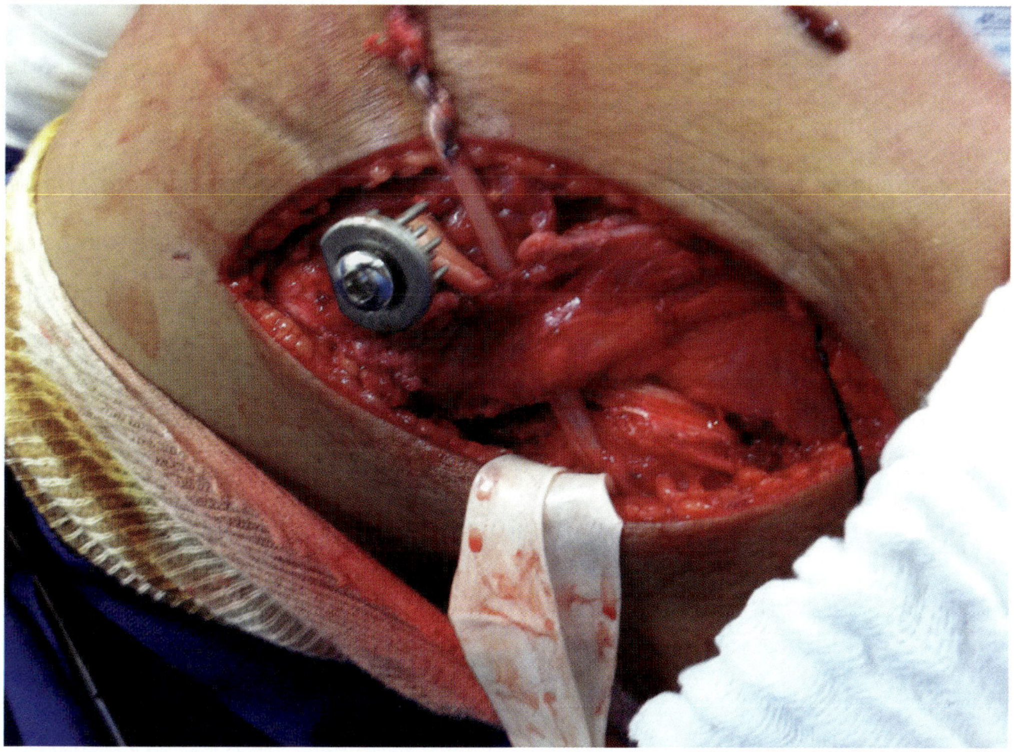

FIGURA 6-8 • Imagem final mostrando enxerto já passado pelos túneis e aguardando a fixação óssea.

Pós-operatório

O protocolo de reabilitação pós-operatória inclui mobilização precoce no primeiro dia de pós-operatório, apoio parcial com auxílio de muletas a partir da primeira semana, com apoio total à medida que o paciente tolerar.

CONCLUSÃO

A técnica de Stannard permite a reconstrução dos três ligamentos principais da camada profunda do canto posterolateral. A utilização dessa técnica traz bons resultados, com elevação nos níveis de escore funcional (IKDC e Lysholm) e com restauração de boa estabilidade no joelho, sendo, portanto, a primeira opção de escolha dos autores para o tratamento da instabilidade posterolateral crônica.

Referências

Fanelli GC, Larson RV. Practical management of posterolateral instability of the knee. Arthroscopy 2002; 18(2 suppl 1): 1-8.

LaPrade RF, Tso A, Wentorf FA. Force measurements on the fibular collateral ligament popliteofibular ligament and popliteus tendon to applied loads. Am J Sports Med. 2004; 32: 1695-1701.

Noyes FR, Schipplein OD, Andriacchi TP, et al. The anterior cruciate ligament-deficient knee with varus alignment. An analysis of gait adaptations and dynamic joint loadings. Am J Sports Med. 1992; 20: 707-716.

Noyes FR, Barber-Westin SD. Anatomical Posterolateral Knee reconstruction: Surgical Options and Clinical Results Techniques in Knee Surgery 7(1): 34-47, 2008.

Noyes FR, Barber-Westin SD. Posterior cruciate ligament revision reconstruction, part 1: causes of surgical failure in 52 consecutive operations. Am J Sports Med. 2005; 33: 646-654.

Noyes FR, Barber-Westin SD, Albright JC. An analysis of the causes of failure in 57 consecutive posterolateral operative procedures. Am J Sports Med. 2006; 34: 1419-1430.

Ranawat A, Baker CLA, Henry S, Harner CD. Posterolateral Corner Injury of the Knee: Evaluation and Management J Am Acad Orthop Surg 2008; 16: 506-518.

Stannard JP, Brown SL, Robinson JT, et al. Reconstruction of the Posterolateral Corner of the Knee Arthroscopy: 2005; 21(9): 1051-1059.

Stannard JP, Brown SL, Farris RC, et al. The posterolateral corner of the knee: repair versus reconstruction. Am J Sports Med. 2005; 33: 881-888.

Sugalski MT, Sanchez AR, LaPrade RF. Posterolateral Reconstructions Techniques. Techniques Knee Surg. 2006; 5(1) 53-63.

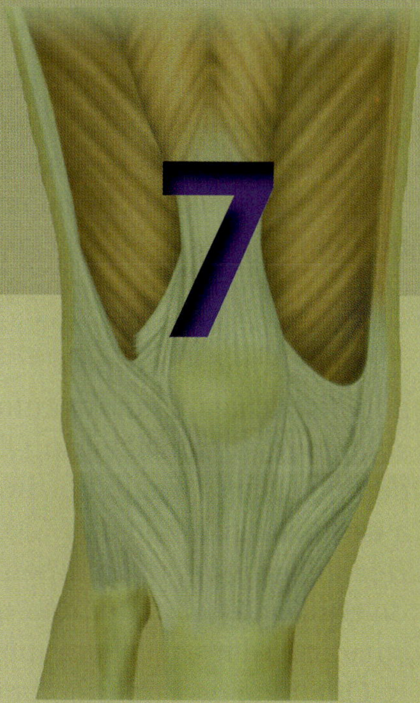

7

Reconstrução do canto posteromedial

João Maurício Barretto
André Siqueira Campos
Rodrigo Pires e Albuquerque

INTRODUÇÃO

O joelho é a maior articulação do corpo humano. Além disso, é uma região que recebe carga sendo local de diversos tipos de lesões. A região do canto posteromedial do joelho era considerada, até pouco tempo, o lado negro da cirurgia do joelho (Hubert e Stannard, 2011).

A lesão do canto posteromedial (CPM) do joelho difere da lesão isolada do ligamento colateral medial. O canto posteromedial engloba o ligamento colateral medial, ligamento oblíquo posterior, tendão do semimembranoso, corno posterior do menisco medial e a cápsula articular (Tibor, Marchant e Taylor *et al.*, 2011). Novos estudos anatômicos e biomecânicos estão facilitando a compreensão das estruturas dinâmicas e estáticas do lado medial do joelho, bem como, das lesões multiligamentares.

A instabilidade em valgo pode levar a uma sobrecarga na reconstrução do ligamento cruzado anterior ou posterior, o que pode causar a falência do enxerto. As lesões do compartimento medial associadas ao pivô central geralmente cicatrizam com o tratamento conservador. Em contrapartida, as lesões do canto posteromedial associadas às lesões multiligamentares geralmente não cicatrizam, necessitando de tratamento cirúrgico.

ANATOMIA

O canto posteromedial pode ser definido como as estruturas entre a borda posterior das fibras longitudinais do ligamento colateral medial superficial e a borda medial do ligamento cruzado posterior. As estruturas importantes nessa área incluem o ligamento oblíquo posterior, expansões do tendão do semimembranoso, ligamento poplíteo oblíquo, corno posterior do menisco medial e cápsula articular.

O ligamento oblíquo posterior (LOP) consiste de uma fáscia a partir do tendão do semimembranoso localizado posteriormente ao ligamento colateral medial (LCM) superficial e funciona como um estabilizador secundário à translação tibial posterior. O LOP origina-se no fêmur anteroinferiormente à cabeça medial do gastrocnêmio e é composto de três camadas: superficial, central, ou tibial, e capsular. A origem das fibras da camada superficial se misturam anteriormente com a borda posterior do LCM superficial unindo-se às outras camadas do LOP inferiormente e posteriormente. A principal camada é a central, que se origina principalmente do tendão do semimembranoso. Esse feixe reforça a camada profunda do LCM interligado à cápsula articular posterior e ao menisco posterior, inserindo-se juntamente ao semimembranoso na tíbia. O feixe capsular origina-se da região distal do tendão semimembranoso interligado à parte meniscofemoral da cápsula articular e a cabeça medial do gastrocnêmio acima do adutor magno.

O tendão do semimembranoso apresenta múltiplas inserções na tíbia. É um estabilizador dinâmico na região do canto posteromedial. Além disso, ajuda a prevenir o pinçamento da porção posteromedial do menisco medial em flexão. A porção anterior do semimembranoso insere-se na tíbia proximal ao LCM superficial, enquanto a porção principal se insere posterior à crista tibial medial.

Biomecânica

O canto posteromedial e o ligamento obliquo posterior são biomecanicamente estruturas separadas do LCM superficial. O CPM é um estabilizador primário do joelho estendido durante a marcha. Ele fornece aproximadamente um terço da estabilidade em valgo com o joelho em extensão. Na flexão, o CPM relaxa, fazendo com que o LCM superficial se torne o estabilizador primário ao estresse em valgo em todo o restante do arco de flexo-extensão. Na rotação externa da tíbia, o CPM relaxa, de tal forma que a secção dos tecidos com o joelho estendido e em rotação externa tem pouco efeito sobre a frouxidão do joelho.

O LOP sob o aspecto biomecânico é um estabilizador primário para rotação interna em todos os ângulos de flexão do joelho. Na extensão completa, o LOP ajuda a prevenir a translação tibial posterior e a abdução em valgo, mesmo com um LCP intacto. Esse efeito sobre a translação tibial posterior aumenta quando a tíbia é rodada internamente por causa da orientação do LOP e das fibras capsulares.

As funções do LOP intacto compartilham a resistência com o LCM superficial no estresse em valgo, rotação interna e externa e movimentos da tibia nos sentidos anterior e posterior. Após uma lesão isolada do LCM, o LOP atua como um importante estabilizador secundário para rotação e o estresse em valgo. Em estudos biomecânicos, em que o LCM já foi sacrificado, a secção do LOP e da cápsula, respectivamente, geraram um aumento significativo na rotação interna e externa em todos os graus de flexão.

As lesões de múltiplas estruturas do lado medial do joelho ajudam a explicar o fenômeno de instabilidade rotatória anteromedial (AMRI). Esse fenômeno é definido como a subluxação anterior e rotação externa do planalto tibial medial em relação ao fêmur. Em um estudo de Hughston, os pacientes com AMRI apresentavam uma lesão na porção média do LCM superficial e profunda ou lesão do LOP, muitas vezes (mas nem sempre) com uma lesão associada do LCA (Hughston JC, Barrett GR., 1983; Hughston e Eilers, 1973; Norwood e Hughston, 1980). Em estudos biomecânicos com secções combinadas do CPM, LCM superficial e profundo, comparado à secção de apenas uma ou duas estruturas, o efeito mais significativo foi sobre a rotação externa da tíbia. Além disso, a magnitude da rotação externa observada aumentou com o aumento da flexão do joelho. Em 90 graus de flexão do joelho, a secção de todas as três estruturas causou um aumento significativo na translação tibial anterior, mesmo com o LCA intacto. O efeito foi mais evidente quando a tíbia foi deixada livre para girar. Quando a tíbia foi mantida em rotação externa, a translação tibial anterior foi minimizada (Robinson, Bull e Thomas *et al.*, 2006).

As lesões combinadas do LCA e do canto posteromedial geram um comprometimento importante, por serem regiões que são estabilizadoras secundárias uma da outra. As lesões combinadas do LCP e CPM também geram alterações biomecânicas importantes. A secção do LOP e CPM no joelho com um LCP deficiente têm demonstrado um aumento da translação tibial posterior em posição neutra, bem como na rotação externa. O efeito parece ser potencializado com o joelho em extensão. Talvez essa seja a razão para a instabilidade sintomática em uma lesão combinada quando comparada a uma lesão isolada do LCP. Já com o LCM superficial e profundo intacto, o aumento da translação tibial posterior foi evidente apenas com o joelho em posição neutra. Esse efeito pode ser demonstrado através da radiografia sob estresse, em que uma lesão isolada completa do LCP apresenta uma menor translação tibial posterior quando comparada a uma lesão do LCP associada a uma lesão periférica. O aumento da translação tibial posterior pode ser clinicamente útil para distinguir lesões isoladas e combinadas do LCP.

CLASSIFICAÇÃO

As lesões do LCM são graduadas do grau I ao grau III (Alicea e Tria, 2002). Uma lesão grau I do LCM envolve alguma laceração do ligamento na origem, inserção ou na substância média. Essa laceração leva à hemorragia no sítio com edema associado. O exame físico do joelho revela edema no sítio da lesão, com dor sobre ele. A avaliação ao estresse não revela qualquer abertura detectável em extensão ou flexão plenas com o estresse em valgo. Em geral, o paciente queixa-se de dor com a manobra do estresse e localiza a dor na área afetada do ligamento.

A lesão grau II do LCM envolve maior quantidade de laceração do ligamento que no grau I. Mais uma vez, existem o edema e a dor localizáveis, sendo que o exame ao estresse demonstra uma pequena abertura do joelho na flexão, porém ausência de abertura na extensão total. A frouxidão na flexão apresenta um ponto final nítido.

A lesão grau III envolve ruptura completa do LCM. Preferimos dividir as lesões de grau III em dois subgrupos, dependendo do envolvimento do CPM. A lesão grau IIIa é uma ruptura completa do LCM sem extensão para dentro da cápsula posterior. O joelho permanece estável no estresse em valgo em extensão total e se abre ao estresse em valgo em flexão, com um ponto terminal imperceptível. O teste da gaveta anterior com o joelho em rotação externa (Slocum) também é negativo.

A lesão grau IIIb é uma ruptura completa do LCM juntamente com o CPM. O exame físico correspondente revela dor sobre o sítio de ruptura do LCM e sobre a face posteromedial da linha articular tibiofemoral. O joelho se abre ao estresse em valgo, tanto em extensão total quanto na flexão. Na extensão plena, pode haver alguma sugestão de um ponto terminal, mas não haverá nenhum ponto terminal na flexão. Além disso, o teste de Slocum é positivo. A face medial da tíbia roda externamente com a gaveta anterior.

DIAGNÓSTICO

Os pacientes com lesões do lado medial apresentam frouxidão com o estresse em valgo. Uma lesão isolada do LCM superficial gera uma maior abertura do espaço articular com o joelho em 30 graus de flexão. Uma abertura do espaço articular com o joelho totalmente estendido indica uma lesão na cápsula, no LOP, ou ambos. As lesões do LCM classificadas como grau III no exame de estresse em valgo são frequentemente associadas a lesões do pivô central.

Outras manobras do exame físico combinam a rotação com diferentes graus de flexão do joelho, tentando obter um quadro mais preciso das estruturas acometidas. A instabilidade rotatória anteromedial pode ser avaliada usando-se diversas manobras. Um dos testes mais comumente descritos envolve a aplicação de um estresse valgo para o joelho em 30 graus de flexão, mantendo o pé em rotação externa. A AMRI também pode ser demonstrada com uma subluxação anterior em rotação externa da tíbia em relação medial ao fêmur ou com o joelho em 90 graus de flexão durante a execução do teste da gaveta anterior. Na AMRI, o aumento da rotação externa indica lesão do CPM e possivelmente lesão do LCA também.

Na suspeita de lesão do LCP, o exame da gaveta posterior deve ser realizado com a tíbia em rotação neutra e interna. Na lesão isolada do LCP, com a cápsula posteromedial e o LOP intactos, respectivamente. Essas estruturas íntegras atuam como estabilizadores secundários, prevenindo a translação tibial posterior em rotação interna e diminuindo a magnitude da gaveta posterior. Em comparação, em uma lesão combinada do LCP e CPM ou lesão completa do lado medial, a translação tibial posterior pode não ser modificada ou aumentada com a rotação interna da tíbia.

Exames complementares

Radiografias de boa qualidade devem ser obtidas para todos os pacientes com suspeita de lesão ligamentar para descartar fraturas associadas ou subluxação residual. Radiografias sob estresse em valgo devem ser realizadas em 0 e 20 graus de flexão observando a abertura do lado medial sempre comparando com o joelho contralateral. Essa manobra serve para diagnosticar lesões do compartimento medial do joelho, bem como avaliam o seguimento de reconstruções ligamentares mediais.

Uma abertura medial do joelho em extensão em radiografias sob o estresse em valgo indicam uma provável lesão do LCA ou LCP além da lesão do CPM. Radiografia sob estresse com translação posterior maior do que 9 mm com 30 graus de flexão ou acima de 12 mm de translação posterior em 80 graus de flexão indicam uma lesão combinada do LCP e da cápsula ou lesão do ligamento colateral.

A ressonância magnética é o exame de imagem mais útil na avaliação de uma lesão do canto posteromedial ou de uma lesão ligamentar combinada.

A artroscopia do joelho é um exame invasivo que pode ter uma função tanto diagnóstica, bem como terapêutica. A artroscopia muitas vezes precede uma reconstrução cirúrgica no CPM ou uma lesão ligamentar combinada. Em uma lesão aguda do CPM, há frequentemente uma hemorragia capsular posteromedial. No CPM, a artroscopia pode evidenciar lesões da junção meniscocapsular.

TRATAMENTO

As indicações para o reparo cirúrgico ou reconstrução ainda geram controvérsias. A maioria dos cirurgiões do joelho concorda que uma lesão isolada do ligamento colateral medial mesmo no grau III deve ser tratada de forma conservadora, porém essa situação é extremamente rara. A maioria das lesões de grau III do LCM está associada a outra lesão ligamentar. Esse tipo de lesão gera controvérsia na tomada de decisão cirúrgica. O padrão mais comum de lesão ligamentar combinada envolve a lesão do LCA associada às estruturas do CPM.

Uma lesão combinada do LCP e CPM é considerada uma indicação para reconstrução cirúrgica de ambos os ligamentos. O CPM é um importante estabilizador na translação tibial posterior em extensão. Uma lesão do CPM não reconhecida associada a uma lesão do LCP poderia exacerbar a instabilidade posterior e gerar uma artrose no compartimento medial. Uma reconstrução no CPM ineficaz leva a uma sobrecarga no LCP reconstruído, podendo gerar a falência deste.

O LCM possui um grande potencial de cicatrização intrínseco (Stannard, 2010). Em razão disso, as lesões de graus I ou II, mesmo associadas ao pivô central, podem ser tratadas de forma conservadora. Nas lesões do LCM de grau III associadas ao pivô central, há espaço para uma abordagem mais agressiva com a reparação ou reconstrução de todas as estruturas lesadas.

RECONSTRUÇÃO DO CPM (FIGURAS 7-1 A 7-7)

O paciente é colocado em posição supina com o quadril rodado externo e o joelho flexionado. A posição do membro formando a figura do "4" facilita a abordagem do CPM. A região posteromedial da tíbia é facilmente palpável. A incisão é feita do côndilo medial até a inserção da pata de ganso, seguindo a borda posteromedial da tíbia. Após a incisão de pele e dissecção do subcutâneo, evidenciamos o epicôndilo medial, bem como a inserção do semitendíneo na pata de ganso. O semitendíneo é dissecado e seccionado em sua região proximal e será utilizado como enxerto, mantendo sua inserção tibial. Na região do epicôndilo medial, identificamos o ponto isométrico do LCM. Esse ponto fica na interseção da linha da cortical posterior do fêmur com a linha de Blumensath e pode ser confirmado com a passagem do enxerto ao redor do fio-guia, verificando-se o posicionamento do enxerto durante o arco de movimento. Inserimos nesse ponto um parafuso com arruela sem o aperto final. Confeccionamos, em seguida, um túnel sob o tendão do semimembranoso entre a inserção tibial do semitendíneo e o local onde foi inserido o parafuso no fêmur. O enxerto do semitendíneo sobe por fora do túnel e é passado ao redor do parafuso, sob a arruela, de anterior para posterior. Em seguida, descemos o enxerto por dentro do túnel sub-retinacular e finalizamos o aperto do parafuso com o joelho em 40 graus de flexão e um leve estresse em varo. A porção descendente do enxerto do semitendíneo que foi passada sob o retináculo e o tendão do semimembranoso é suturada à inserção do próprio tendão na tíbia.

Dessa forma, recriamos o LCM com a porção ascendente do enxerto e o LOP com a porção final que passa sob o semimembranoso.

Pós-operatório

Os resultados da reconstrução do CPM têm sido relacionados com pacientes com lesões multiligamentares. O protocolo exato vai depender de quais estruturas foram reparadas ou reconstruídas, porém geralmente envolve 1 a 4 semanas sem carga no joelho, com um

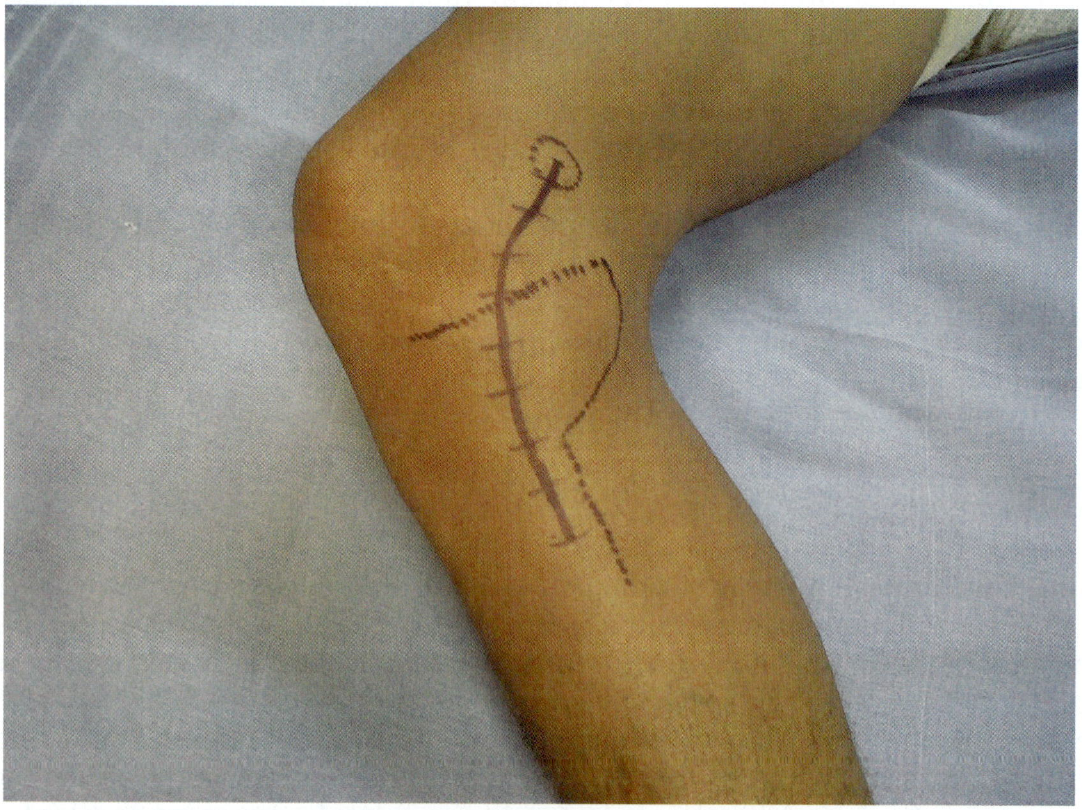

FIGURA 7-1 • Planejamento cirúrgico.

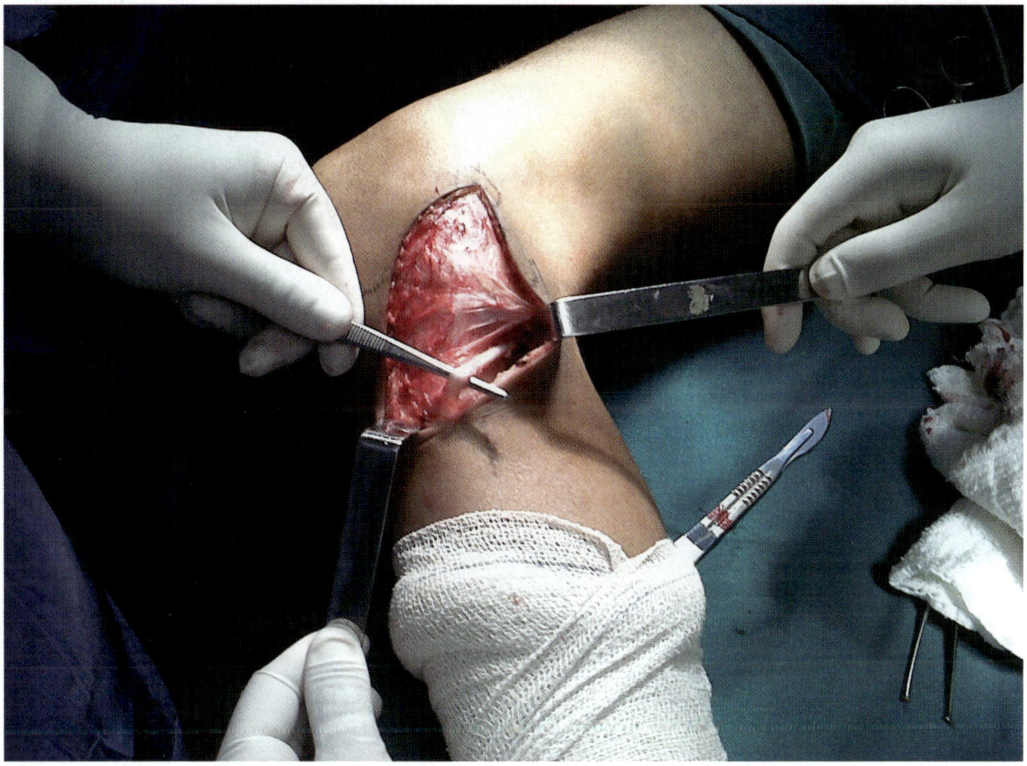

FIGURA 7-2 • Visualização do semitendíneo.

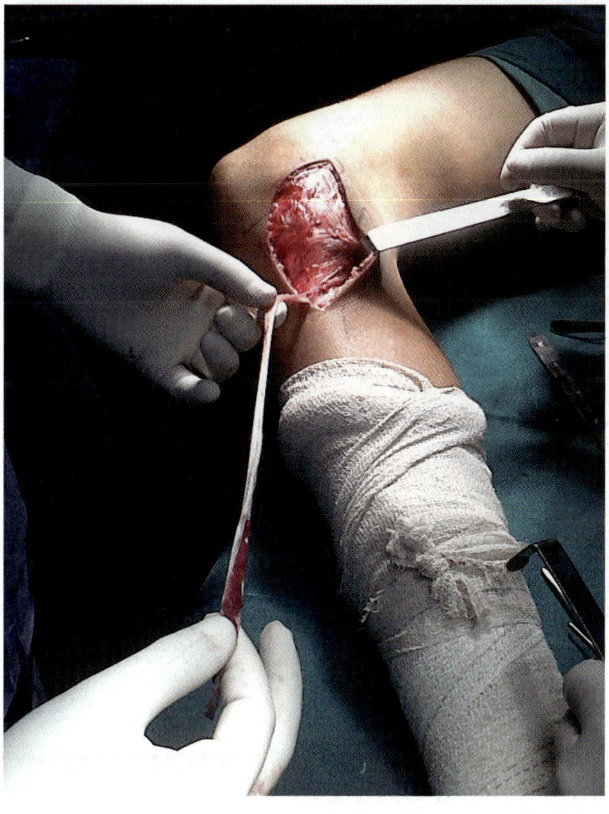

FIGURA 7-3 • Retirada do semitendíneo.

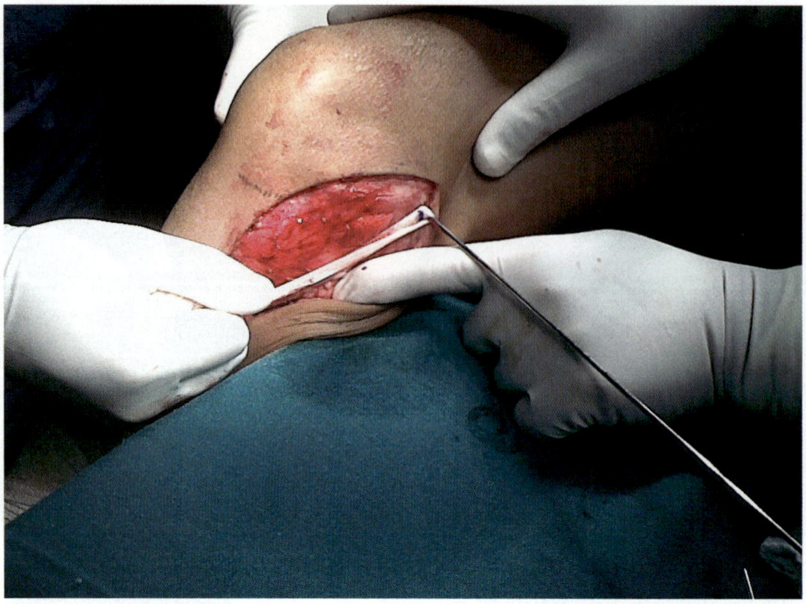

FIGURA 7-4 • Teste da isometria.

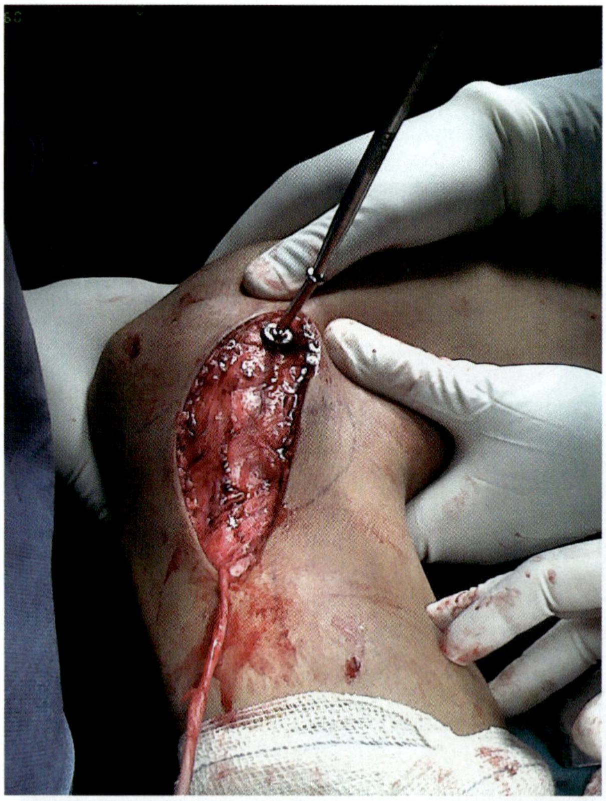

FIGURA 7-5 • Fixação femoral.

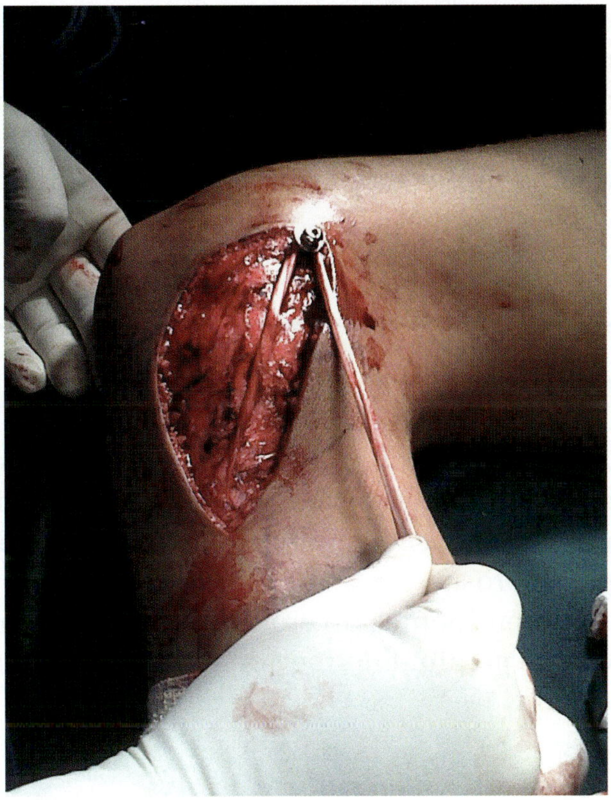

FIGURA 7-6 • Enxerto a cavaleiro.

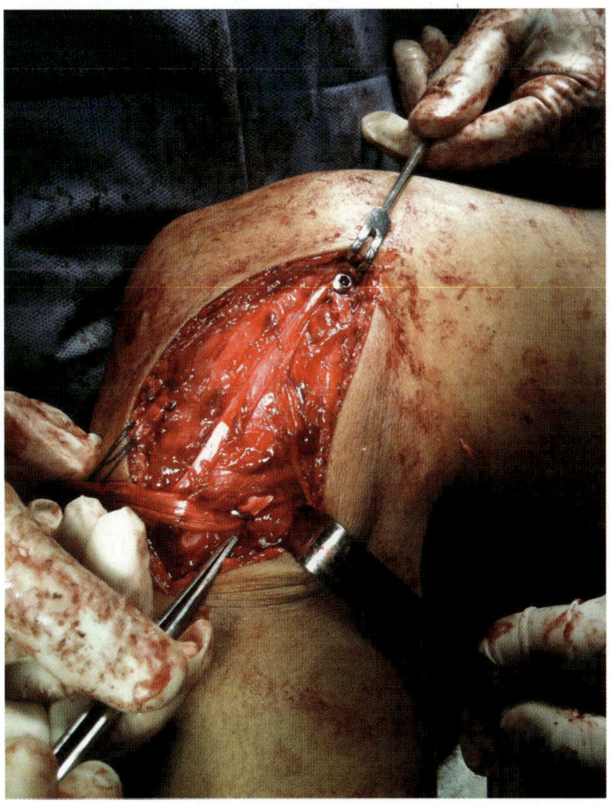

FIGURA 7-7 • Pós-operatório final.

ganho de arco de movimento passivo após a segunda semana de pós-operatório. Há um consenso entre os cirurgiões do joelho em utilizar um imobilizador longo durante seis semanas de pós-operatório. Os pacientes devem estar cientes de que o processo de reabilitação é longo com retorno ao esporte após 6 a 9 meses para lesão isolada medial e até 12 a 18 meses após uma lesão multiligamentar.

Complicações

A maioria dos cirugiões do joelho relata poucas complicações após o reparo ou reconstrução isolada do CPM. A complicação mais comum parece ser a necessidade de manipulação pós-operatória, devido à artrofibrose em lesões multiligamentares.

A lesão do ramo infrapatelar do nervo safeno em estreita proximidade com o LCM e o LOP também pode ocorrer. Essa lesão pode gerar uma anestesia da região acometida, bem como uma neuralgia dolorosa.

Os materiais de síntese proeminentes no epicôndilo femoral medial podem causar dor e processos inflamatórios que geralmente regridem com a remoção do implante.

Caso clínico

Paciente de 20 anos de idade, sexo masculino, vítima de acidente de motocicleta com trauma indireto sobre o joelho direito há cerca de um ano e meio. Referia dor, mas a queixa principal era o falseio. Apresentava, ao exame físico, sinais de instabilidade anterior e posteromedial do joelho com Lachman e gaveta anteriores positivos, bem como *pivot-shift* e bocejo medial grau III tanto em flexão de 30 graus quanto em extensão total.

Indicamos, portanto, as reconstruções do LCA e do canto posteromedial.

Para a reconstrução do LCA, utilizamos a técnica de banda única com enxerto quádruplo dos tendões grácil e semitendíneo retirados do joelho contralateral.

Para a reconstrução do canto posteromedial, utilizamos a técnica descrita neste capítulo.

Mantivemos o joelho com imobilizador longo por seis semanas no pós-operatório, retirando apenas para crioterapia e exercícios de manutenção do arco de movimento, contração isométrica do quadríceps e elevação do membro com joelho estendido. Após esse período, demos início à reabilitação muscular com alongamento e fortalecimento e atividades de propriocepção até o retorno às atividades físico-esportivas com aproximadamente seis meses de pós-operatório.

Referências

Alicea JA, Tria AJ. Ligamento colateral medial. In: Tria AJ. Lesões ligamentares do joelho: Anatomia – Diagnóstico – Tratamento – Resultados. Rio de Janeiro: Revinter; 2002: 125-138.

Hubert MC, Stannard JP. Surgical treatment of acute and chronic anterior and posterior cruciate ligament and medial-side injuries of the knee. Sports Med Arthrosc. 2011; 19(2): 104-109.

Hughston JC, Barrett GR. Acute anteromedial rotator instability: long-term results of surgical repair. J Bone Joint Surg Am. 1983; 65: 145-153.

Hughston JC, Eilers AF. The role of the posterior oblique ligament in repairs of acute medial (collateral) ligament tears of the knee. J Bone Joint Surg Am. 1973; 55: 923-940.
Norwood LA, Hughston JC. Combined anterolateral-anteromedial rotatory instability of the knee. Clin Orthop Relat Res. 1980; 147: 62-67.
Robinson JR, Bull AMJ, Thomas RR, et al. The role of the medial collateral ligament and posteromedial capsule in controlling knee laxity. Am J Sports Med. 2006; 34: 1815-1823.
Stannard JP. Medial and posteromedial instability of the knee: evaluation, treatment, and results. Sports Med Arthrosc. 2010; 18(4): 263-8.
Tibor LM, Marchant MH Jr, Taylor DC, et al. Management of medial-sided knee injuries, part 2: posteromedial corner. Am J Sports Med. 2011; 39(6): 1332-1340.

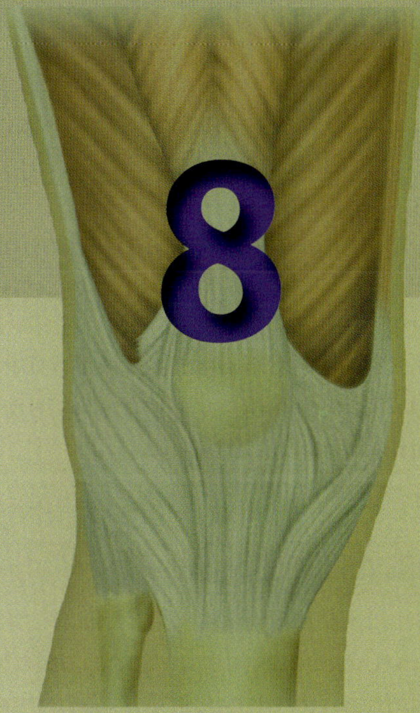

8

Reconstrução do ligamento femoropatelar medial

Riccardo Gomes Gobbi
Marco Kawamura Demange
Gilberto Luis Camanho

INTRODUÇÃO

A instabilidade patelar compreende um espectro de alterações ou lesões de estruturas anatômicas no joelho que levam a subluxações ou luxações da patela. Apesar de poder ocorrer em joelhos normais como consequência de um trauma, é mais frequentemente relacionada a variadas alterações e/ou malformações das estruturas estabilizadoras da articulação femoropatelar.

Com relação às estruturas estabilizadoras dessa articulação, podemos dividi-las em estáticas (anatomia óssea e ligamentos) e dinâmicas (musculatura). O quadríceps, principalmente sua porção medial oblíqua, é um importante estabilizador dinâmico. As alterações ósseas que mais comumente predispõem à instabilidade patelar são a displasia troclear e patelar, e o ângulo Q aumentado. Considerando os estabilizadores ligamentares, estudos demonstraram que o ligamento femoropatelar medial (LFPM) é individualmente a estrutura mais importante, sendo responsável por 50 a 70% da restrição à lateralização da patela (Feller *et al.*, 1993; Boden *et al.*, 1997; Conlan *et al.*, 1993; Desio *et al.*, 1998; Tuxoe *et al.*, 2002; Sandmeier *et al.*, 2000; Amis *et al.*, 2003). Por esse motivo, sua importância foi revista, e nos últimos 20 anos, esse ligamento vem sendo progressivamente valorizado no tratamento da instabilidade patelar. Atualmente, a insuficiência do LFPM é considerada a lesão essencial da instabilidade patelar.

Para tratar adequadamente um caso de instabilidade patelar, o ortopedista precisa avaliar detalhadamente a história do paciente, realizar um exame físico minucioso e utilizar os exames de imagem complementares, de forma que, para decidir sobre o tratamento, consiga responder às seguintes questões:

- Houve trauma significativo na gênese da instabilidade, ou a luxação é decorrente de eventos banais, provavelmente relacionada com fatores predisponentes?
- Quantos episódios de instabilidade são relatados pelo paciente, e qual sua frequência?
- Quais fatores predisponentes anatômicos estão presentes?
- Em que situação ocorre a instabilidade? Sempre, em extensão ou em flexão?

De posse dessas respostas, o cirurgião poderá classificar a instabilidade patelar, identificar os fatores causais ou facilitadores para a luxação patelar, e assim decidir qual o melhor tratamento.

CLASSIFICAÇÃO

Ao se considerar uma patologia tão complexa quanto a instabilidade patelar, fica praticamente impossível desenvolver uma classificação que contemple todas as nuances anatômicas e de apresentação clínica dessa patologia. Existem diversas classificações específicas de algumas alterações anatômicas, como para a displasia da tróclea e para a displasia patelar, porém consideramos mais importante separar a instabilidade patelar em duas apresentações:

- Instabilidade patelar com luxação.
- Instabilidade patelar sem luxação (subluxação ou falseios).

Apesar de simplista, essa é uma forma objetiva de associar a apresentação clínica ao tratamento, uma vez que as instabilidades com luxação demandam tratamento cirúrgico, enquanto que as sem luxação têm como tratamento mais indicado o não cirúrgico.

DIAGNÓSTICO

O diagnóstico da instabilidade patelar é eminentemente clínico, sendo importantes a história e o exame físico. A história deve deixar claro se a luxação é traumática aguda ou recorrente, o número de episódios e o quanto a alteração atrapalha as atividades do paciente. Já no exame físico, devem ser pesquisados: o alinhamento do membro (geno valgo, ângulo Q), a posição da patela estática (se centrada ou não, se inclinada com *tilt* lateral) e dinâmica (trajeto em "J" com lateralização ao final da extensão) e a presença da instabilidade.

Muitas vezes, confirmar a instabilidade durante o exame físico não é fácil, uma vez que raramente o médico presencia a luxação da patela. Por isso, o teste mais valorizado é o da apreensão, que consiste em tentar reproduzir a subluxação lateral da patela (médico empurra a patela) com o joelho fletido por volta de 30 graus. O paciente com instabilidade sente um desconforto (apreensão) como se a patela fosse luxar (Figura 8-1). Outro teste bastante útil consiste em pedir que o paciente estenda o joelho a partir da posição fletida em 90 graus sentado na beira da maca, enquanto o médico faz uma rotação externa e depois interna da tíbia. Ao chegar próximo da posição de instabilidade (30 graus de flexão), o paciente com a patologia refere uma sensação de apreensão quando a tíbia está rodada externamente (aumento do ângulo Q), enquanto a rotação interna gera um alívio dessa sensação por estabilizar a patela, centrando-a na tróclea.

Após realizar a anamnese e o exame físico, a apresentação clínica da instabilidade patelar poderá ser enquadrada em uma das seguintes categorias, o que indiretamente permite inferir alguns dos principais distúrbios anatômicos:

- Traumática (primeiro episódio).
- Recorrente (em extensão).
- Habitual (em extensão ou flexão).
- Inveterada/permanente (em extensão e extensão).
- Congênita.

Normalmente, a fisiopatologia das instabilidades recorrentes em extensão difere bastante das em flexão. As luxações em extensão têm como principal fator uma insuficiência das estruturas mediais (principalmente do LFPM), enquanto que as em flexão apresentam também um encurtamento do mecanismo extensor, que impede a flexão do joelho sem que ocorra a luxação, que se torna obrigatória. Ambas podem apresentar diferentes graus de displasia troclear e patelar, aumento do ângulo Q, além de outras alterações anatômicas. A luxação habitual (Figura 8-2) difere da recorrente (eventual), por ocorrer em todos os movimentos de flexoextensão, enquanto que na inveterada, a patela nunca

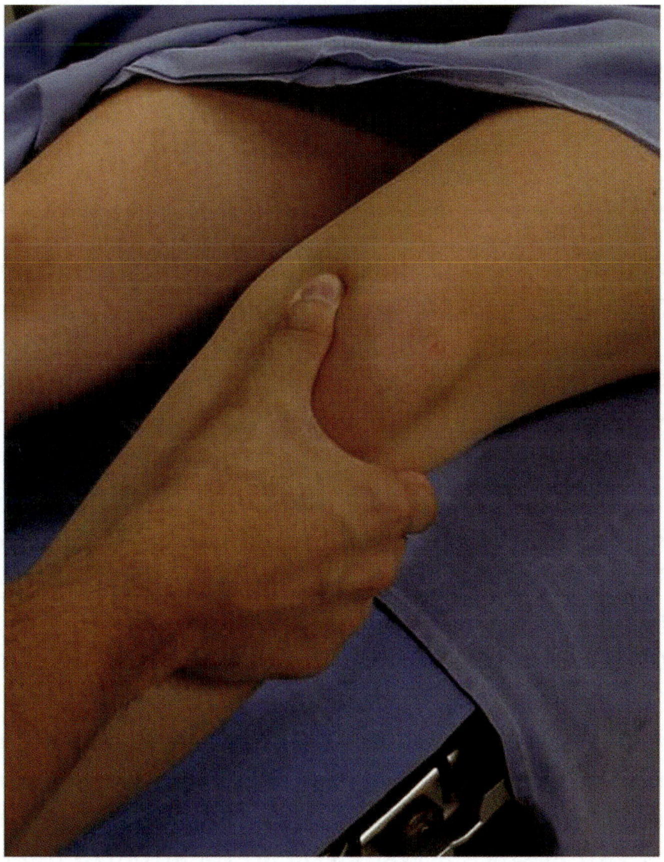

FIGURA 8-1 • Teste da apreensão patelar para diagnóstico de instabilidade patelar.

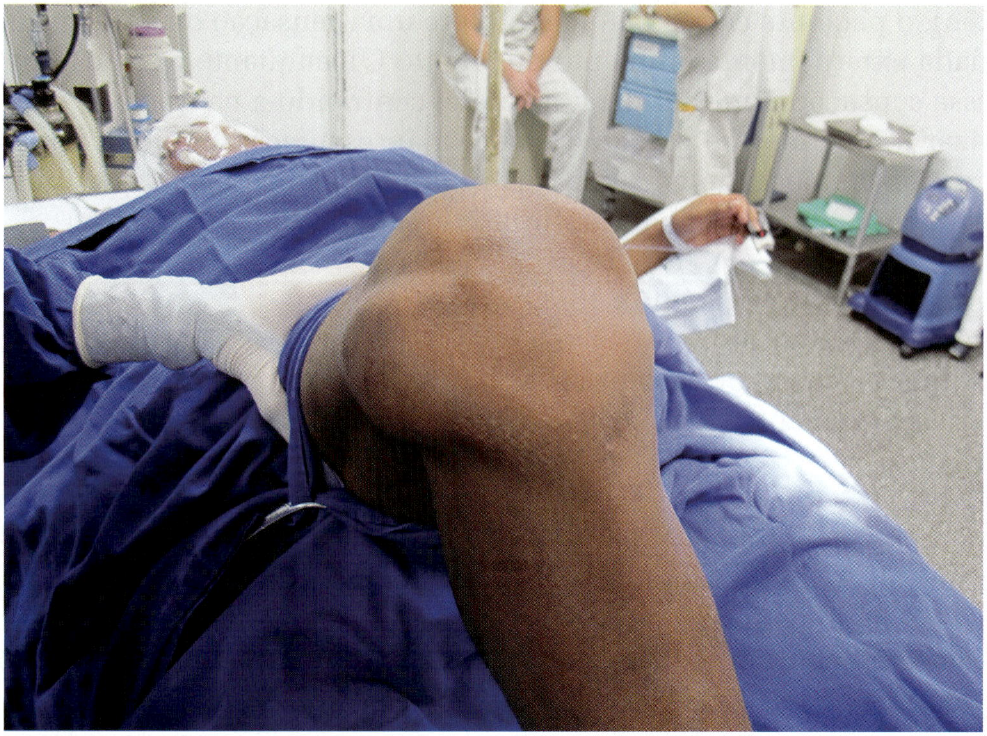

FIGURA 8-2 • Aspecto clínico de uma luxação da patela habitual em flexão.

está reduzida. Obviamente, a gravidade das alterações varia de acordo com o tipo de apresentação clínica.

Os exames complementares são mais úteis para avaliar as alterações anatômicas predisponentes e para programação do tratamento cirúrgico.

Exames complementares

Basicamente, são utilizadas as radiografias simples, tomografia e ressonância magnética.

Radiografias: as incidências tradicionais são AP (anteroposterior), P (perfil) e axial de patela. Permitem identificar e classificar a displasia troclear (Dejour *et al.*, 1994) e patelar, visualizar a posição e altura patelar além de outras alterações esqueléticas. Recomenda-se também a realização de uma panorâmica dos membros inferiores para avaliar o alinhamento.

Tomografia: muito útil para avaliar a displasia troclear, o posicionamento da patela, altura patelar, e vem sendo muito utilizada também para estimar o ângulo Q através da medida da distância TA-GT (**T**uberosidade **A**nterior da tíbia – **G**arganta **T**róclea) (Figura 8-3). Quando a TA-GT é maior que 20 mm, considera-se elevada e indica uma lateralização da tuberosidade anterior da tíbia (Dejour *et al.*, 1994; Goutallier *et al.*, 1978).

Ressonância: atualmente vem sendo bastante utilizada, permite uma avaliação dos mesmos dados da tomografia por radiologistas experientes e tem a vantagem de visualizar o LFPM. Considerando uma luxação traumática, permite identificar se a lesão é no corpo do ligamento ou na sua inserção patelar ou femoral, dados úteis na eventualidade de uma cirurgia. Outra vantagem é a visualização da superfície condral e partes moles, identificando lesões de cartilagem e eventuais lesões ligamentares e meniscais.

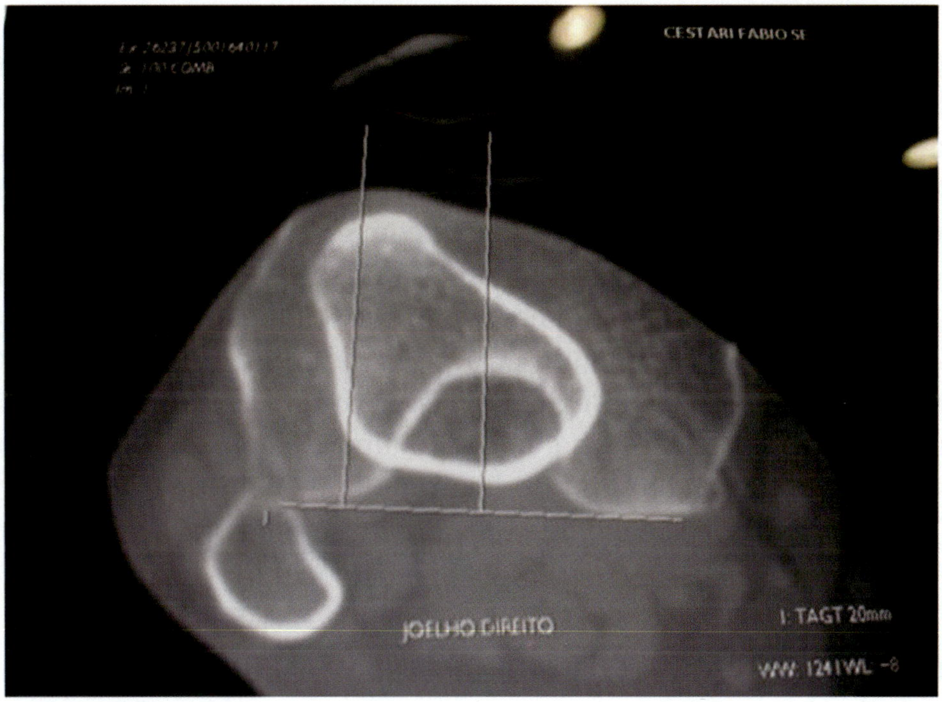

FIGURA 8-3 • Tomografia com medida do TA-GT.

TRATAMENTO

O tratamento deve ser individualizado e depende da apresentação clínica e das alterações anatômicas presentes.

É útil separar o tratamento entre a instabilidade traumática aguda e a instabilidade recidivante.

Considerando o tratamento da luxação traumática da patela (aguda), apesar de o tratamento não cirúrgico ainda ser aceito como opção inicial, a maioria dos estudos mostra uma recidiva da luxação de 14 a 57% em adultos e ainda maior em crianças, entre 36 e 71% (Maenpaa *et al.*, 1999; Cash e Hughston, 1988; Camanho *et al.*, 2009). Com o tratamento cirúrgico, a taxa de recidiva é virtualmente nula (Camanho *et al.*, 2009; Boring e O'Donoghe, 1978). Assim, nosso grupo tem preferência por indicar a cirurgia em casos agudos de primoluxação, apesar de reconhecer que a cirurgia não é isenta de complicações e que deve ser realizada apenas por especialistas em cirurgia do joelho com experiência no tratamento dessa patologia. A presença de um corpo livre ósseo ou condral articular é amplamente aceita como indicação absoluta de cirurgia na luxação aguda. Além da alta taxa de recidiva do tratamento não cirúrgico, outra vantagem da cirurgia aguda é a possibilidade de reparar uma lesão aguda do LFPM na eventualidade de sua avulsão femoral (mais comum) ou patelar, através de sua reinserção com âncoras ou com sutura simples por incisão e até mesmo por via artroscópica. Quando a lesão é difusa ou predominantemente do corpo do ligamento, recomenda-se a sua reconstrução aguda. Além de corrigir a lesão do LFPM, durante a cirurgia preferencialmente devem ser corrigidas outras alterações que favoreçam a recidiva.

A luxação recidivante da patela (dois ou mais episódios) é de tratamento essencialmente cirúrgico e deve corrigir preferencialmente os fatores predisponentes, sendo os principais: insuficiência do LFPM (através de sua reconstrução), ângulo Q aumentado (através da medialização da tuberosidade anterior da tíbia) e a displasia da tróclea (através da trocleoplastia realizada em poucos serviços). Eventualmente, a liberação do retináculo lateral (*release* lateral) também pode auxiliar em casos com grande retração dessa estrutura (teste medialização da patela < 5 mm), que felizmente são raros. A liberação do retináculo lateral nunca deve ser realizada isoladamente na instabilidade patelar (Huffman, 2007).

A grande variedade de procedimentos cirúrgicos descritos para o tratamento da instabilidade patelar atesta a grande complexidade dessa patologia: realinhamentos proximais e distais, liberação lateral, trocleoplastia, correção altura patelar, alongamento quadríceps, reconstrução ligamentar e osteotomias do fêmur e tíbia. O cirurgião deve ser experiente e estar atento para identificar corretamente os fatores a serem corrigidos em cada paciente.

RECONSTRUÇÃO DO LIGAMENTO FEMOROPATELAR MEDIAL

Indicações

Consideramos que a reconstrução do LFPM deve ser realizada em todas as situações de tratamento cirúrgico da instabilidade patelar, por ser a estrutura de maior importância na estabilidade dessa articulação. A reconstrução desse ligamento não impede nem substitui a correção de outras anormalidades anatômicas que têm sua correção indicada de forma específica.

De forma mais didática, a indicação cirúrgica na instabilidade patelar pode ser feita da seguinte forma (Figura 8-4):

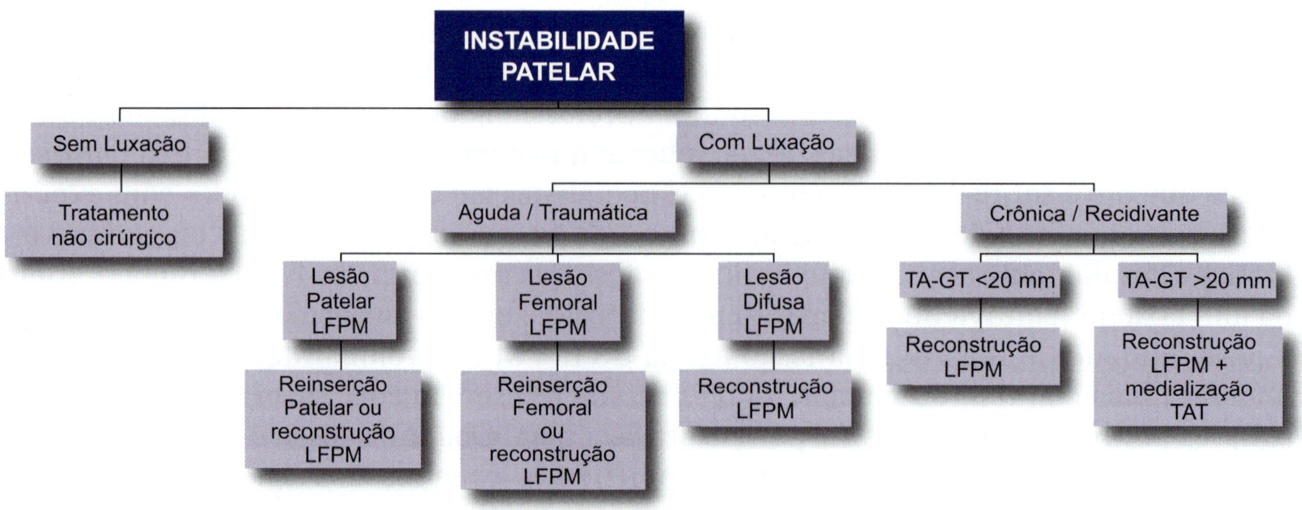

FIGURA 8-4 • Algoritmo no tratamento de instabilidade patelar.

- Instabilidade traumática aguda: reparo do LFPM (reinserção na patela ou fêmur) ou reconstrução do LFPM (lesão difusa).
- Instabilidade patelar recidivante: apenas realizar a reconstrução do LFPM ou em casos com o TA-GT aumentado, associar a medialização da tuberosidade anterior da tíbia (TAT) à reconstrução do LFPM.

Para indicar a medialização da TAT, utilizamos como parâmetro a medida TA-GT > 20 mm. A técnica mais utilizada e segura é a de Elmslie-Trillat (Trillat *et al.*, 1964) (Figura 8-4).

Contraindicações

Por apresentar detalhes técnicos que exigem experiência do cirurgião sob o risco de mau posicionamento e erro na tensão do ligamento (o que pode causar hiperpressão patelar, dor e degeneração da articulação), consideramos como principal contraindicação à reconstrução do LFPM a inexperiência do cirurgião. Apesar de não apresentar uma contraindicação absoluta, o cirurgião deve lembrar-se dos fatores associados (utilização isolada dessa técnica em paciente com múltiplas anormalidades anatômicas aumenta o risco de falha e recidiva da instabilidade) e de que essa cirurgia tem por objetivo corrigir a instabilidade, e não a dor e artrose já instaladas dessa articulação, o que deve ser deixado bem claro ao paciente.

Anatomia relacionada

Os principais detalhes da anatomia desse ligamento são sua origem e inserção, uma vez que erros no posicionamento durante sua reconstrução podem acarretar recidiva da instabilidade e até mesmo na degeneração dessa articulação por aumento das pressões de contato. Descrito inicialmente por Kaplan (Kaplan, 1957), foi a partir do estudo sobre a anatomia medial do joelho de Warren e Marshall (Warren e Marshall, 1979) que o LFPM foi assim denominado. O interesse sobre esse ligamento aumentou principalmente na década de 90, com vários estudos anatômicos. Apesar de a sua origem patelar ser descrita consistentemente na parte média da metade superior da borda medial da patela, sua inserção femoral é descrita ao redor do epicôndilo medial com certa variabilidade: anterior ao epicôndilo (Feller *et al.*, 1993), no próprio epicôndilo (Warren e Marshall, 1979; Camanho e Viegas, 2003) posterior e superior ao epicôndilo (Nomura *et al.*, 2005) e no tubérculo adutor (Conlan *et al.*, 1993; Desio *et al.*, 1998). Com relação à sua profundidade, o LFPM está na segunda camada medial do joelho (retináculo medial). Biomecanicamente, o LFPM está tenso em extensão e vai relaxando com o aumento da flexão além de 30 graus, pois a anatomia óssea (tróclea) vai assumindo sua estabilização (Amis *et al.*, 2003). Seu posicionamento é crítico: 5 mm de mau posicionamento ou tensionamento do ligamento com >2N já aumentam a pressão na faceta medial da patela, o que pode levar a dor e degeneração articular (Elias *et al.*, 2006; Beck *et al.*, 2007). Portanto, todo o cuidado deve ser tomado durante a cirurgia para não tensionar o ligamento: o LFPM não deve puxar a patela para medial, deve apenas impedir que ela lateralize.

Técnica cirúrgica

Existem descrições de múltiplas técnicas para a reconstrução do LFPM, variando principalmente no enxerto utilizado e no método de fixação. A resistência de todos os enxertos (semitendíneo, grácil, quadricipital e patelar são os mais utilizados) é superior à tensão resistida normalmente pelo LFPM nativo, que é de aproximadamente 200N (Amis *et al.*, 2003), assim como os métodos de fixação normalmente usados: parafuso interferência, âncoras, *endobuttons* e suturas. Portanto, a fonte de enxerto e seu método de fixação atualmente são considerados escolha do cirurgião.

Neste capítulo, descreveremos a técnica originalmente desenvolvida por Camanho *et al.* (2007), que pode ser utilizada tanto em situações de instabilidades crônicas quanto agudas (Bitar *et al.*, 2012):

- Incisão: longitudinal, centrada sobre a borda medial do tendão patelar, estendendo-se desde a patela até a TAT. Realiza-se outra incisão de aproximadamente 2 cm sobre o epicôndilo medial para a inserção femoral do enxerto. Alternativamente, pode-se realizar uma única incisão oblíqua e maior entre a patela e o epicôndilo medial descendo até a TAT.
- Enxerto: disseca-se o plano subcutâneo até o peritendão, que é aberto longitudinalmente. Desinsere-se o terço medial do tendão patelar da TAT e do restante do tendão, preservando sua origem patelar (Figura 8-5). Alternativamente, pode-se retirar um fragmento ósseo da TAT juntamente com o tendão, se for desejada uma fixação femoral com osso. Como a origem patelar do LFPM é na transição entre o terço superior e médio da patela, levanta-se delicadamente o enxerto e, com uma lâmina de bisturi, disseca-se subperiostalmente o enxerto até sua altura correta na patela. Como a fixação natural do enxerto é frágil, e este pode ser destacado com trações leves, realiza-se uma sutura de segurança do enxerto no periósteo nessa altura para garantir sua fixação patelar. Adiciona-se uma sutura na ponta tibial do enxerto para tracioná-lo medialmente (Figuras 8-6 e 8-7).
- Dissecção medial: uma vez preparado o enxerto, procede-se à dissecção medial. O enxerto deve passar da borda medial da patela para o epicôndilo medial na segunda camada do joelho, no retináculo medial. Para isso, realiza-se uma incisão no retináculo medial próximo à patela de forma romba explora-se esse espaço para permitir a passagem do enxerto em direção ao epicôndilo medial.
- Fixação femoral: uma vez passado medialmente o enxerto, este deve ser fixo no fêmur. Atualmente utilizamos uma âncora, que pode ser absorvível ou metálica. O ponto de colocação da âncora é crítico e deve ser um dos passos mais cuidadosos da cirurgia, sob a pena de gerar um distúrbio biomecânico patelar que pode levar a dor, rigidez, degeneração articular e falha da cirurgia. A inserção femoral cobre uma área discretamente posterior e proximal ao epicôndilo medial, em direção ao

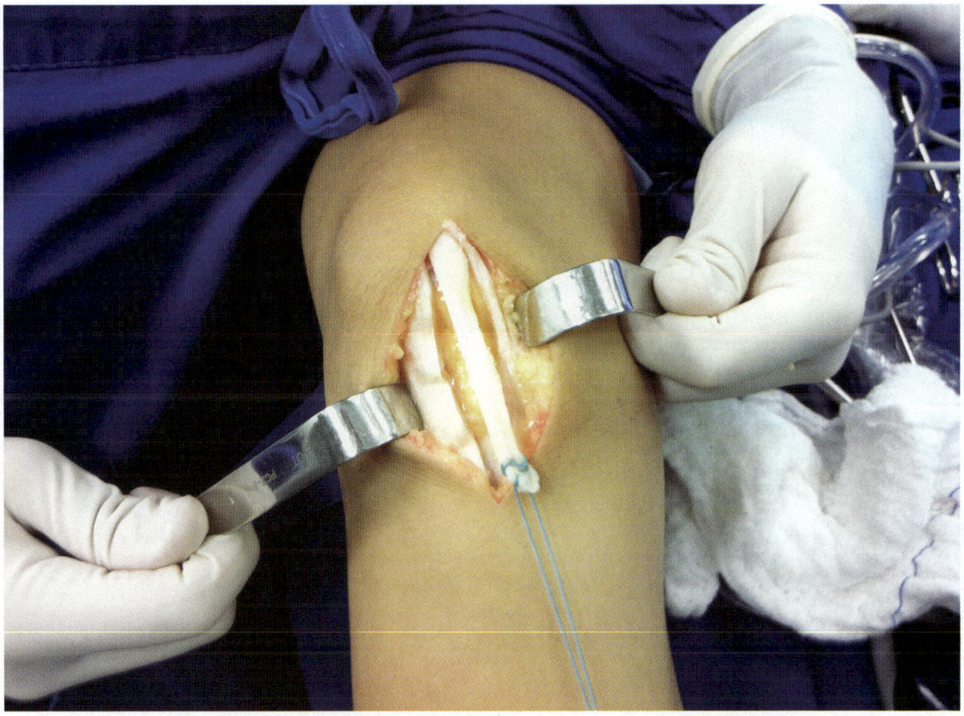

FIGURA 8-5 • Aspecto cirúrgico mostrando a confecção do enxerto de tendão patelar para o LFPM.

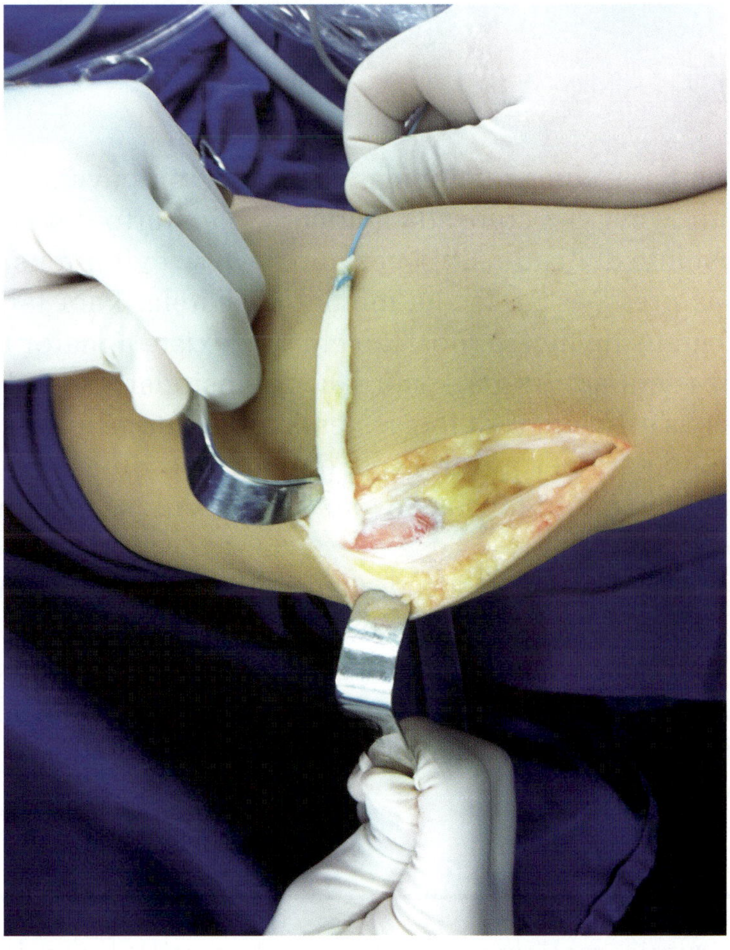

FIGURA 8-6 • Aspecto cirúrgico mostrando o enxerto após dissecção subperiostal para seu correto posicionamento no polo superior da patela.

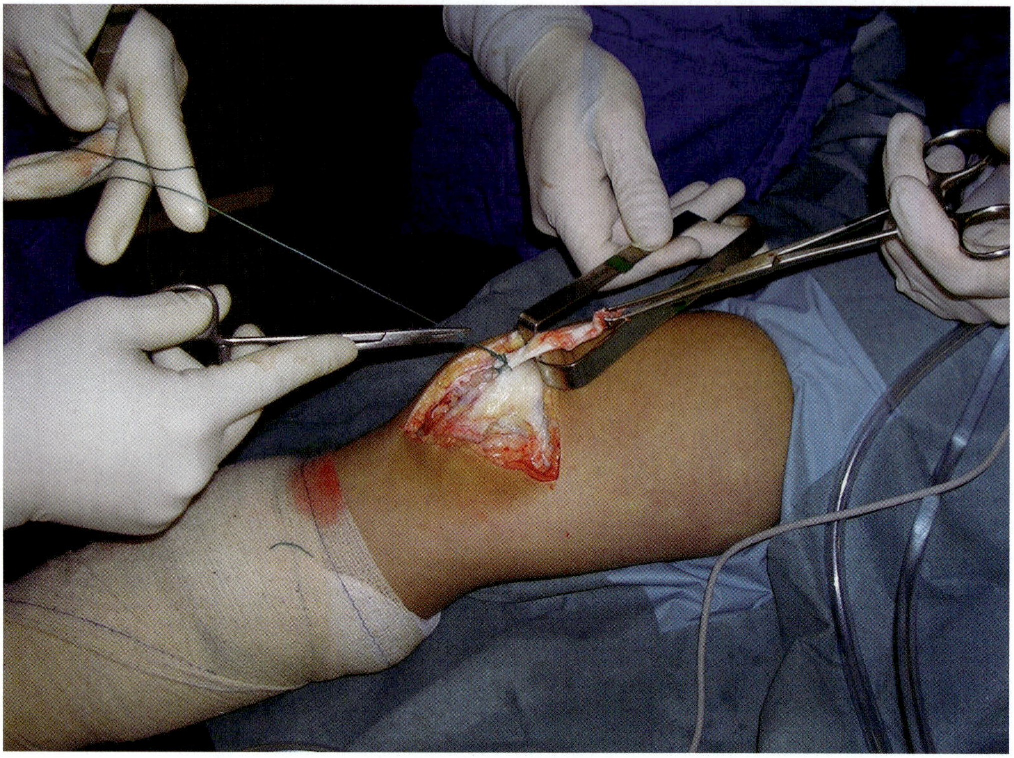

FIGURA 8-7 • Aspecto cirúrgico mostrando a sutura de segurança do enxerto no periósteo patelar para evitar sua avulsão.

tubérculo adutor. Essas duas referências ósseas são palpáveis e auxiliam na escolha do ponto correto. Uma vez colocada a âncora, o enxerto deve ser fixado ao fêmur. Outro ponto bastante delicado, uma vez que deve se evitar tensionar o enxerto para não aumentar as pressões na faceta medial da patela. Para tal, coloca-se o joelho por volta de 30 graus de flexão (posição em que existe a maior tendência à luxação patelar) e realiza-se a sutura na âncora, sem tensionar excessivamente o enxerto, deixando-o apenas esticado sem folga. Nesse momento, é feita a checagem da flexo-extensão do joelho para pesquisar se ela é total, e pesquisa-se a estabilidade da reconstrução. Enxertos muito tensos devem ser relaxados, e os muito frouxos devem ser tensionados.

- Dinamização: finalmente, antes de proceder à sutura dos planos, realiza-se a dinamização do enxerto através de sua fixação através de alguns pontos simples no músculo vasto medial, anatomicamente vizinho ao LFPM reconstruído e facilmente acessível pela mesma incisão. Isso permite um reforço à estabilidade patelar através da contração dinâmica do quadríceps.

Pós-operatório

Após o término da cirurgia, realizamos enfaixamento e utilizamos de rotina um imobilizador rígido removível longo para o joelho, que será utilizado por três semanas. Durante esse período inicial, realizamos analgesia, crioterapia, eletroestimulação e exercícios isométricos para o quadríceps. Mobilizamos o joelho pelo menos duas vezes por semana no arco de movimento tolerado pelo paciente repetidamente para evitar fibrose e rigidez articular. Permitimos carga imediatamente após a cirurgia, com o uso do imobilizador e de um par de muletas.

Com três semanas de pós-operatório, adiciona-se um ganho mais incisivo do arco de movimento e bicicleta sem carga. Exercícios iniciais de propriocepção e de cadeia fechada são introduzidos e gradualmente introduzimos exercícios de cadeia aberta.

O objetivo final é o retorno às atividades esportivas pré-operatórias em 10 a 12 semanas após a cirurgia.

Caso clínico

Paciente sexo masculino, 24 anos, entorse do joelho durante jogo de vôlei. Sentiu estalo e dor imediata, com formação de derrame ainda na quadra. Refere ter sentido a patela sair do lugar, mas que esta reduziu espontaneamente com a extensão do joelho.

Foi atendido inicialmente no pronto-socorro, onde foi realizada uma radiografia (Figura 8-8), evidenciando corpo livre intra-articular. Em seguida, foi realizada uma ressonância magnética (Figuras 8-9 e 8-10), que mostrou uma lesão difusa do LFPM além do edema ósseo típico da luxação aguda patelar (borda medial da patela e borda lateral do fêmur) e do fragmento osteocondral avulsionado da patela. Não se evidenciaram outras anormalidades anatômicas predisponentes da luxação patelar.

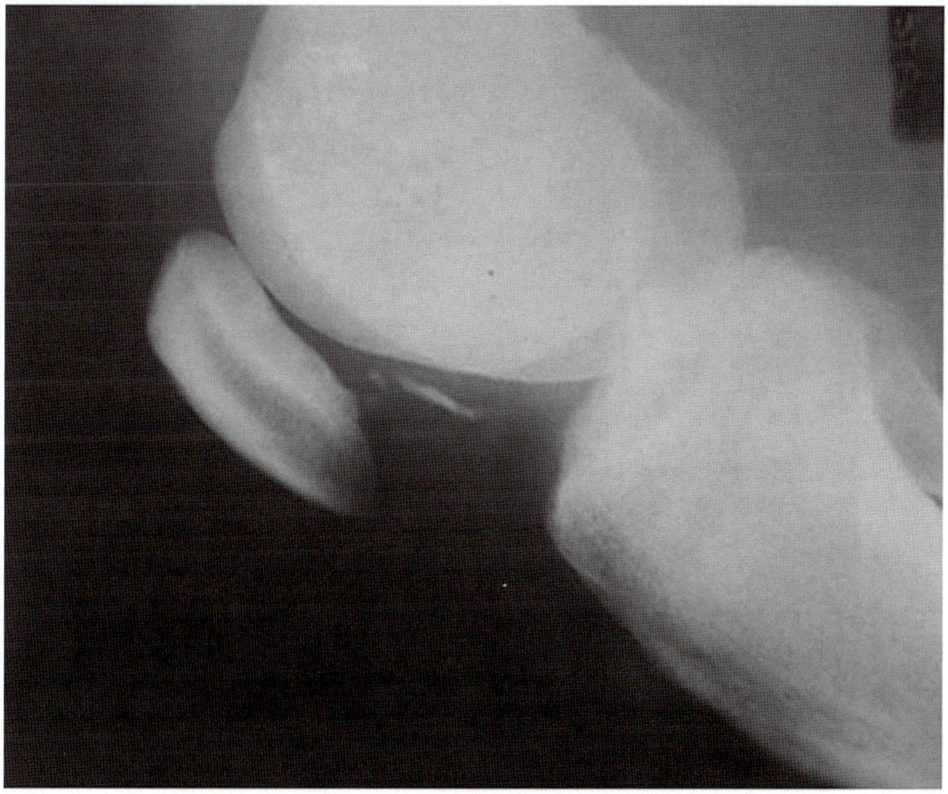

FIGURA 8-8 • Radiografia em perfil do joelho mostrando o corpo livre no compartimento anterior do joelho.

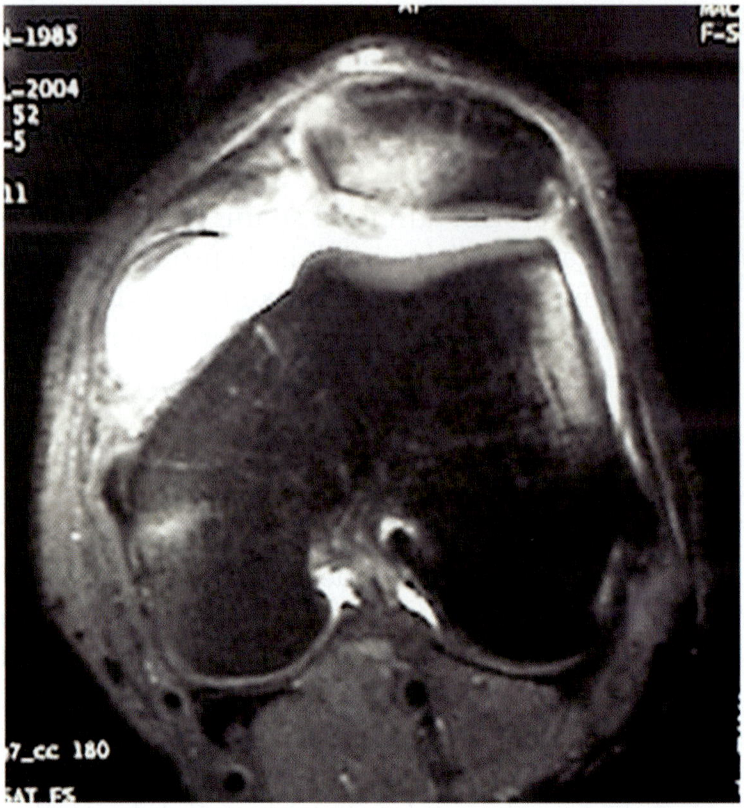

FIGURA 8-9 • Corte axial da ressonância mostrando o edema ósseo característico da luxação aguda na patela e no fêmur, além do corpo livre e da lesão difusa do LFPM.

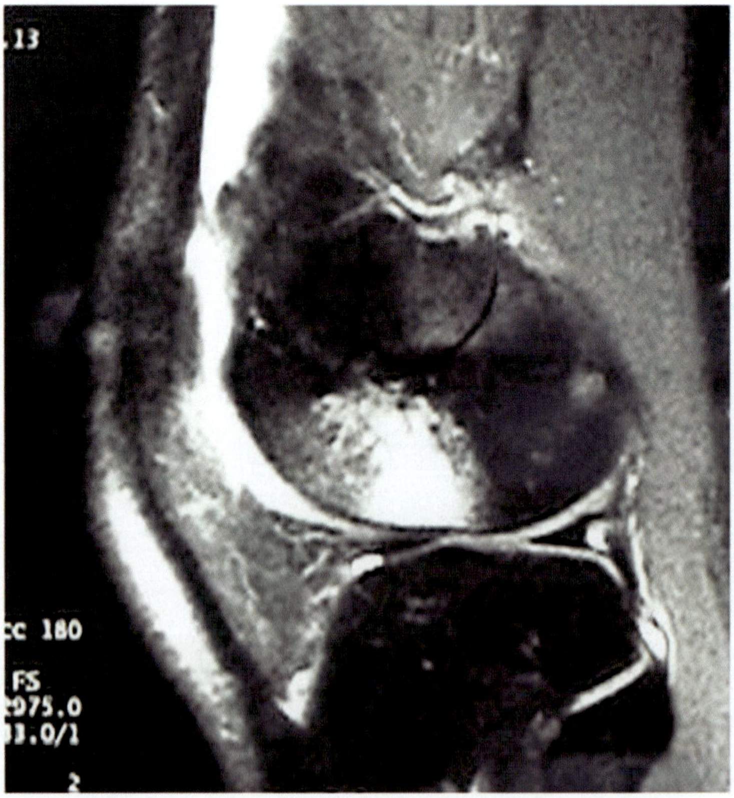

FIGURA 8-10 • Corte sagital da ressonância mostrando o edema ósseo lateral no fêmur característico da luxação aguda patelar.

Trata-se, portanto, de um caso de primoluxação traumática da patela, em paciente jovem e ativo esportivamente, com um fragmento osteocondral livre articular. Essa é uma situação clínica que pede obrigatoriamente tratamento cirúrgico devido ao fragmento livre. Mesmo se não houvesse o corpo livre, nossa opção seria pelo tratamento cirúrgico da primoluxação patelar pelo alto índice de recidiva do tratamento conservador.

A opção cirúrgica foi por remoção do corpo livre por artroscopia e pela reconstrução do LFPM, uma vez que a lesão não permitia reparo, por ser difusa. Seguiu-se a técnica descrita anteriormente e a radioscopia para confirmar o posicionamento da âncora no fêmur e a radiografia pós-operatória, apresentadas a seguir (Figuras 8-11 e 8-12).

O paciente foi inicialmente imobilizado, e foi permitida marcha com muletas, e após seguir o protocolo de reabilitação apresentado anteriormente, retornou às atividades prévias com três meses.

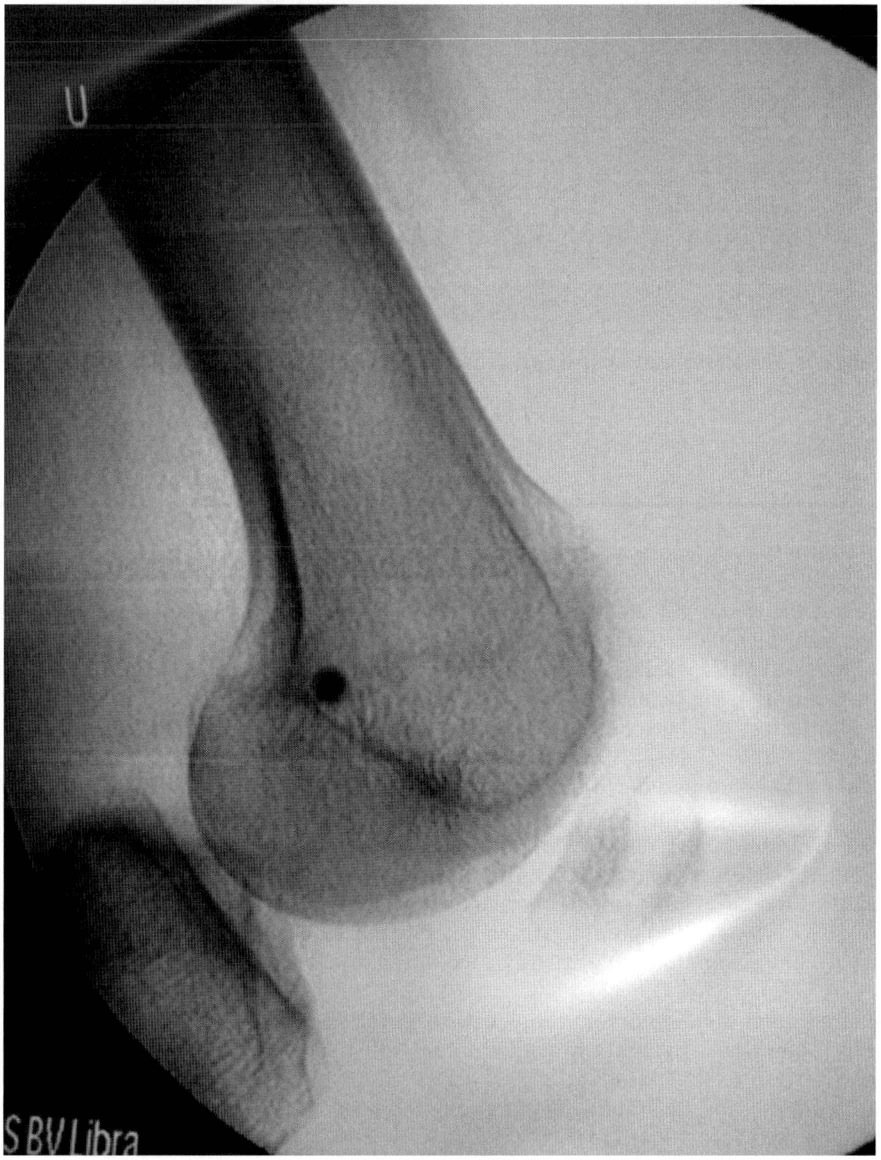

FIGURA 8-11 • Radioscopia intraoperatória confirmando o correto posicionamento da âncora femoral.

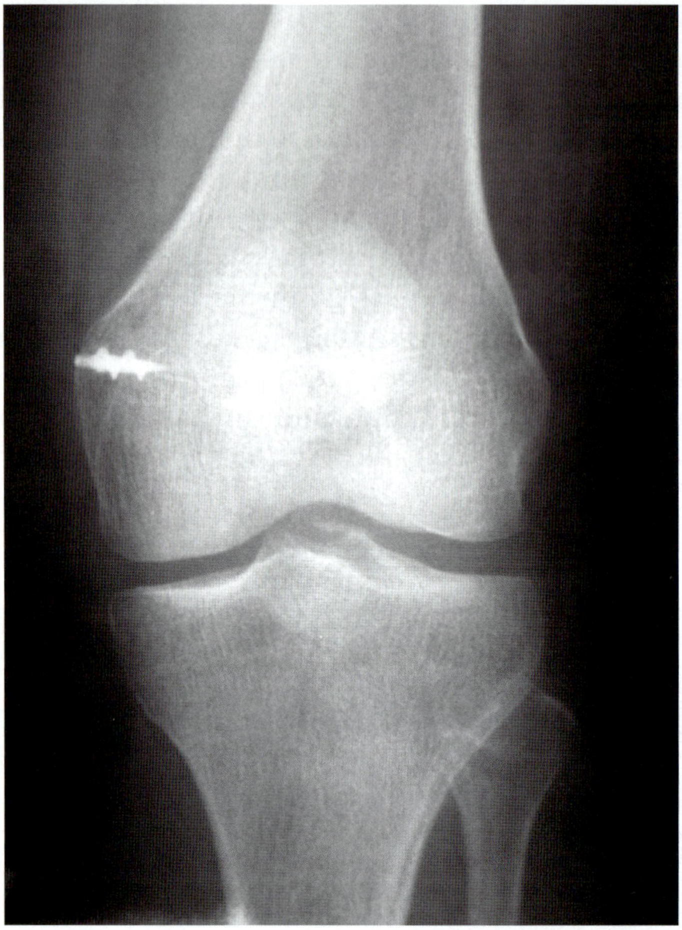

FIGURA 8-12 • Radiografia pós-operatória mostrando o posicionamento medial da âncora femoral.

Referências

Amis AA, Firer P, Mountney J, Senavongse W, Thomas NP. Anatomy and biomechanics of the media patellofemoral ligament. Knee 2003; 10: 215-20.

Beck P, Brown NA, Greis PE, Burks RT. Patellofemoral contact pressures and lateral patellar translation after medial patellofemoral ligament reconstruction. Am J Sports Med 2007; 35: 1557-63.

Bitar AC, Demange MK, D'Elia CO, Camanho GL. Traumatic patellar dislocation: nonoperative treatment compared with MPFL reconstruction using patellar tendon. Am J Sports Med 2012; 40(1): 114-22.

Boden PB, Pearsall AW, Garret WE, Feagin JA. Patellofemoral instability:evaluation and management. J Am. Acad Orthop Surg 1997; 5: 47-57.

Boring TH, O'Donoghe MD. Acute patellar dislocation : results of immediate surgical repair. Clin Orthop 1978; 136: 182-5.

Camanho GL, Bitar AC, Hernandez AJ, Olivi R. Medial patellofemoral ligament reconstruction: a novel technique using the patelar ligament. Arthroscopy 2007; 23(1): 108e1-4.

Camanho GL, Viegas AC, Bitar AC, et al. Conservative versus surgical treatment for repair of the medial patellofemoral ligament in acute dislocations of the patela. Arthroscopy 2009; 25(6): 620-5.

Camanho GL, Viegas AC. Estudo anatômico e artroscópico do ligamento femoropatelar medial. Acta Ortop Bras 2003; 11: 145-9.

Cash J, Hughston JC. Treatment of acute patellar dislocation. Am J Sports Med 1988; 16: 244-9.

Conlan T, Garth WP Jr, Lemons JE. Evaluation of the medial soft-tissue restraints of the extensor mechanism of the knee. J Bone Joint Surg Am 1993; 75: 682-93.

Dejour H, Walsh G, Nove-Josserand L, Guier C. Factors of patellar instability: an anatomical radiographic study. Knee Surg Sports Traumatol Arthrosc 1994; 2: 19-26.

Desio SM, Burks RT, Bachus KN. Soft tissue restraints to lateral patellar translation in the human knee. Am J Sports Med 1998; 26: 59-65.

Elias JJ, Cosgarea AJ. Technical errors during medial patellofemoral ligament reconstruction could overload medial patellofemoral cartilage: a computational analysis. Am J Sports Med 2006; 34: 1478-85.
Feller JA, Feagin JA Jr, Garrett WE Jr. The medial patellofemoral ligament revisited: an anatomical study. Knee Surg Sports Traumatol Arthrosc 1993; 1: 184-6.
Goutallier D, Bernageau J, Lecudonnec B. The measurement of the tibial tuberosity. Patella groove distanced technique and results (author's transl). Rev Chir Orthop Reparatrice Appar Mot 1978; 64: 423-428 (in French).
Huffman GR. Comparison of Lateral Release Versus Lateral Release With Medial Soft-Tissue Realignment for the Treatment of Recurrent Patellar Instability: A Systematic Review. Arthroscopy 2007; 23(5): 463-8.
Kaplan EB. Factors responsible for the stability of the knee joint. Bull Hosp Joint Dis 1957; 18: 51-9.
Maenpaa H, Lehto MU. Patellar dislocation. The long-term results of nonoperative management in 100 patients. Am J Sports Med 1997; 35: 213-17.
Nomura E, Inoue M, Osada N. Anatomical analysis of the medial patellofemoral ligament of the knee, especially the femoral attachment. Knee Surg Sports Traumatol Arthrosc 2005; 13: 510-515.
Sandmeier RH, Burks RT, Bachus KN, Billlings A. The effect of re- construction of the medial patellofemoral ligament on patellar tracking. Am Sports Med 2000; 28: 345-349.
Trillat A, Dejour H, Couette A. Diagnosis and treatment of recurrent dislocations of the patella. Rev Chir Orthop Reparatrice Appar Mot 1964; 50: 813-24.
Tuxoe JI, Teir M, Winge S, Nilsen PL. The medial patello-femoral ligament: a dissection study. Knee Surg Sports Traumatol Arthrosc 2002; 10:138-40.
Warren LF, Marshall JL. The supporting structures and layers on the medial side of the knee. An anatomical analysis. J Bone Joint Surg Am 1979; 61: 56-62.

9

Realinhamento distal da patela

Rogério Fuchs
Thiago Fuchs

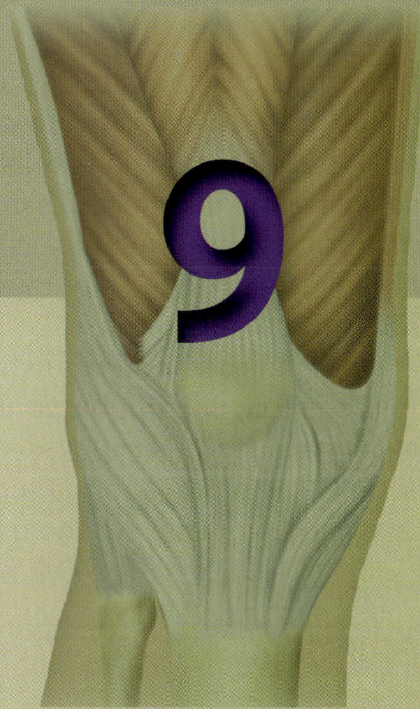

INTRODUÇÃO

A patologia femoropatelar é a mais frequente patologia ao nível do joelho de adolescentes ou adultos jovens, sendo muito fácil de se reconhecer clinicamente; porém é bastante controversa no plano fisiopatológico e na conduta terapêutica.

Inicialmente, devemos fazer uma análise das lesões cartilaginosas da patela. Essas lesões sempre existiram, sendo chamadas de condromalácea, porém foram mais bem avaliadas com o advento da artroscopia. Podem ser lesões fechadas, na forma edematosa, ou abertas, com fissuras mais ou menos profundas até abrasão da cartilagem. Elas estão localizadas na faceta medial, crista ou faceta lateral da patela, onde são claramente patológicas.

Na prática diária, observamos que não existe paralelismo entre estas lesões e a sintomatologia clínica. Em diversas ocasiões, evidenciamos lesões extensas que não apresentam nenhum sintoma ao paciente, como, por exemplo, quando operamos pacientes com lesão meniscal ou ligamentar e em outras situações, em que temos queixas de dores importantes femoropatelares sem qualquer alteração na cartilagem. Devemos então ter muito cuidado no tratamento dessas lesões, levando-se em conta mais os achados clínicos do que os achados artroscópicos, uma vez que as alterações mais importantes são consequências de alguma alteração mecânica na articulação femoropatelar.

A seguir devemos definir os conceitos de instabilidade patelar. Na análise clínica das queixas femoropatelares, deve-se verificar se existe ou existiu alguma luxação da patela ou se o paciente nunca apresentou qualquer episódio de luxação. Isto nos parece de vital importância, pois poderemos então dividir essas patologias em dois grupos bastante distintos, em que teremos as *instabilidades objetivas* (IPO), quando a patela está luxada ou luxou pelo menos uma vez com caracteres morfológicos bem definidos chamados de "displasia luxante da patela", e as *instabilidades subjetivas*, em que não podemos definir se a patela é realmente instável do ponto de vista clínico com predominância das queixas dolorosas e quando as instabilidades não apresentam nenhum sinal evidente da "displasia luxante" são chamadas de síndrome femoropatelar dolorosa (SFPD) ou dor anterior ao joelho.

Podemos dizer que a instabilidade é *funcional* quando o joelho "falta/desloca" durante a marcha, corrida ou ao descer escadas. São sintomas descritos pelo paciente, porém sem tradução clínica evidente. A instabilidade pode ser *mecânica* quando a patela se articula de modo anormal com a tróclea femoral, em que observamos sinais evidentes de luxação no exame clínico e não somente os sintomas relatados pelo paciente.

ETIOLOGIA

As instabilidades patelares apresentam alguns caracteres que nos levam a acreditar que são afecções congênitas ou genéticas.

Os primeiros sintomas podem surgir em qualquer idade, mas na maioria dos casos aparecem nas crianças ou adolescentes entre 10 e 18 anos. Existe também alguma relação familiar em torno de 15% dos casos. Podem ser bilaterais em 40% dos pacientes com anomalias características, porém com um lado mais sintomático que o outro.

As formas mais graves (luxação habitual/luxação permanente) se manifestam mais precocemente entre 5 e 10 anos, com mais frequência nos meninos.

As instabilidades mais frequentes (uma ou algumas luxações ocasionais da patela) aparecem mais na adolescência com maior incidência nas meninas (75% dos casos).

O início dos sintomas surge normalmente durante algum trauma de menor ou maior intensidade no esporte, queda/salto ou dança forçando valgo com rotação externa da perna. Esse trauma pode ocasionar algum tipo de lesão osteocondral, com seus possíveis problemas secundários. Nós identificamos sempre as anomalias características da "displasia luxante", em que o trauma teve o papel de mostrar um problema existente, mas que estava latente.

DIAGNÓSTICO

Na avaliação das queixas femoropatelares, dividimos os pacientes em dois grupos:

- "Displasia luxante da patela" com suas formas clínicas: maior, objetiva e potencial.
- Síndrome femoropatelar dolorosa ou Dor anterior ao joelho.

Nas instabilidades patelares maiores (IPM), nós observamos que a patela encontra-se luxada ou luxa em todo movimento de flexão do joelho. Nas instabilidades patelares objetivas (IPO), o paciente relata um ou mais episódios de luxação. Nas instabilidades patelares potenciais (IPP) as queixas são menores com algum episódio de instabilidade, porém impreciso e de difícil definição. Nas síndromes femoropatelares dolorosas (SFPD), não identificamos nenhuma alteração morfológica e nenhum episódio de luxação, com queixas predominantemente dolorosas.

Observamos diversos fatores anatômicos que explicam a biomecânica das instabilidades patelares, sendo chamados de: *fundamentais, principais* e *secundários.*

O fator *fundamental* e constante nas instabilidades é a displasia da tróclea femoral que está presente em 97% dos casos de luxação recidivante.

Os fatores *principais*, que também podem levar à instabilidade, são: altura da patela, TA-GT excessiva e displasia do quadríceps, que é expressa pela inclinação lateral da patela com joelho em extensão. Esses fatores podem ser mensurados pelos exames de imagem. Tanto o fator fundamental, como os principais podem estar presentes em conjunto ou isoladamente nas instabilidades, porém nas formas mais graves é comum verificarmos a associação entre estes fatores.

Os fatores *secundários* são mais frequentes nos portadores de instabilidade patelar do que nos grupos controles, porém não são específicos dessa patologia, podendo ser encontrados com valores excessivos em alguns pacientes sem qualquer sinal de instabilidade. São os seguintes: anteversão colofemoral, joelho valgo, rotação externa e recurvato do joelho.

Displasia da tróclea

É o fator fundamental tanto para explicar a biomecânica das instabilidades como para o diagnóstico, pois esta displasia se traduz por anomalias ósseas facilmente evidenciadas nas radiografias simples e nas tomografias computadorizadas do joelho.

A tróclea pode ser pouco profunda, plana ou às vezes convexa, podendo ser analisada nas radiografias simples do joelho. A linha do fundo da tróclea (prolongamento da linha intecondileana de Blumenstatt) normalmente está distante do bordo anterior dos côndilos femorais, formando a profundidade da tróclea. Quando a linha cruza o bordo anterior do côndilo externo, significa que a partir deste ponto a tróclea é plana, sendo chamado de *sinal do cruzamento* (Figura 9-1).

Quanto mais baixo for o cruzamento da linha, mais grave é a displasia, sendo dividida em três tipos: I, II e III. Esse sinal do cruzamento é muito importante para o diagnóstico, uma vez que está presente em 97% dos pacientes com instabilidade e somente em 3% dos pacientes sem nenhuma queixa de instabilidade.

Outro detalhe que podemos observar em relação à displasia da tróclea é a "saliência", que representa a projeção mais ou menos anterior do teto da tróclea em relação à cortical anterior do fêmur. A "saliência" normalmente é negativa ou pouco positiva (1 a 2 mm) nos indivíduos normais e quase sempre acima de 3 mm nos portadores de instabilidade, podendo chegar a 6 a 7 mm. Essa "saliência" cria algum grau de hiperpressão femoropatelar bem localizada, sendo provavelmente responsável por grande parte das lesões cartilaginosas encontradas nas instabilidades.

Nas radiografias axiais com joelho a 30 graus de flexão, podemos avaliar o ângulo da tróclea, que é considerado patológico quando é maior que 140 graus, ou seja, mais aberto. Este ângulo traduz a profundidade da tróclea a 30 graus de flexão, em que as instabi-

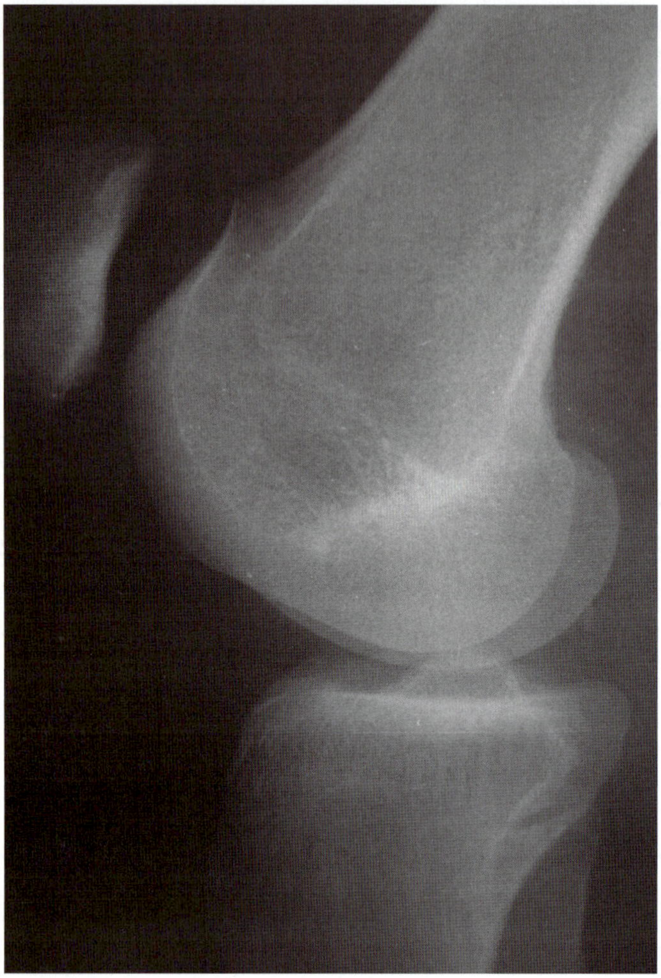

FIGURA 9-1 • Displasia de tróclea femoral.

lidades se mostram mais evidentes. Nessa incidência, também podemos analisar a morfologia da patela e possíveis graus de subluxações patelares.

Altura da patela

Este é um dos fatores importantes nas instabilidades. A patela alta aparece com muita frequência nas luxações recidivantes. Quando está alta, leva a situações muito instáveis clinicamente, observadas pelo "Sinal de apreensão de Smillie".

Existem diversos índices para a mensuração da altura patelar, com cada índice apresentando suas medidas, nuances e dificuldades. Utilizamos o índice patelar (IP) descrito por Caton e Deschamps, que nos parece com menores possibilidades de erros. Seus valores variam entre 0,8 e 1,2, sendo considerado que a patela é alta acima de 1,2. Nas instabilidades patelares, encontramos patela alta em 30% dos casos e somente em 3% nos indivíduos normais.

TA-GT excessiva

É a medida da distância entre a tuberosidade tibial anterior (TAT) e a garganta da tróclea (GT) feita na tomografia axial computadorizada (TAC). Esta é uma medida mais prática e mais real do ângulo "Q". Esta medida traduz o sinal da baioneta ou a implantação mais ou menos lateral da TAT.

Sua medida com o joelho em extensão é considerada normal até 20 mm. Nas instabilidades patelares objetivas, observa-se TA-GT acima de 20 mm em 56% casos. Somente em 3% dos indivíduos normais essa distância alcança 20 mm.

Displasia do quadríceps

O papel das alterações do quadríceps nas instabilidades ainda não é bem definido, sendo de difícil mensuração objetiva. Existem dois aspectos que devem ser levados em conta: *quadríceps curto* e a *displasia do vasto medial*.

O *quadríceps curto* está presente quase sempre nas luxações permanentes ou habituais vistas nas crianças menores.

Em relação à *displasia do vasto medial*, temos os trabalhos de Insall e Hughston, que relatam anomalias da porção mais inferior do músculo vasto medial. Outros autores descrevem as retrações da retinácula lateral da patela e mesmo do vasto lateral. Temos a impressão de que existe um verdadeiro desequilíbrio da parte mais baixa do aparelho extensor com retração lateral e insuficiência medial. É um problema de difícil reconhecimento e difícil mensuração. Uma das melhores maneiras de mensurar a displasia do vasto medial é a medida do ângulo de inclinação lateral da patela com o joelho em extensão nas tomografias (TAC) ou na radiografia simples em axial a 30 graus de flexão do joelho.

Na TAC, a mensuração do ângulo de inclinação situa-se entre 10 e 20 graus nos indivíduos normais e acima de 20 graus em 90% das instabilidades patelares.

História/exame clínico radiológico

Analisando a história do paciente, seu exame clínico e exames de imagem, podemos encontrar duas formas de apresentação das instabilidades:

- Luxação traumática da patela.
- Instabilidades crônicas.

Na *luxação traumática da patela*, o paciente nos conta que seu joelho "sai fora" durante algum esforço ou atividade física (esporte, dança, salto). Isso ocorre num movimento de flexão com rotação externa do joelho e contração violenta do quadríceps, provocando a luxação lateral da patela. Com a extensão do joelho, em muitas ocasiões ocorre a redução espontânea da luxação patelar, quando observamos no exame clínico um joelho traumático agudo, com dor medial ao joelho, derrame articular, equimose medial. As radiografias simples do joelho nas posições de frente, perfil e axial fazem o diagnóstico, mostrando:

- Displasia da tróclea na incidência em perfil.
- Subluxação lateral na incidência em axial.
- Fratura osteocondral (faceta medial patelar ou côndilo lateral).

Se realizarmos a punção articular, observaremos presença de hemartrose com ou sem gordura. É importante lembrar que na presença de hemartrose pós-traumática nos jovens, a incidência maior de lesões do ligamento cruzado anterior (70 a 80%), e no restante, a incidência de luxação traumática da patela.

As *instabilidades crônicas* podem se apresentar de diversas maneiras:

- Luxação permanente: os problemas iniciam na infância, com a patela luxada lateralmente. Os movimentos de flexoextensão do joelho são normais, devido à luxação patelar. Se mantivermos a patela reduzida, não se consegue a flexão completa do joelho. Isto ocorre porque o maior problema é o encurtamento do quadríceps.
- Luxação habitual: a patela está reduzida em extensão, porém toda vez que ocorre a flexão do joelho, a patela luxa lateralmente. Isto também é causado pela retração do quadríceps.
- Luxação com excursão anormal da patela: a patela mostra-se bastante externa em extensão (praticamente luxada), e durante a flexão, ela retorna ao seu lugar, ficando estável em flexão.
- Luxação recidivante: o sintoma principal é a instabilidade, que se traduz ao paciente na forma de apreensão nas atividades da vida diária ou esportiva. As luxações podem ser banais, com redução espontânea. Na evolução, pode ocorrer alguma adaptação com a redução das atividades ou com uso de órteses/joelheiras, porém acima de 45 a 50 anos de idade, os fenômenos dolorosos reaparecem, traduzindo o início da artrose femoropatelar.
- Luxação única seguida de problemas/instabilidade patelar potencial: a sintomatologia pode simular a síndrome femoropatelar dolorosa, em que a dor é a principal queixa ao descer escadas, correr, praticar esportes ou quando o paciente permanece longo tempo sentado. Pode apresentar bloqueios articulares, que são diferentes do bloqueio meniscal, pois são fugazes com redução espontânea. São sintomas de instabilidade subjetiva. Nos anos seguintes, pode aparecer alguma nova luxação ou o primeiro episódio de luxação.
- Artrose femoropatelar lateral: surgem a partir de 45 a 50 anos. As radiografias mostram um pinçamento femoropatelar lateral com subluxação lateral patelar. A história revela que alguns sintomas de instabilidade já tinham surgido na adolescência, isto é, o joelho não era normal. Em algumas situações, não há qualquer antecedente, e a artrose aparece sem causa aparente.

Exames complementares

Radiografias

Fazemos as três incidências clássicas: frente com apoio monopodal/perfil absoluto/axial de patela a 30 graus flexão do joelho. Nessas incidências, podemos avaliar a displasia da tróclea, altura da patela, ângulo da tróclea, forma da patela etc. As radiografias simples são suficientes para o diagnóstico dos problemas fêmoro-patelares.

Tomografia axial computadorizada (TAC)

Normalmente, não é necessária para o diagnóstico, sendo muito importante no planejamento da possível cirurgia. Existe um protocolo específico no qual os cortes mais adequados do teto da tróclea aparecem quando o túnel intercondileano apresenta a forma de um arco romano regular. Os cortes são feitos em extensão e a 15 graus de flexão do joelho, com e sem contração do quadríceps. Pode-se também mensurar com precisão a TA-GT, a inclinação lateral da patela, displasia e saliência da tróclea, rotação do joelho, anteversão colofemoral etc.

Ressonância nuclear magnética

Atualmente, este exame nos fornece poucas informações da articulação femoropatelar. Acreditamos que no futuro irá substituir com mais propriedade a TAC.

Artrorressonância

É o mesmo exame de ressonância magnética, colocando-se contraste intra-articular. É útil no estudo das lesões cartilaginosas, porém de pouco interesse nas instabilidades patelares objetivas, uma vez que o tratamento deve ser da instabilidade e não da lesão da cartilagem, que é secundária à instabilidade.

Artroscopia

Isoladamente é pouco útil, pois como foi dito anteriormente, as lesões cartilaginosas são secundárias, devendo-se tratar a causa básica, que é a instabilidade patelar. A dinâmica da articulação femoropatelar é prejudicada por causa da distensão articular, necessária neste procedimento.

TRATAMENTO

Os problemas femoropatelares devem sempre ser tratados inicialmente de maneira conservadora.

As síndromes femoropatelares dolorosas respondem muito bem às medidas conservadoras, com sucesso em torno de 90%, não necessitando de qualquer procedimento cirúrgico. Utilizamos medidas fisioterápicas de reeducação, fortalecimento, flexibilidade muscular e propriocepção, que deve ser feita de maneira não agressiva para não lesar ainda mais a cartilagem, que já pode apresentar algum sofrimento. Deve ser excluído o trabalho dinâmico contra resistência do quadríceps. Utiliza-se com muita frequência o trabalho em cadeia cinética fechada. Devem ser também analisadas as possíveis alterações de postura, bacia, quadris, pés, uma vez que as queixas femoropatelares podem advir destas outras articulações, ou seja, devemos realizar uma avaliação global do paciente.

Nos pacientes sem instabilidade patelar a indicação de artroscopia é reservada aos casos que não respondem às medidas de reabilitação após 3 a 4 meses de tratamento, em que podemos encontrar alguma alteração na cartilagem articular, plicas sinoviais, hiperpressão patelar lateral etc.

Nas instabilidades patelares, sempre fazemos inicialmente o tratamento conservador com reabilitação, podendo-se utilizar também uma órtese patelar, que em muitos pacientes é benéfica, com melhora significativa dos sintomas de instabilidade e possível retorno a algum tipo de atividade esportiva.

O tratamento cirúrgico das instabilidades visa corrigir os fatores da instabilidade, seja com atuação sobre as partes moles ou partes ósseas.

Plastia de partes moles

- Liberação da retinácula patelar lateral: sempre realizada como primeiro tempo em qualquer cirurgia de instabilidade.
- Avanço do vasto medial (cirurgia de Insall): é um ato muito eficaz na correção do desequilíbrio vasto medial/vasto lateral, agindo diretamente na inclinação lateral da patela.

Deve-se ter muito cuidado ao executá-lo, pois podemos levar à hiper ou hipocorreção da patela com suas desastrosas consequências.

- Reconstrução do ligamento femoropatelar medial (LFPM): procedimento equivalente ao avanço do vasto medial, quando temos necessidade de corrigir o excesso de inclinação lateral da patela.
- Realinhamento distal de partes moles "cirurgia de Roux-Goldthwait": medialização da metade lateral do tendão patelar ou "cirurgia de Galliazzi" – tenodese do semitendinoso na patela. Estas cirurgias são indicadas nos pacientes com fise de crescimento aberta, pois não podemos mexer nas estruturas ósseas com risco de epifisiodese e consequentes deformidades.

Cirurgias ósseas

- Medialização da TAT (cirurgia de Elmslie-Trillat) (Figura 9-2): muito eficaz nas instabilidades, sendo o procedimento com mais ação no aparelho extensor. Devemos ter muito cuidado na sua realização, pois se fizermos uma hipercorreção, levaremos a conflito medial da patela, com insucesso garantido. A mensuração da TA-GT é

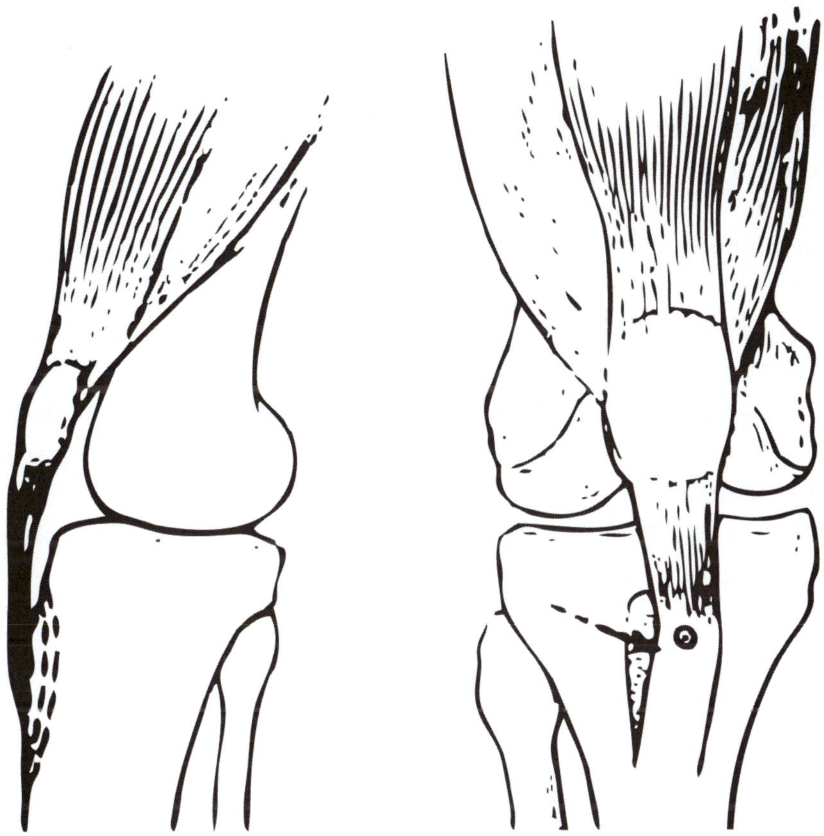

FIGURA 9-2 • Esquema da cirurgia de Elmslie-Trillat.

muito útil nesta medialização da TAT, devendo-se baixar a medida até 10 mm somente, para evitar o risco de hipercorreção.

- Abaixamento da TAT: indicada quando o paciente apresenta patela alta. Muitas vezes, essa patela alta é negligenciada na correção da instabilidade, sendo a causa principal de falha na correção de algumas instabilidades. Deve-se ter cuidado com o abaixamento excessivo, pois podemos levar à patela baixa. Utilizamos o índice de Caton-Deschamps, que deve ficar em torno de 1.0.
- Trocleoplastia: é um procedimento muito eficaz na correção da displasia da tróclea, sendo mais indicado nas formas mais graves, quando a tróclea chega a ser convexa. O procedimento não é fácil de ser realizado, agindo diretamente na cartilagem da tróclea femoral. Muito cuidado deve ser tomado na sua realização, pois ao agirmos na cartilagem, podem ser causadas lesões mais graves, como também conflitos femoropatelares com consequente hiperpressão e resultados não satisfatórios.

Indicações terapêuticas – preferência dos autores

As indicações são variáveis dependendo da idade e das formas clínicas de apresentação das instabilidades.

Crianças com cartilagem de crescimento aberta

Nessa idade, nenhuma cirurgia sobre o esqueleto deve ser realizada, pela possibilidade de lesão da fise com consequente deformidade associada.

Como regra, o tratamento é conservador através da reabilitação e uso de órtese/joelheira com proteção patelar.

Na presença de formas graves de *luxação (permanente, habitual ou recidivante)*, normalmente é necessário o tratamento cirúrgico. Na *luxação permanente* ou na *habitual*, é essencial alguma forma de quadricepsplastia (Judet ou alongamento do tendão quadricipital) associada ao avanço do vasto medial tipo Insall.

Na *luxação recidivante*, é realizada a liberação da retinácula lateral da patela, avanço do vasto medial tipo Insall e, com certa frequência, as cirurgias de partes moles tipo Roux-Goldthwait ou Galliazzi.

É importante lembrar aos familiares do paciente a possibilidade de cirurgia óssea no futuro se persistir algum grau de instabilidade.

Adolescentes ou adultos jovens

Nas *instabilidades patelares objetivas*, quase sempre teremos a necessidade de tratamento cirúrgico, que será variável dependendo das alterações encontradas. Não existe uma cirurgia padrão, mas sim gestos/atos cirúrgicos apropriados à cada tipo de alteração, podendo ser isolados ou associados.

Quando observamos uma patela alta com índice de Caton-Deschamps acima de 1,2, é necessário realizar o abaixamento da TAT.

Com a medida da TA-GT acima de 20 mm, realizamos a medialização da TAT tipo Elmslie-Trillat, levando a TA-GT a 10 mm.

Na inclinação da patela acima de 20 graus, fazemos o avanço do vasto medial tipo Insall.

Todos esses procedimentos são acompanhados de liberação da retinácula lateral patelar e muitas vezes associados.

A indicação de trocleoplastia é muita rara, sendo feita somente nas formas graves de displasia da tróclea tipo III.

A *instabilidade patelar potencial* é muito difícil de ser tratada, pois os procedimentos cirúrgicos são muito eficazes sobre a instabilidade clínica, porém incertos sobre o quadro doloroso. A cirurgia somente é indicada quando observamos algum fator de instabilidade bem determinado e com fácil correção cirúrgica.

REALINHAMENTO DISTAL DA PATELA (CIRURGIA DE ELMSLIE-TRILLAT) (FIGURAS 9-3 A 9-9)

Indicações

Essa técnica é indicada nos pacientes com IPO com lateralização excessiva da TAT, ou seja, com TA-GT aumentada (acima de 20 mm), mensurada pela TAC.

Contraindicações

Não devemos realizar essa cirurgia nos pacientes com TA-GT normal (11 a 12 mm), pelo risco de ocorrer hiperpressão medial indesejada, e também em pacientes com fise aberta, pelo risco de ocorrer fechamento precoce da fise de crescimento, com consequente deformidade ao nível do joelho.

Anatomia relacionada

Devemos saber a anatomia do tendão patelar e sua inserção na TAT.

Técnica cirúrgica

Sempre fazemos em primeiro lugar a artroscopia do joelho, para avaliação articular completa e tratamento das possíveis lesões condrais. A incisão da pele é parapatelar lateral ao joelho, pois é menos agressiva do ponto de vista estético. Tem início na altura do polo inferior da patela, estendendo-se até a TAT, em torno de 5 a 6 cm de comprimento. Através desse acesso, podemos fazer também a liberação da retinácula lateral, que, pelo nosso entendimento, faz parte do tratamento cirúrgico na grande maioria dos casos de instabilidade patelar (Figura 9-3).

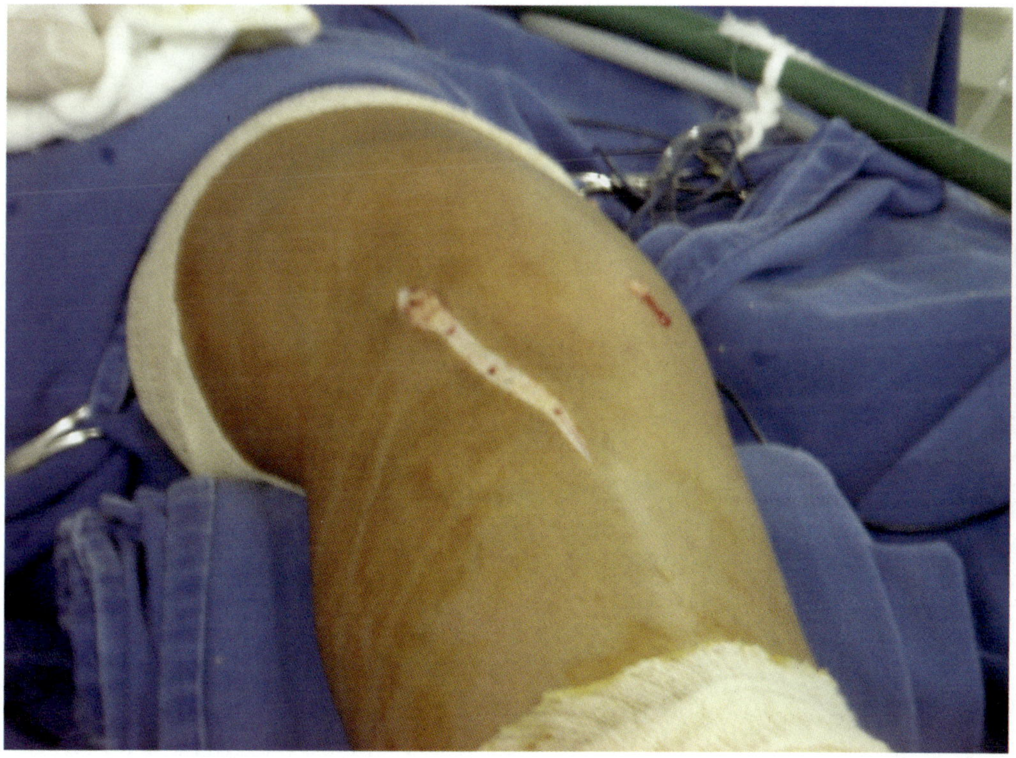

FIGURA 9-3 • Incisão anterolateral de pele.

Após a incisão da pele e dissecção do tecido subcutâneo, fazemos a demarcação com eletrocautério do bordo medial e lateral da TAT, com extensão de 4 a 5 cm, para a realização da osteotomia longitudinal (Figura 9-4). A espessura do fragmento da TAT que será medializado deve ser de 6 a 7 mm, para que não haja risco de fratura no momento da fixação com o parafuso.

Utilizamos osteótomos finos para a osteotomia (Figura 9-5), que tem início na inserção proximal do tendão patelar (6 a 7 mm de espessura) na TAT, dirigindo-se no sentido distal com inclinação anterior para que ao final da osteotomia reste 1 a 2 mm de cortical, deixando a inserção subperiostal, que é útil para a estabilidade do fragmento.

Após a osteotomia, realizamos com cuidado a "fratura" do fragmento através de manobra de medialização/lateralização do fragmento (Figura 9-6).

A seguir, fazemos a medialização desejada (previamente planejada através da medida da TA-GT), com a confirmação através de régua milimétrica (Figura 9-7). Se a TA-GT prévia é de 22 mm, e queremos deixar em 12 mm, então realizamos 10 mm de medialização. Fazemos a fixação provisória do fragmento na posição adequada através de uma pinça tipo *backaus* ou fio de Kirschner. Em seguida, fazemos a perfuração do fragmento e da cortical posterior da tíbia com broca 3.2 e a fixação com um parafuso cortical de 4,5 mm de tamanho adequado até a cortical posterior da tíbia (Figuras 9-8 e 9-9). Se não houver ruptura do periósteo na parte distal da osteotomia e a fixação for estável, somente um parafuso é necessário. Caso contrário, utilizamos dois parafusos para garantir uma boa fixação.

Após a fixação, fazemos radiografias peroperatórias de frente e perfil para avaliar a osteotomia e o tamanho correto do parafuso de fixação.

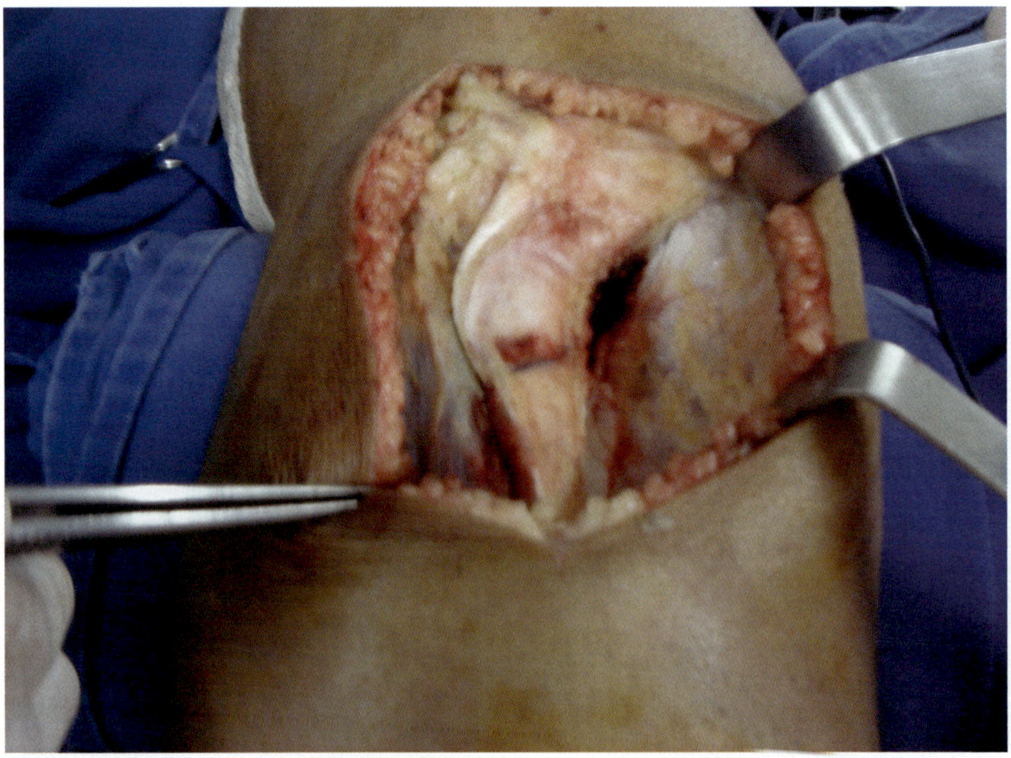

FIGURA 9-4 • Marcação medial e lateral da TAT para osteotomia.

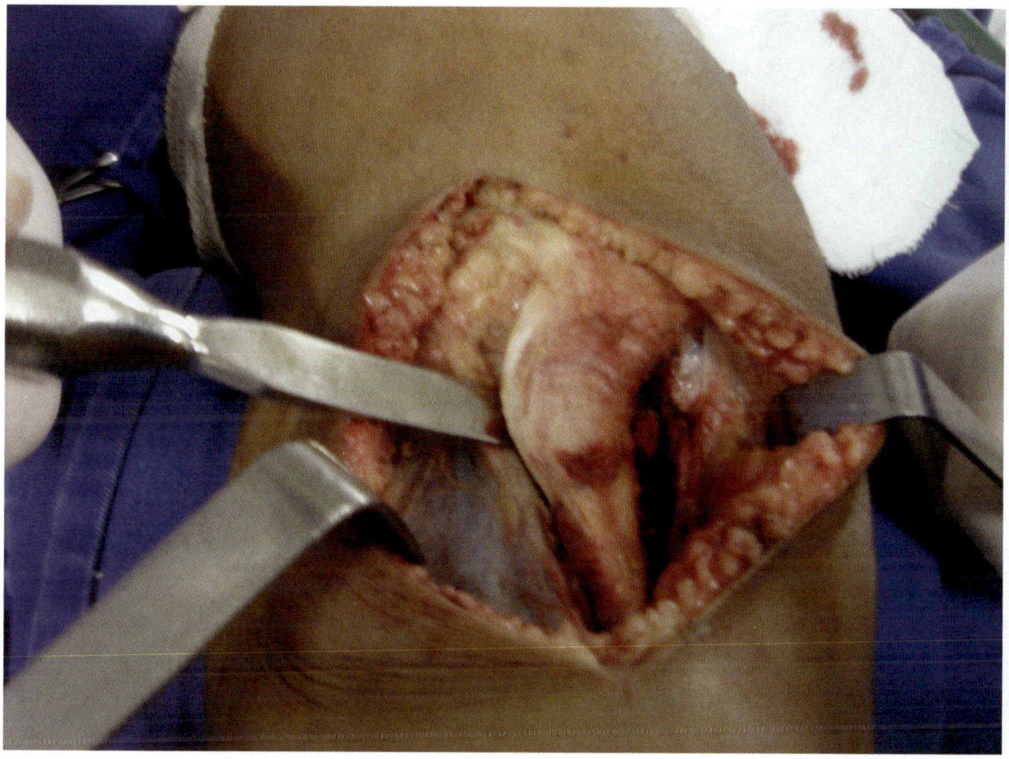

FIGURA 9-5 • Osteotomia da TAT com osteótomo fino (delgado).

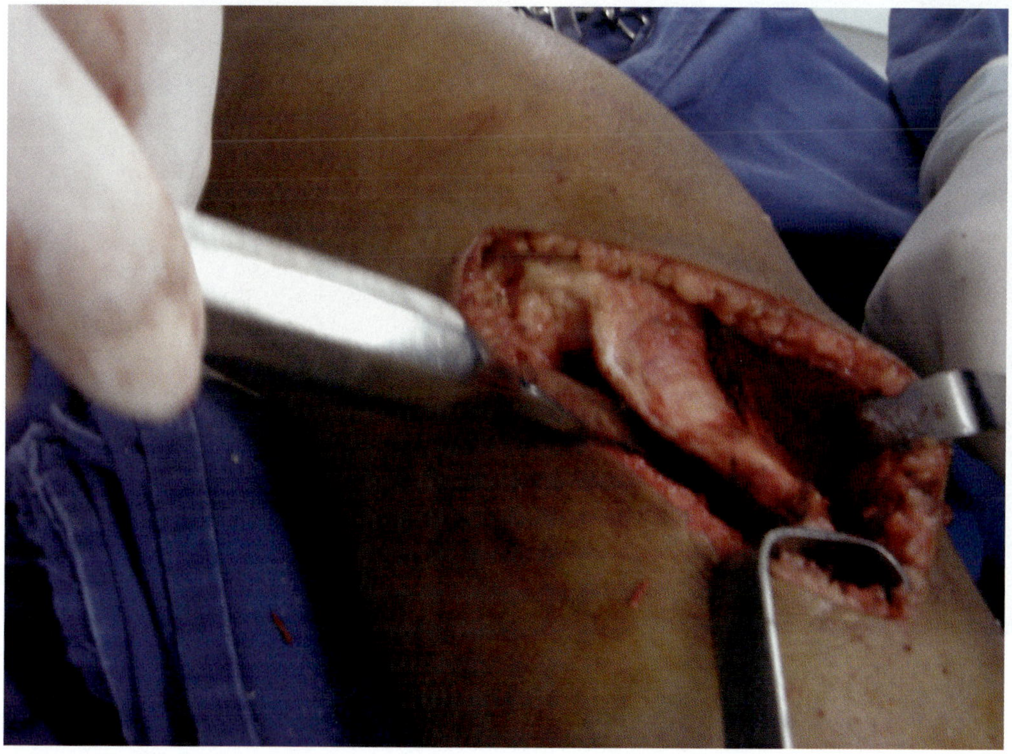

FIGURA 9-6 • Elevação ("fratura") do fragmento da osteotomia.

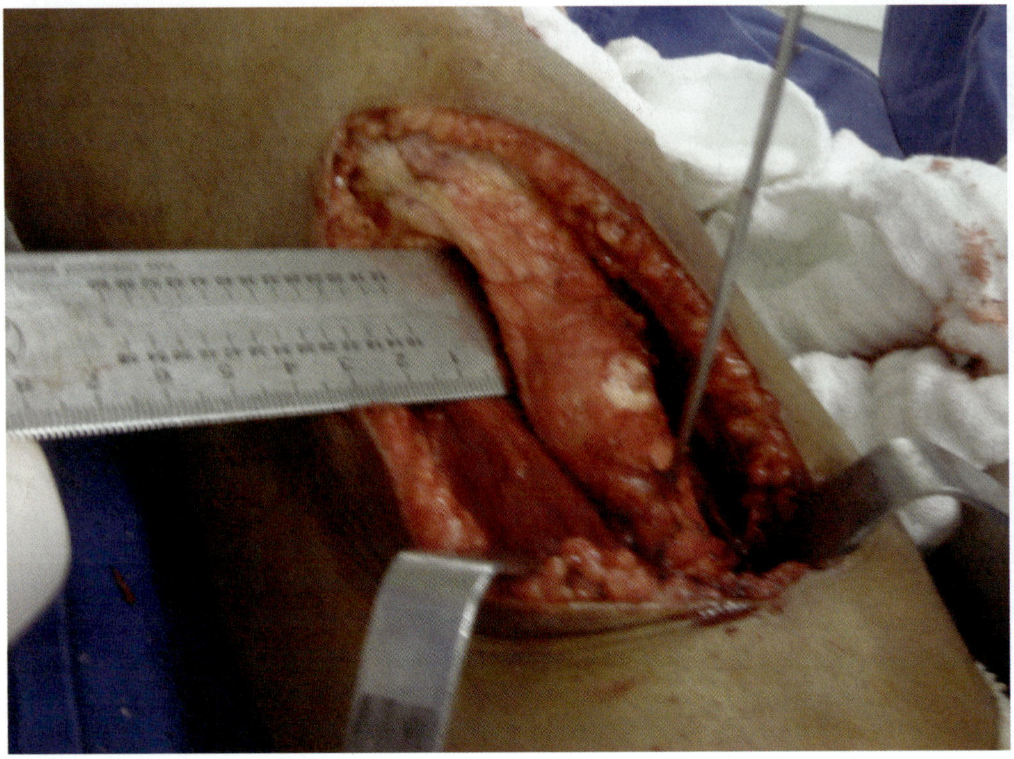

FIGURA 9-7 • Mensuração com régua da medialização da TAT.

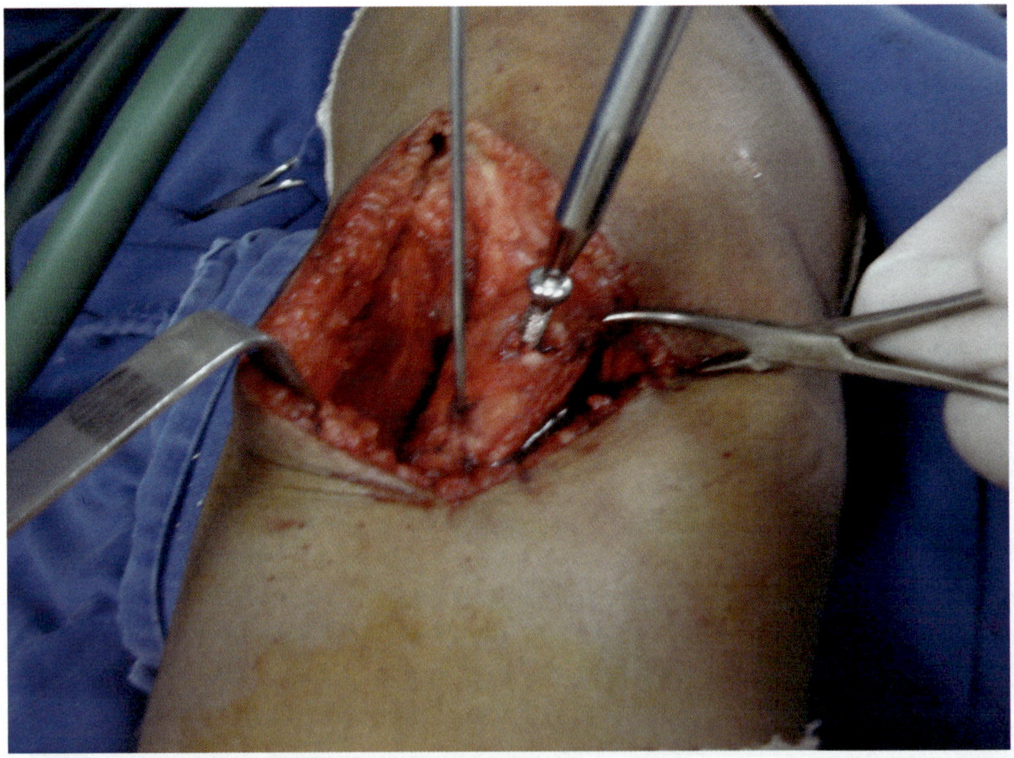

FIGURA 9-8 • Fixação provisória com fio de Kirschner e parafuso cortical.

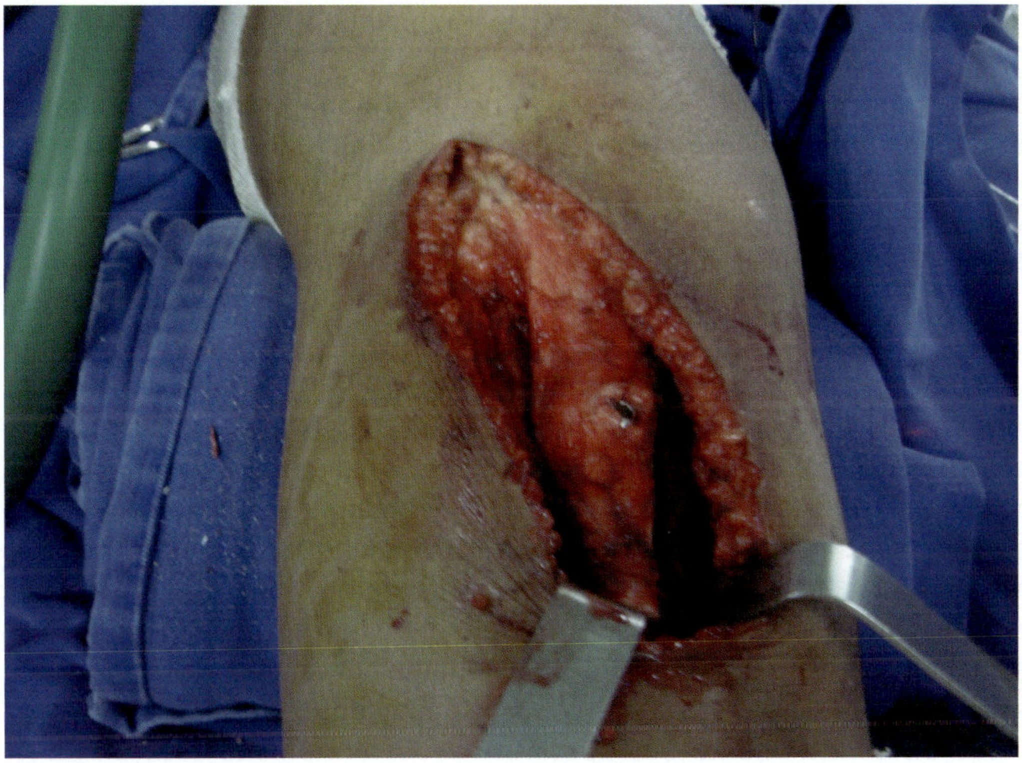

FIGURA 9-9 • Fixação final da TAT medializada.

Neste momento, fazemos movimentos de flexoextensão do joelho para avaliar a excursão da patela na tróclea femoral. Se a posição da patela for adequada, sem inclinação lateral e/ou subluxação, consideramos o procedimento satisfatório e final. Caso ainda persistam alterações no alinhamento, realizamos o avanço do vasto medial, que é nossa preferência para o realinhamento proximal. Quando existe patela alta pelas medidas das radiografias do pré-operatório, também fazemos o abaixamento da TAT, para que o índice patelar fique em torno de 1.0, conforme Caton-Deschamps.

Em seguida, fazemos a liberação do torniquete para uma hemostasia adequada, principalmente da artéria genicular superior lateral por causa da liberação da retinácula lateral e colocamos um dreno de sucção 3.2 no subcutâneo.

O fechamento da ferida operatória é realizado com pontos separados no tecido subcutâneo e sutura intradérmica da pele.

Pós-operatório

- Sem imobilização.
- 1 (uma) muleta contralateral = cinco semanas.
- reabilitação imediata.
- hidroterapia = 3 a 4 semanas.
- corrida = três meses.
- esportes = 5 a 6 meses.

Complicações

As complicações normalmente são decorrentes do tratamento cirúrgico das instabilidades patelares. Elas podem ocorrer por razões pré, peri ou pós-operatórias.

As complicações *pré-operatórias* são devidas à falha de diagnóstico correto e planejamento adequado da cirurgia a ser realizada. São decorrentes da falha de avaliação clínica, quando devemos avaliar detalhadamente as queixas, sinais e sintomas dos pacientes. Não são raras as ocasiões em que atendemos pacientes operados diversas vezes na articulação femoropatelar com resultados insatisfatórios. Com frequência, isso é devido a diagnóstico incorreto com cirurgias desnecessárias.

As complicações *peroperatórias* levarão a maus resultados no pós-operatório. Normalmente ocorrem por falha na técnica cirúrgica, seja por procedimentos isolados ou associados levando à hipo ou hipercorreção. Na escolha de atos sobre as partes moles ou ósseas (realinhamento proximal e/ou distal), podemos realizar atos insuficientes com consequente hipocorreção e presença de instabilidade residual. Quando exageramos nos gestos cirúrgicos ou realinhamentos em excesso, haverá hipercorreção com conflitos, sobrecargas e consequente dor residual ou mesmo exacerbada.

As complicações *pós-operatórias* podem ser decorrentes dos atos cirúrgicos descritos anteriormente ou do tratamento pós-operatório. A falta de consolidação do fragmento e a fratura do fragmento são eventos muito raros nesse tipo de cirurgia. Podemos ter problemas com a reabilitação não adequada, limitação da mobilidade do joelho e distrofia simpático-reflexa.

A melhor maneira de tratar as complicações é evitá-las, fazendo o diagnóstico correto, planejamento adequado e os atos cirúrgicos necessários para correção das diferentes formas clínicas de instabilidade.

Caso clínico

Paciente do sexo feminino, 15 anos de idade e estudante. História de diversos episódios de luxação patelar do joelho direito, com dor e derrame articular após as luxações. Fez tratamento conservador com reabilitação muscular por seis meses, voltando a apresentar episódios de luxação da patela.

No exame físico apresentava inclinação lateral (báscula) aparentemente excessiva, sinal da apreensão de Smillie positivo e encurtamento da musculatura anterior e posterior da coxa.

No exame radiográfico simples, havia displasia da tróclea femoral, patela alta com IP de 1.4 (Caton Deschamps) (Figura 9-10). Na TAC, a TA-GT era de 20 mm (Figura 9-11), e a inclinação patelar de 34 graus (Figura 9-12).

Não obtivemos resposta satisfatória com o tratamento conservador. Então realizamos o procedimento de realinhamento distal da patela, com medialização da TAT em 10 mm (Figura 9-13). Como também apresentava patela alta, realizamos no mesmo ato o abaixamento da TAT, para levar o IP até 1.0. Após esses procedimentos, avaliamos a excursão patelar, sendo necessário realizar concomitantemente o realinhamento proximal com avanço do vasto medial.

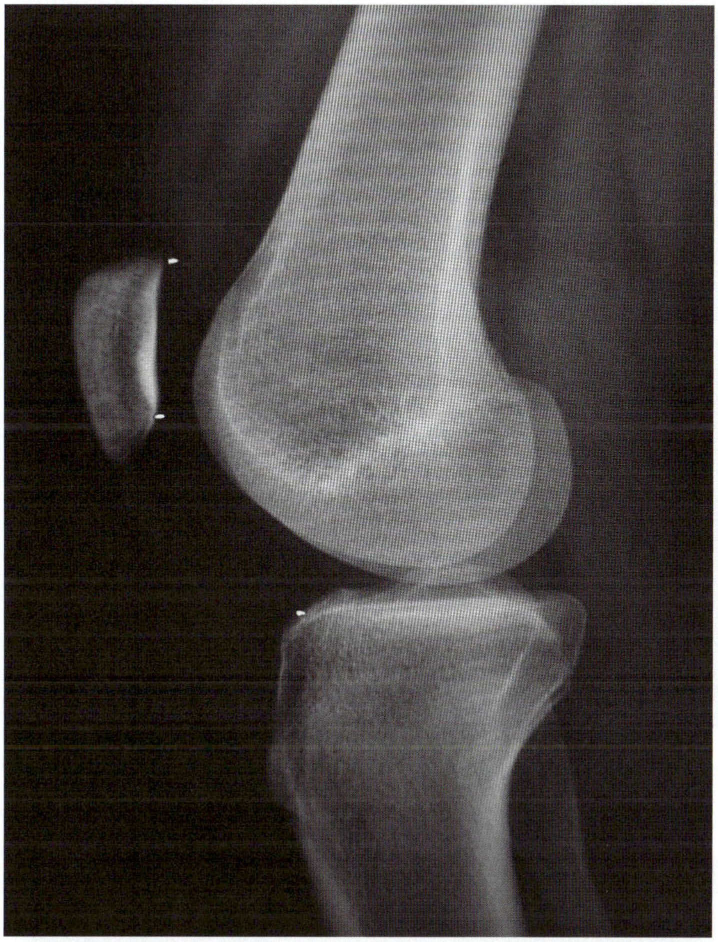

FIGURA 9-10 • Radiografia em perfil pré-operatória – Displasia de tróclea femoral e patela alta.

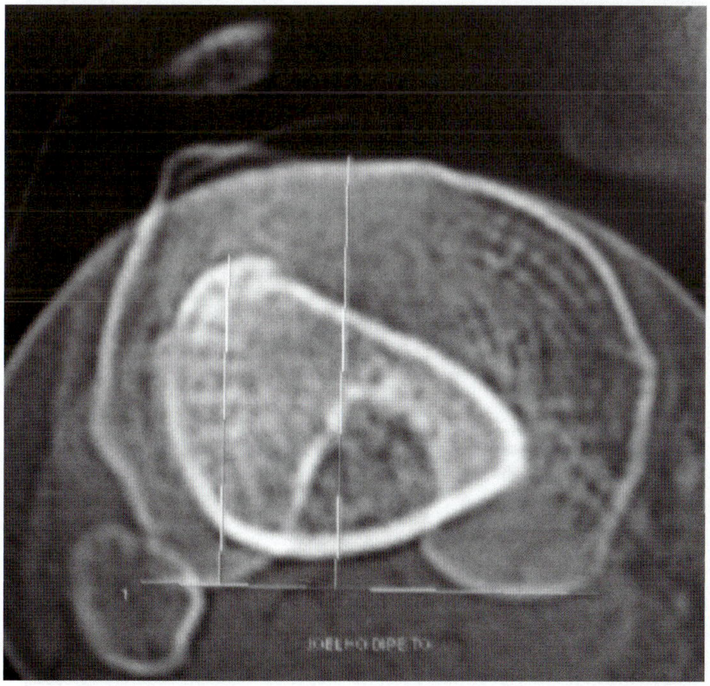

FIGURA 9-11 • TAC com mensuração da TA-GT (20 mm).

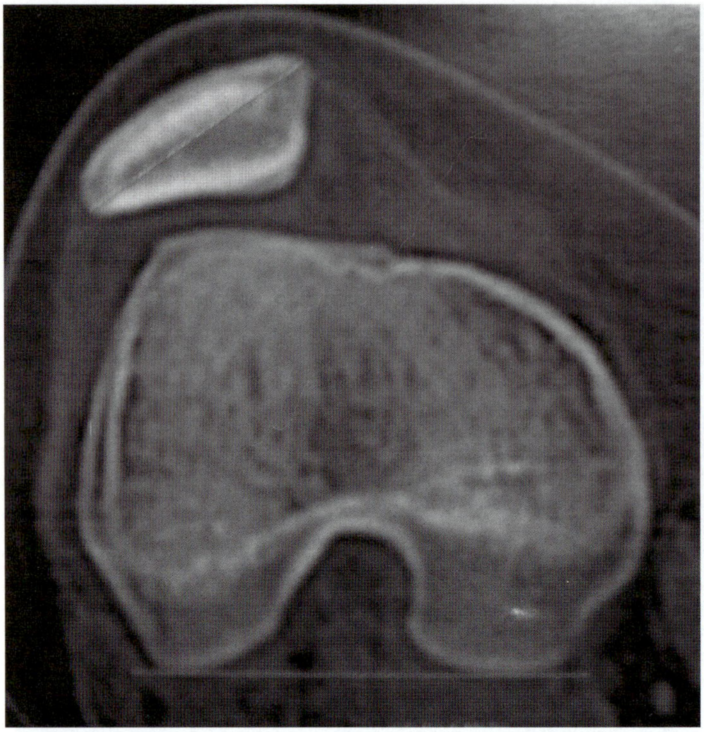

FIGURA 9-12 • TAC com mensuração da inclinação patelar lateral (34 graus).

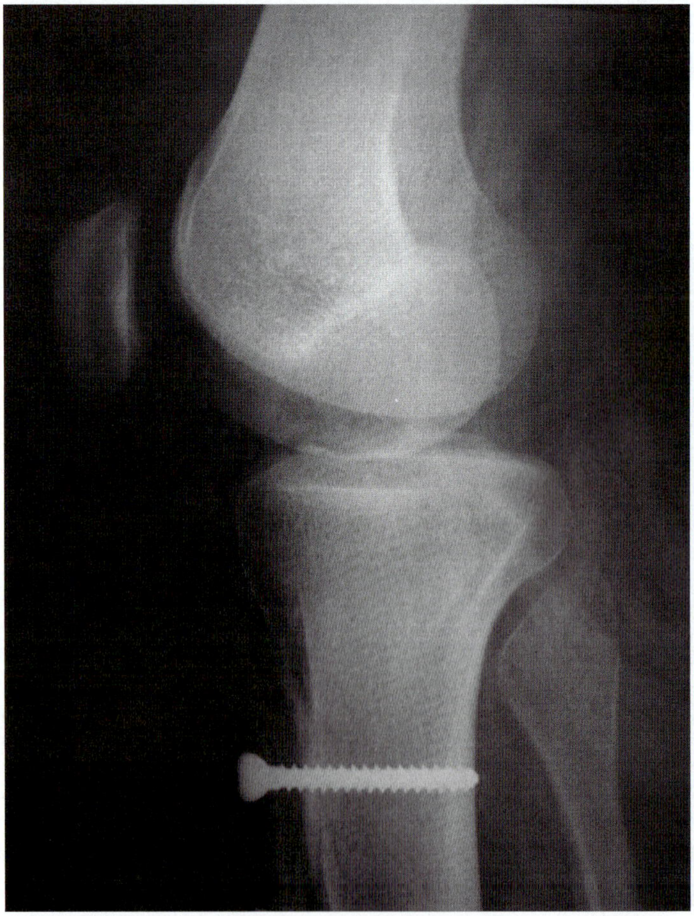

FIGURA 9-13 • Radiografia em perfil pós-operatória – realinhamento patelar distal.

CONCLUSÃO

As síndromes ou instabilidades femoropatelares são patologias que devem ser bem definidas sob o ponto de vista clínico, radiológico e também tomográfico.

Normalmente, encontramos alterações características que com frequência devem ser corrigidas cirurgicamente para melhorar o estado funcional da articulação (instabilidade) e com a recentragem da patela evitar as alterações degenerativas (artrose) após 50 anos de idade.

O tratamento cirúrgico adequado é difícil, devendo-se realizar as correções necessárias e precisas para evitar a hipercorreção com dor persistente ou hipocorreção com instabilidade residual.

Referências

Andrade MAP. A articulação fêmoro-patelar. In: Pardini Jr AG, Souza JMG. Clínica Ortopédica-SBOT. Rio de Janeiro/RJ: MEDSI Editora; 2002: Vol 3 (3): 453-654.

Dejour H, Walch G, Neyret Ph, Adeleine P. La dysplasia de la trochlée femorale. Rev Chir Orthop. 1990; 76: 45-54.

Dejour H, Walch G, Nove-Josserand L, Guier Ch. Factors of patellar instability: an anatomic radiographic study. Knee Surg, Sports Traumatol, Arthroscopy . 1994; 2: 19-26.

Dejour H. Instabilités de la rotule. Encyclopédie Médico-Chirurgicale – Appareil locomoteur. 1996; 14-328-A10: 1-8.

Fulkerson JP. Disorders of the patellofemoral joint. Maryland:Williams & Wilkins; 1997.

Grelsamer RP. McConnell J. The patella – A team approach. Maryland: Aspen Publication; 1998.

Pozzi JF, Konkewicz E, Nora B. Tratamento cirúrgico das instabilidades rotulianas. Ver Bras Ortop. 1993; 8: 277-283.

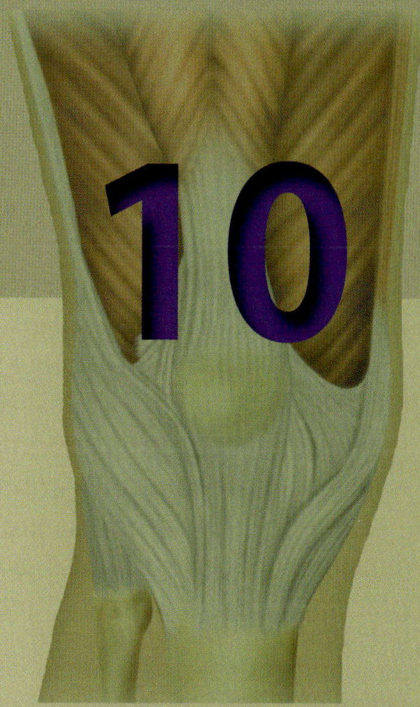

10

Trocleoplastias

João Fernando Argento Pozzi

INTRODUÇÃO

As trocleoplastias são cirurgias que permitem recriar um sulco troclear retentivo, nos casos de instabilidade femoropatelar objetiva ou maior, cuja causa, isolada ou não, seja uma displasia importante da tróclea.

A articulação femoropatelar tem um baixo grau de congruência. Sua estabilidade passiva depende das superfícies da patela e da tróclea femoral, enquanto que a estabilidade ativa depende dos músculos que se relacionam com a patela. Estes, quando ativados durante os movimentos do joelho, tentam centrá-la sobre a tróclea.

Os principais fatores anatômicos da instabilidade femoropatelar são: displasia da tróclea; excessiva distância entre o tubérculo anterior da tíbia (TA) e a garganta da tróclea (GT); excessiva báscula lateral da patela por displasia do quadríceps (vasto medial oblíquo – VMO) ou lesão do ligamento patelofemoral medial (LPFM) e, finalmente, a patela alta.

Seguimos o princípio defendido por Henri Dejour, de que cada defeito anatômico deve ser corrigido para obtenção da estabilidade e equilíbrio da articulação femoropatelar. Portanto, as técnicas cirúrgicas para correção da displasia troclear não podem ser subestimadas.

CLASSIFICAÇÃO

A tróclea é descrita como displásica quando não há congruência com a patela, podendo se apresentar plana ou até convexa. A anatomia da tróclea femoral tem sido alvo de estudos de numerosos autores. Henri Dejour, em 1987, definiu a displasia da tróclea segundo o sinal do cruzamento, observado em radiografias em perfil estrito do joelho. Nesse estudo, constatou-se o sinal do cruzamento presente em 96% das instabilidades femoropatelares objetivas, contra apenas 3% da população testemunha.

Com base nesses dados, foi então proposta uma classificação das displasias em três tipos distintos, diferenciados em função do nível de altura do cruzamento da linha de fundo da tróclea com a linha dos côndilos do fêmur.

Em 1998, David Dejour *et al.*, após um novo estudo da displasia troclear, propuseram uma modificação da classificação anterior. Basearam-se na morfologia da tróclea pela tomografia computadorizada, com um corte mostrando a cartilagem, e pela radiografia em perfil estrito em 30 graus de flexão do joelho.

Essa análise permitiu uma melhor definição dos diferentes tipos de displasia troclear, sendo modificado para 4 graus e estabelecendo-se, assim, as indicações para as trocleoplastias (Tabela 10-1 e Figura 10-1).

TABELA 10-1 Classificação da tróclea em quatro graus utilizando a radiografia de perfil e a análise tomográfica da tróclea em um corte de referência (Abreu, 2005; Pozzi *et al.*, 1993)

Grau	Raios X	TC
A	Sinal do cruzamento	Morfologia da tróclea respeitada (tróclea rasa)
B	Sinal do cruzamento Esporão supratroclear	Tróclea plana ou convexa
C	Sinal do cruzamento Duplo contorno	Assimetria dos versantes Convexidade externa Hipoplasia interna
D	Sinal do cruzamento Esporão supratroclear Duplo contorno	Assimetria dos versantes com formação de giba

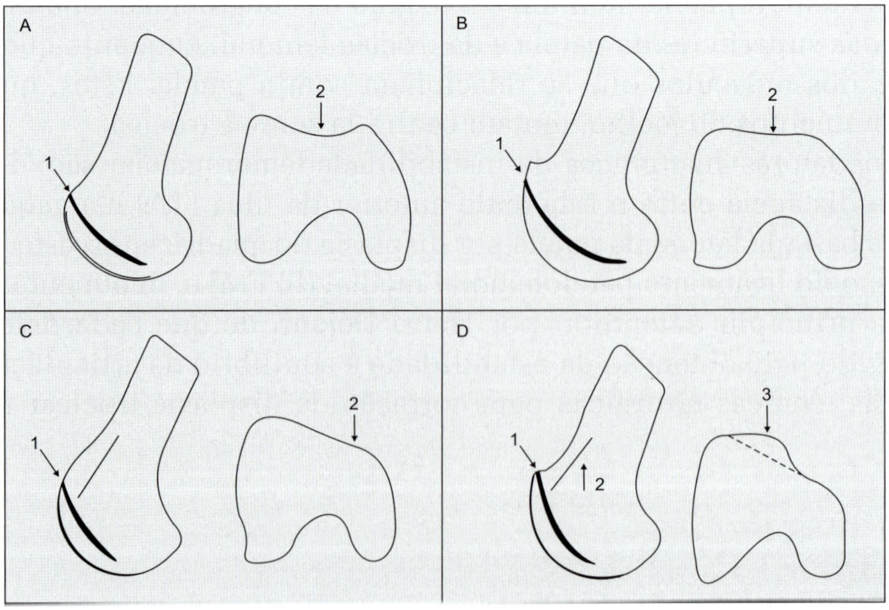

FIGURA 10-1 • Classificação da displasia da tróclea (David Dejour). Os esquemas referem-se ao perfil radiológico e ao corte tomográfico correspondente: Grau A: sinal do cruzamento (tróclea rasa). Grau B: esporão supratroclear (tróclea plana ou convexa). Grau C: duplo contorno (hipoplasia faceta medial). Grau D: esporão supratroclear, duplo contorno, giba.

DIAGNÓSTICO

Exames complementares

O diagnóstico da displasia troclear é feito através de exame radiográfico simples (RX) e de tomografia computadorizada (TC), segundo o Protocolo de Lyon.

A radiografia simples com estudo em anteroposterior (AP); perfil estrito em 30 graus de flexão (P), que é a incidência mais importante, em que se pode apreciar o sinal do cruzamento da linha de fundo da tróclea com os côndilos femorais e a altura patelar (Figura 10-2); e a incidência axial, praticada em 30 graus de flexão.

Na TC, o corte utilizado para apreciar a tróclea é o do arco romano (Figura 10-3).

Técnicas cirúrgicas

A congruência femoropatelar pode ser melhorada de duas formas: elevando-se a faceta lateral da tróclea (trocleoplastia de adição) ou aprofundando-se o seu sulco (trocleoplastia de subtração).

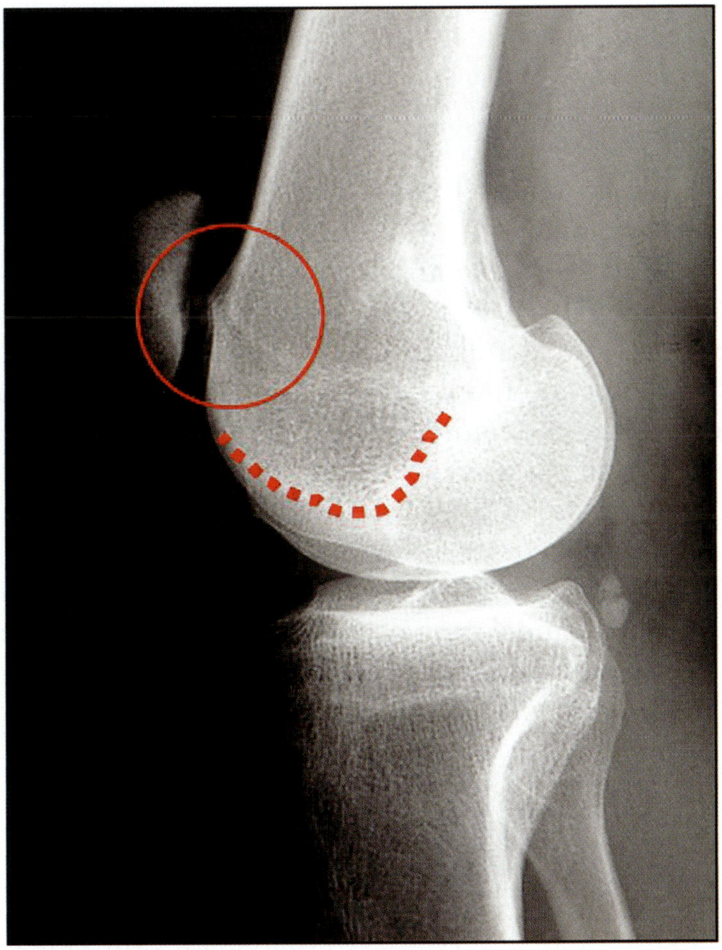

FIGURA 10-2 • Radiografia em perfil estrito observando o sinal do cruzamento e altura patelar.

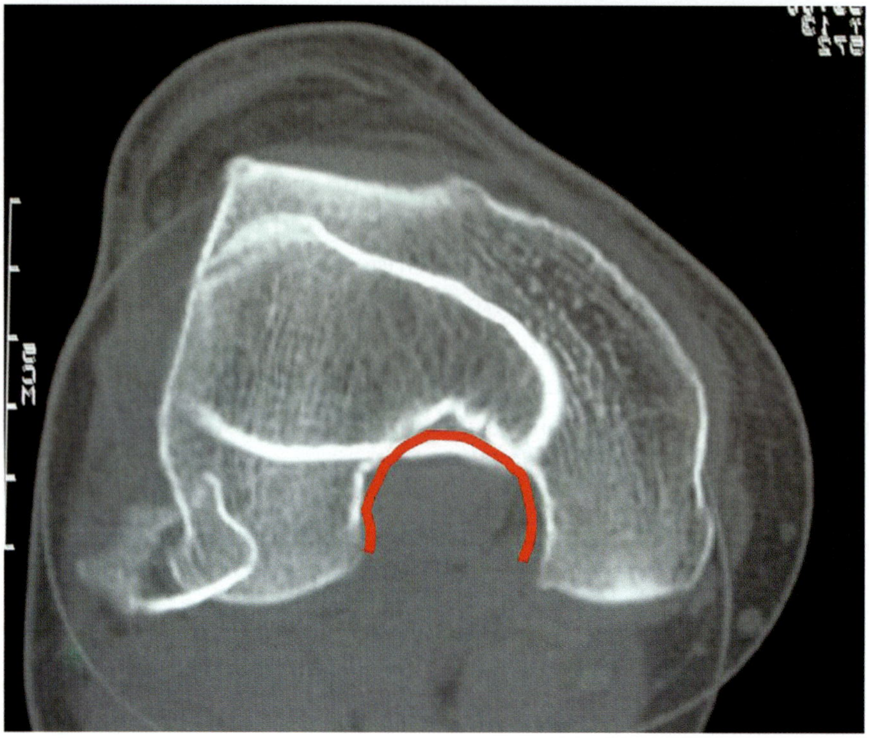

FIGURA 10-3 • Tomografia corte do arco romano.

Trocleoplastia de adição

A primeira referência que se tem de trocleoplastia de adição vem de relatos de Trendelenburg (1900), que osteotomizava o côndilo femoral lateral e o mantinha elevado por uma cunha de marfim. Em 1914, Luxembourg descreveu uma técnica similar, usando um enxerto de fíbula. Albee, em 1915, refinou a técnica, osteotomizando o côndilo femoral lateral logo abaixo da tróclea, fazendo uma elevação da sua faceta lateral, sustentando-a com uma cunha de osso proveniente da tíbia e fixando-a com um fio metálico.

Atualmente, a trocleoplastia de adição consiste na exposição da tróclea, seguida de osteotomia do côndilo lateral em direção ao sulco troclear. Esta osteotomia é feita a uma distância de aproximadamente 5 mm da cartilagem, a fim de preservar uma espessura adequada que evite a necrose da tróclea (Figura 10-4). Com o próprio osteótomo, eleva-se a face lateral da tróclea, criando-se um espaço que será preenchido por enxerto ósseo esponjoso sob pressão, que formará uma elevação lateral de 4 a 6 mm, em média (Figura 10-5) Em geral, essa elevação é suficiente para recriar um sulco troclear e bloquear a tendência de luxação lateral da patela. Não há qualquer necessidade de fixação da osteotomia (Figuras 10-6 e 10-7).

Trocleoplastia de subtração

A primeira referência bibliográfica de uma técnica de aprofundamento da tróclea é a de Championnière, em 1885, que propunha uma osteotomia transcartilagínea.

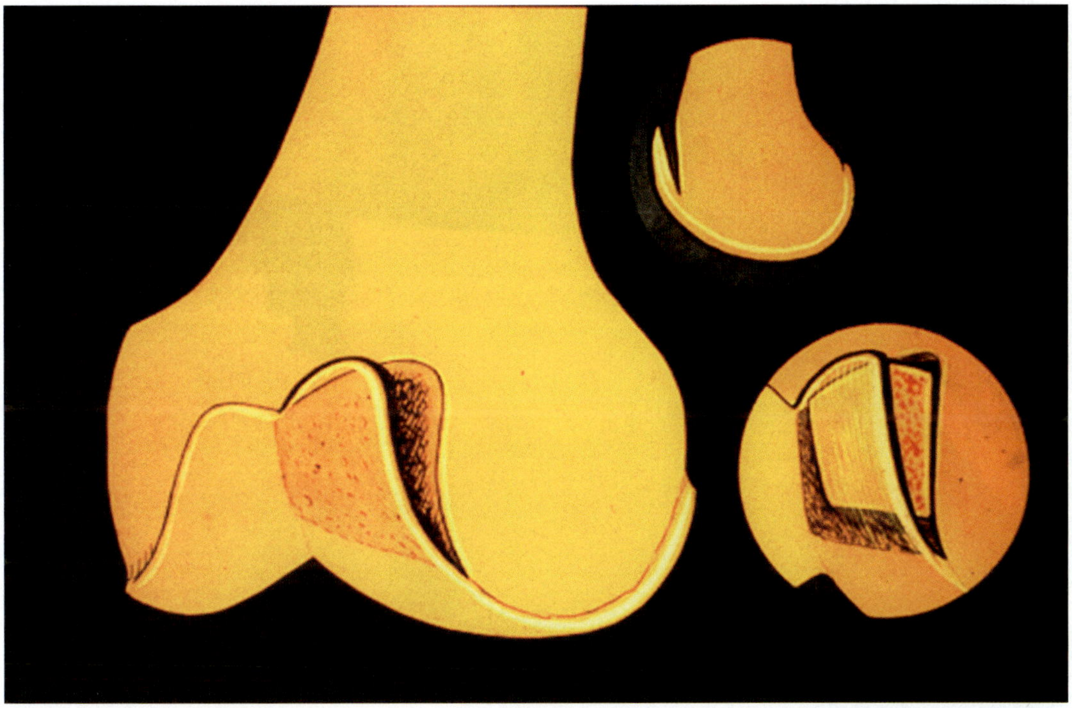

FIGURA 10-4 • Trocleoplastia de adição (esquema).

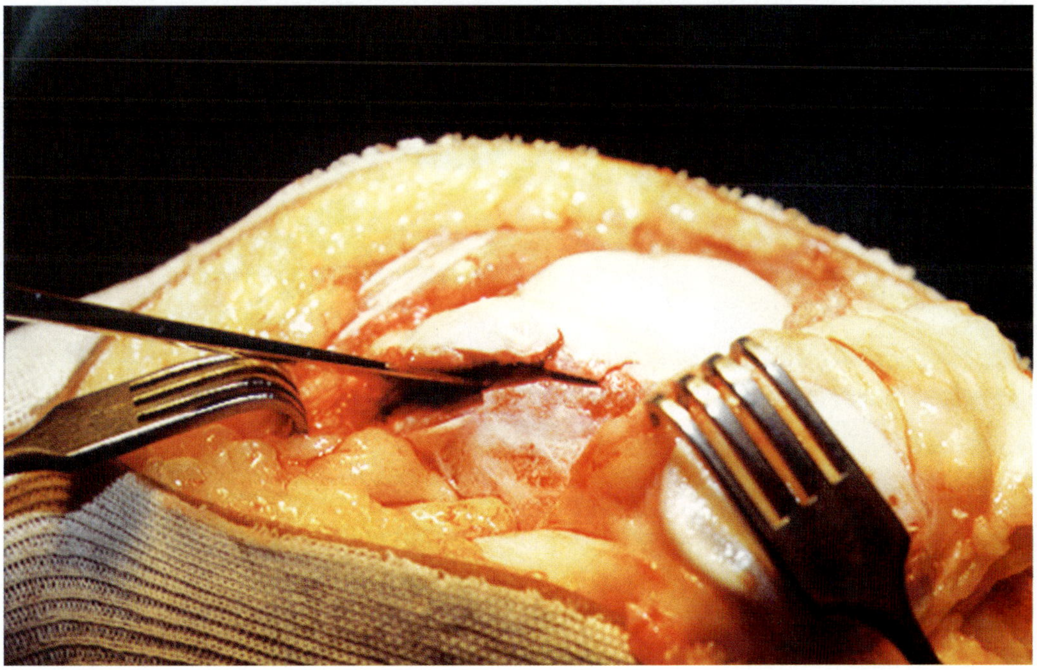

FIGURA 10-5 • Osteotomia do versante lateral da tróclea.

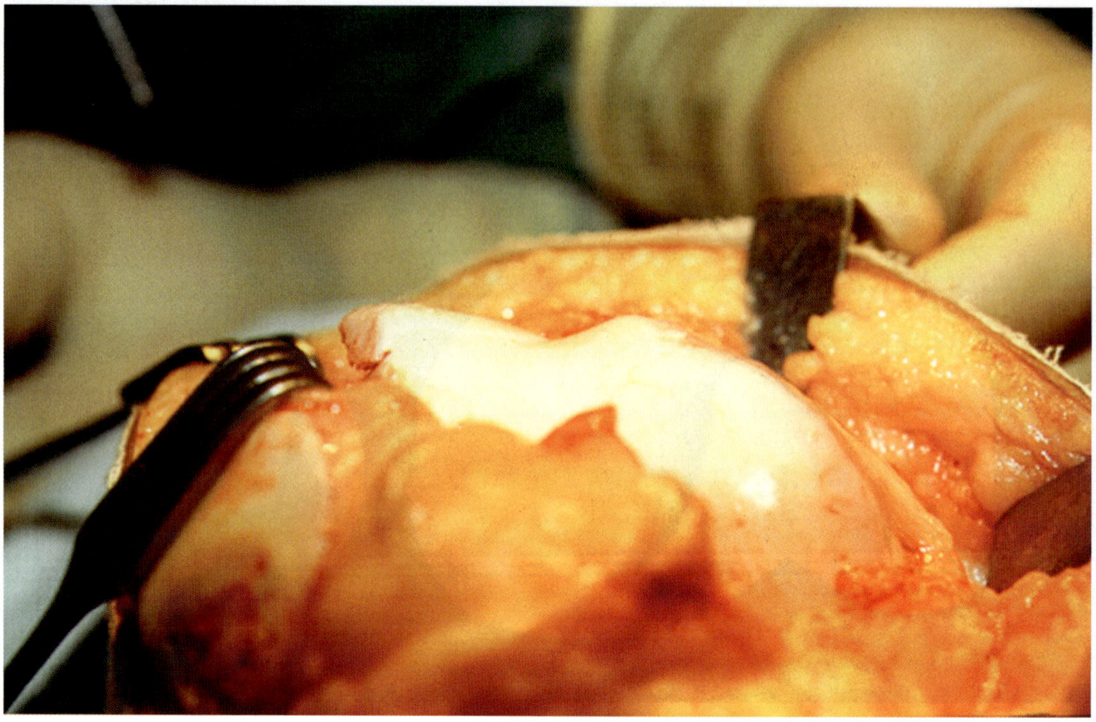

FIGURA 10-6 • Aspecto final trocleoplastia de adição.

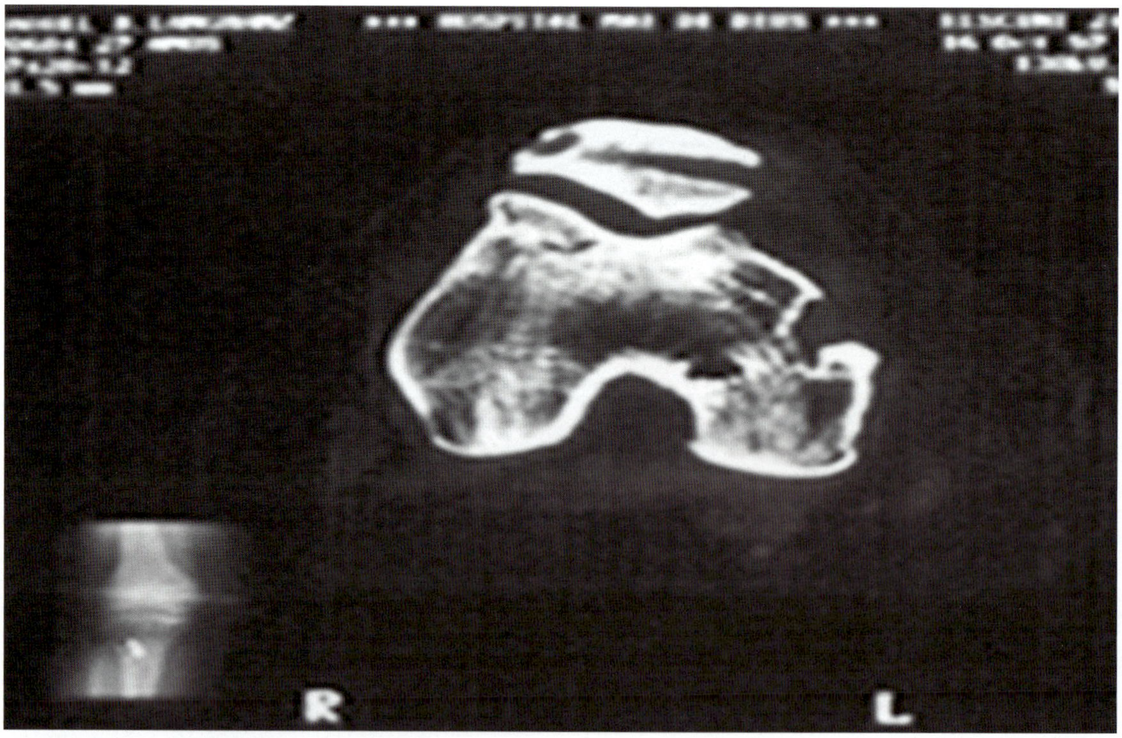

FIGURA 10-7 • Controle radiológico de trocleoplastia de adição.

Em 1978, Masse descreveu um procedimento de aprofundamento da tróclea, que subsequentemente foi modificado por Dejour, em 1987 (Figura 10-8).

O objetivo da trocleoplastia de subtração é abolir a proeminência do sulco troclear e estabelecer uma nova anatomia com o aprofundamento e congruência articular adequados.

O procedimento é bastante trabalhoso. O periósteo peritroclear e a sinovial são incisados na junção osteocondral. Abre-se uma janela no osso cortical ao redor do perímetro proximal da tróclea femoral, expondo o osso esponjoso. Com uma pequena cureta e uma ogiva, remove-se o osso esponjoso sob a tróclea (Figura 10-9). Deve-se tomar cuidado para que a cartilagem não seja violada e não ocorra qualquer dano térmico nela ou no osso subcondral.

A remoção do osso esponjoso é feita até a confluência do intercôndilo. A parede óssea subcondral da cavidade criada sob a tróclea deve ser complacente, a fim de evitar fraturas durante a impacção.

Tendo como orientação o espaço intercondilar, faz-se o sulco no fundo da tróclea com um bisturi ou serra (Figura 10-10). Com um instrumento de polietileno, produz-se o aprofundamento da tróclea por impacção. É necessário que essa parede anterior encoste-se ao fundo da cavidade neoformada.

As duas faces da nova tróclea são então fixadas por dois ou três parafusos, cujas cabeças têm perfil baixo, ficando em posição intracondral (Figuras 10-11 e 10-12).

Depois de checada a fixação e observada a nova profundidade da tróclea, a patela é reduzida ao seu leito. Nesse momento, verifica-se a congruência, e a mobilidade articular é testada. Uma vez que se tenha um curso patelar perfeito e ausência de qualquer conflito, procede-se ao fechamento periosteal e sinovial.

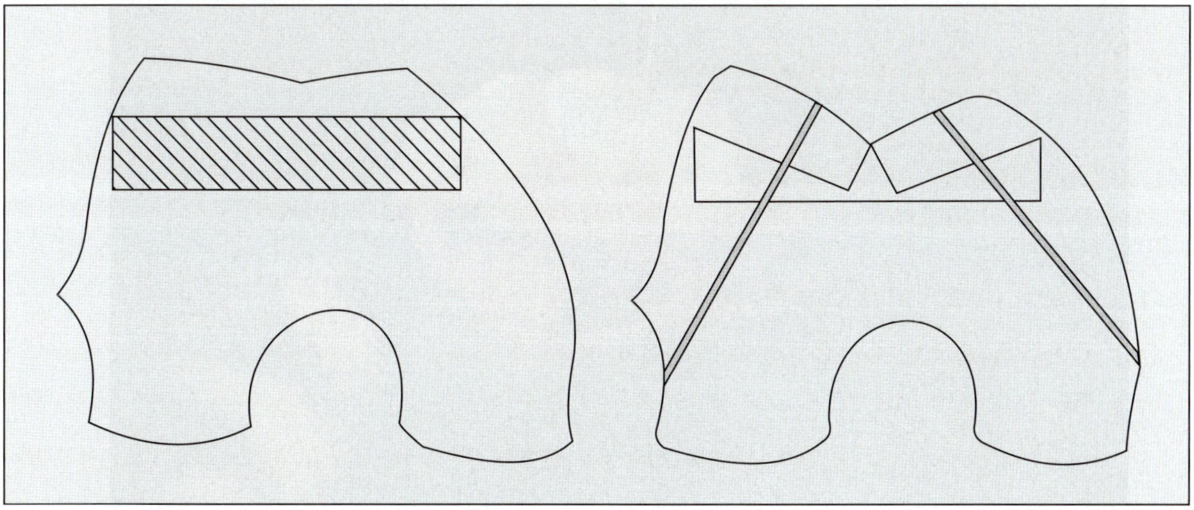

FIGURA 10-8 • Trocleoplastia de subtração (esquema de Masse).

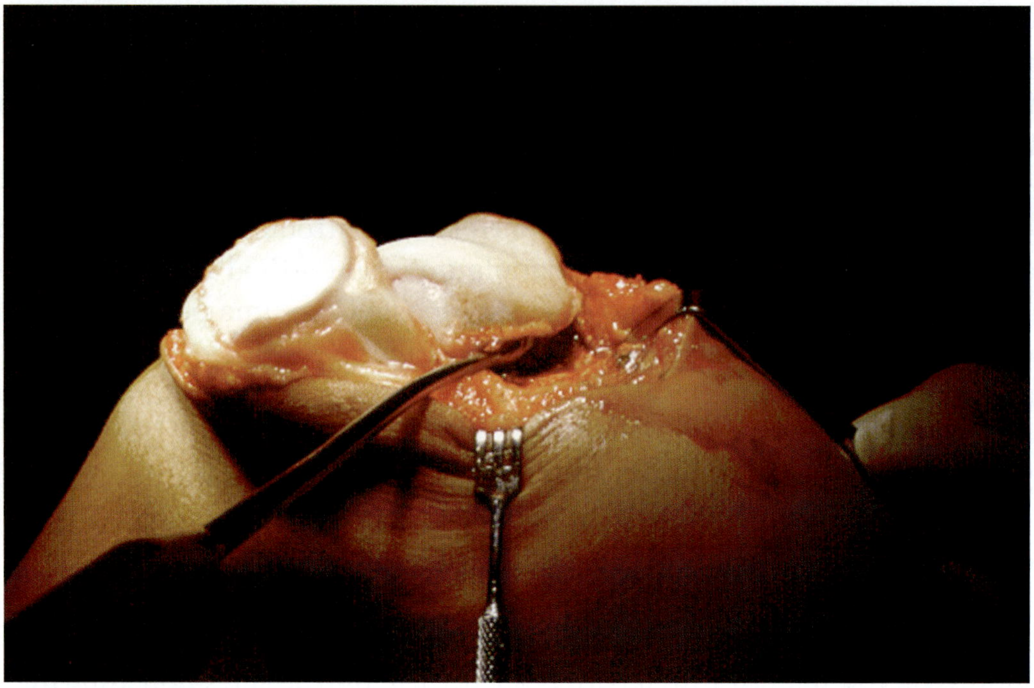

FIGURA 10-9 • Janela sob a tróclea femoral.

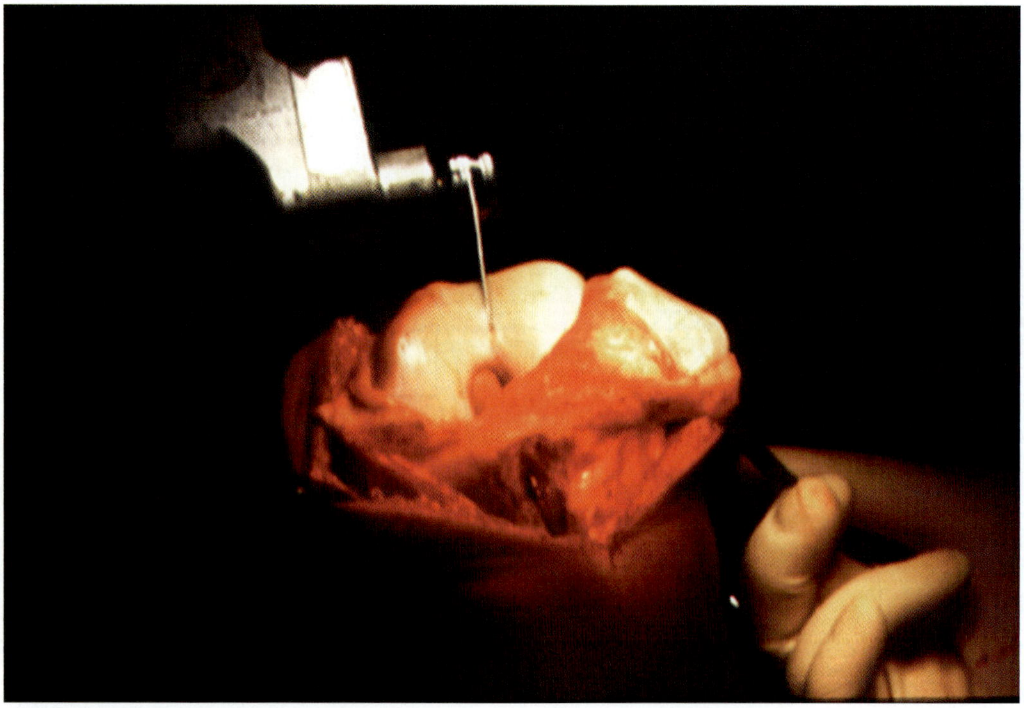

FIGURA 10-10 • Sulco no fundo da tróclea.

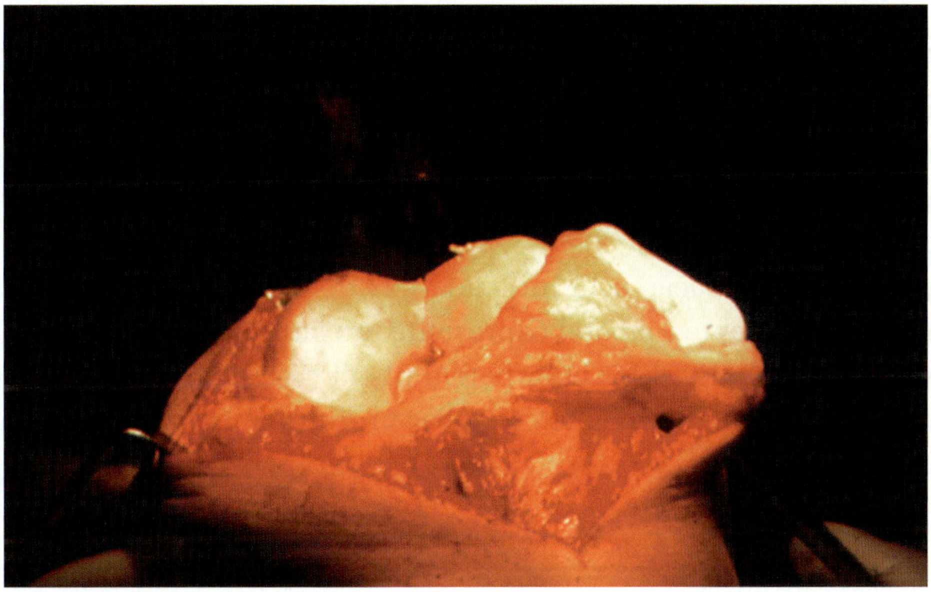

FIGURA 10-11 • Aspecto final da trocleoplastia de subtração.

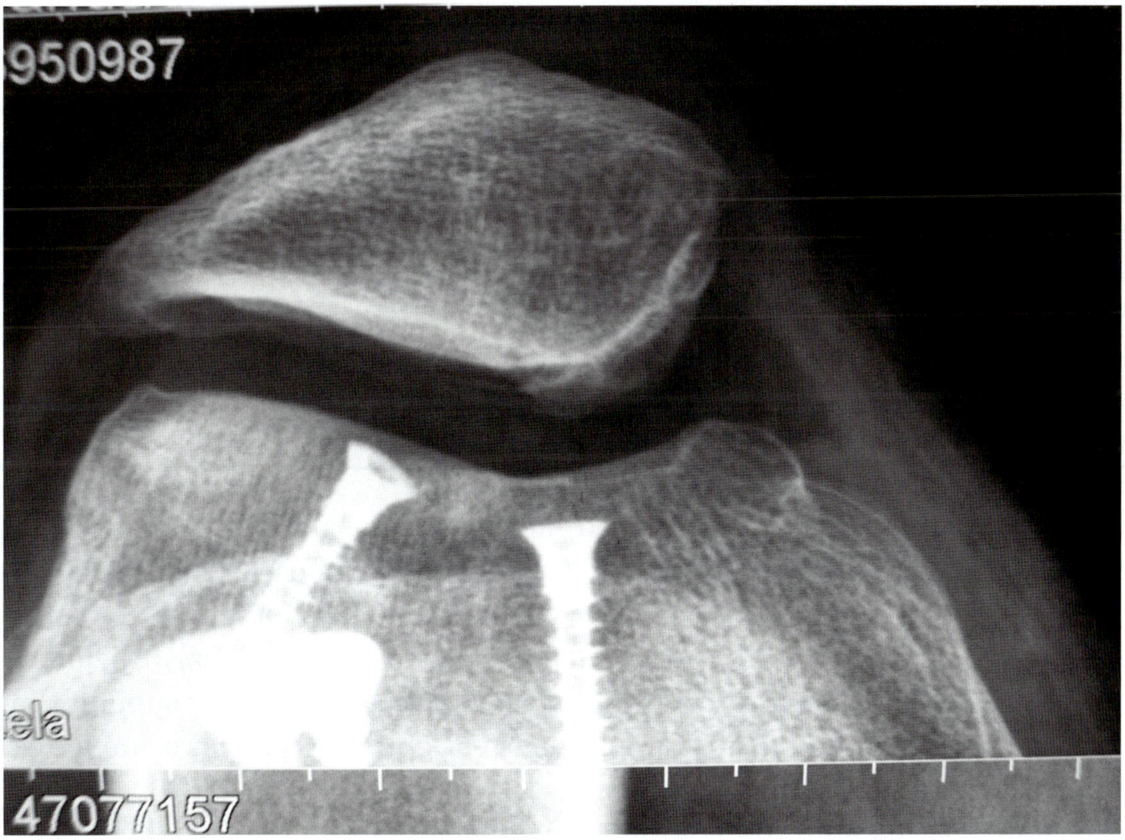

FIGURA 10-12 • Controle radiológico pós-trocleoplastia de subtração.

Indicações

A trocleoplastia de adição está indicada em pacientes com tróclea plana ou rasa, mas sem proeminência troclear (grau A). Deve-se ter cuidado para que o procedimento não cause uma proeminência no fundo da tróclea, resultando, assim, num conflito durante a flexoextensão.

A trocleoplastia de subtração está indicada nas displasias severas (graus B e D), nas quais a tróclea é proeminente e a patela apresenta um conflito com ela. Esse procedimento é contraindicado em indivíduos com patela plana (Wiberg IV), pois o resultado final será uma incongruência entre um sulco troclear profundo e uma patela plana.

Considerações

Em nossa experiência com trocleoplastias iniciada em 1986, podemos afirmar que esse gesto se faz necessário em até 20% dos casos de instabilidades femoropatelares graves, em que a tróclea é displásica, principalmente do tipo D.

A trocleoplastia de adição é uma técnica simples e bem reprodutível. Os pacientes que tinham sido submetidos a outros procedimentos cirúrgicos prévios tiveram resultados mais pobres. O índice de degeneração articular entre os pacientes submetidos a trocleoplastias de adição foi maior que nos de subtração. A recidiva da luxação aconteceu em apenas um caso, por erro de técnica.

No que concerne às trocleoplastias de subtração, pode-se dizer que se trata de uma técnica muito mais elaborada, que exige instrumental e material de fixação adequados. Por outro lado, produzem uma melhor relação anatômica da articulação femoropatelar. Assim como nas de adição, as luxações permanentes, as cirurgias prévias, sobretudo aqueles que haviam tido qualquer procedimento sobre as cartilagens, empobrecem os resultados, com aparecimento de dor a longo prazo, por degeneração condral.

Pós-operatório

A trocleoplastia, em geral, não é um procedimento isolado. Normalmente se acompanha de um realinhamento proximal ou distal, ou ainda, de ambos. Portanto, segue o pós-operatório clássico do tratamento cirúrgico das instabilidades femoropatelares.

A mobilização articular é iniciada ainda na sala de recuperação, utilizando-se um aparelho de movimentação passiva contínua (CPM). Isso promove uma melhor nutrição da cartilagem, ajuda a moldar a nova tróclea, através do fulcro patelar e, além disso, evita aderências.

Não há limitação na amplitude de movimentos (ADM), porém o apoio é suprimido por um período de seis semanas, até que ocorra a consolidação óssea.

Caso clínico

Paciente do sexo masculino, 19 anos, queixas de dor e quedas porque joelho esquerdo falha. Início dos sintomas aos 12 anos, quando aconteceu o primeiro episódio de luxação. Fez tratamento conservador com fisioterapia e uso de imobilizadores ao longo dos últimos cinco anos. Não consegue praticar esportes ou atividades físicas.

Inspeção: normoeixo, patela esquerda lateralizada, vasto medial oblíquo (VMO) displásico, curso patelar ativo com ressalto próximo à extensão.

Exame físico objetivo: dor à palpação da patela, sinais de Rabot e Zöhlen positivos. Sinal de Smillie positivo.

Exame radiológico: patela alta (índice Caton-Deschamps 1,4), tróclea displásica tipo D (Figura 10-13), TAGT 31 mm (Figura 10-14).

Opção de tratamento: cirúrgico.

Plano: correção da altura patelar, medialização tuberosidade tibial anterior (TTA), trocleoplastia de subtração e reposicionamento VMO ou reconstrução LPFM (Figura 10-15).

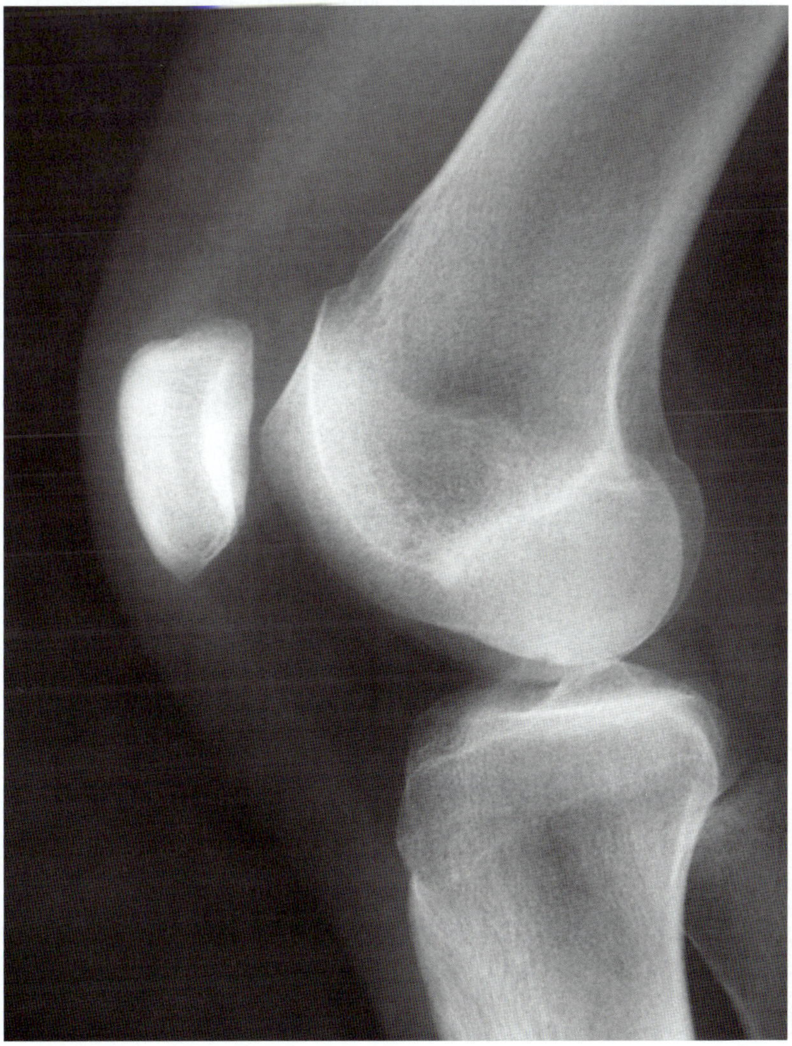

FIGURA 10-13 • Radiografia em perfil estrito 30 graus de flexão, mostrando a altura patelar e a displasia da tróclea femoral.

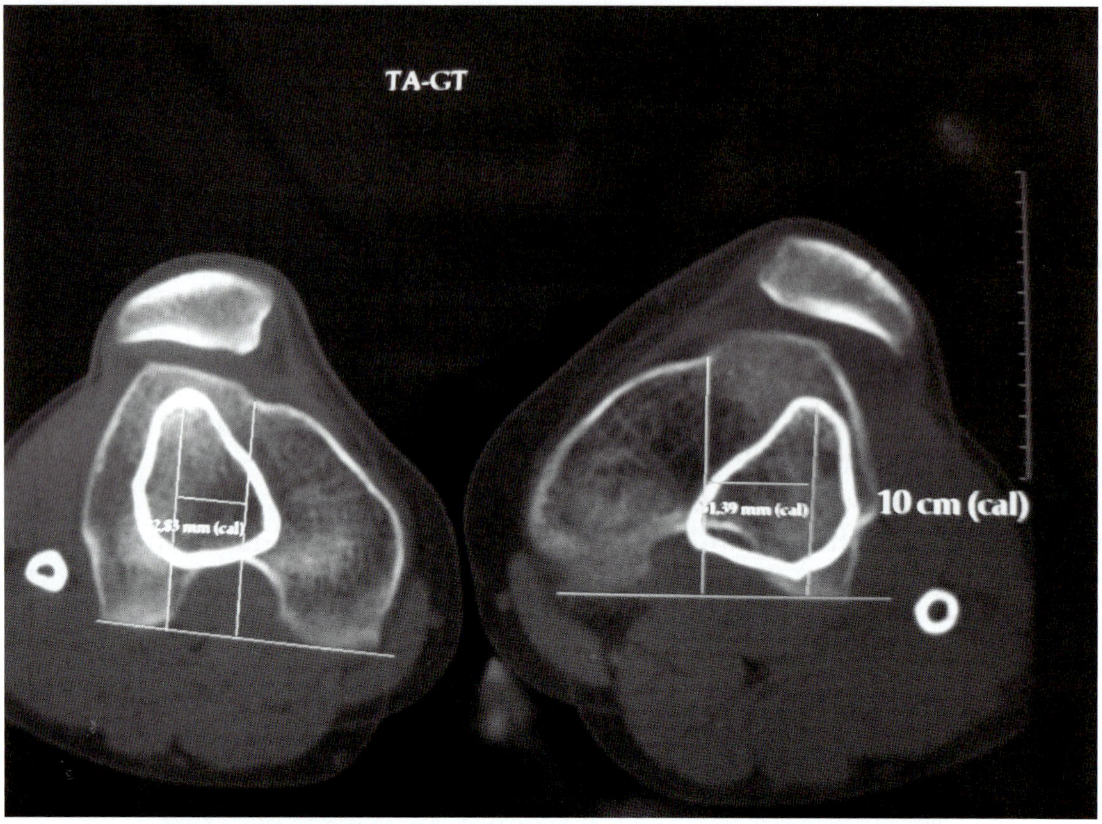

FIGURA 10-14 • Cortes da TC com mensuração da TAGT.

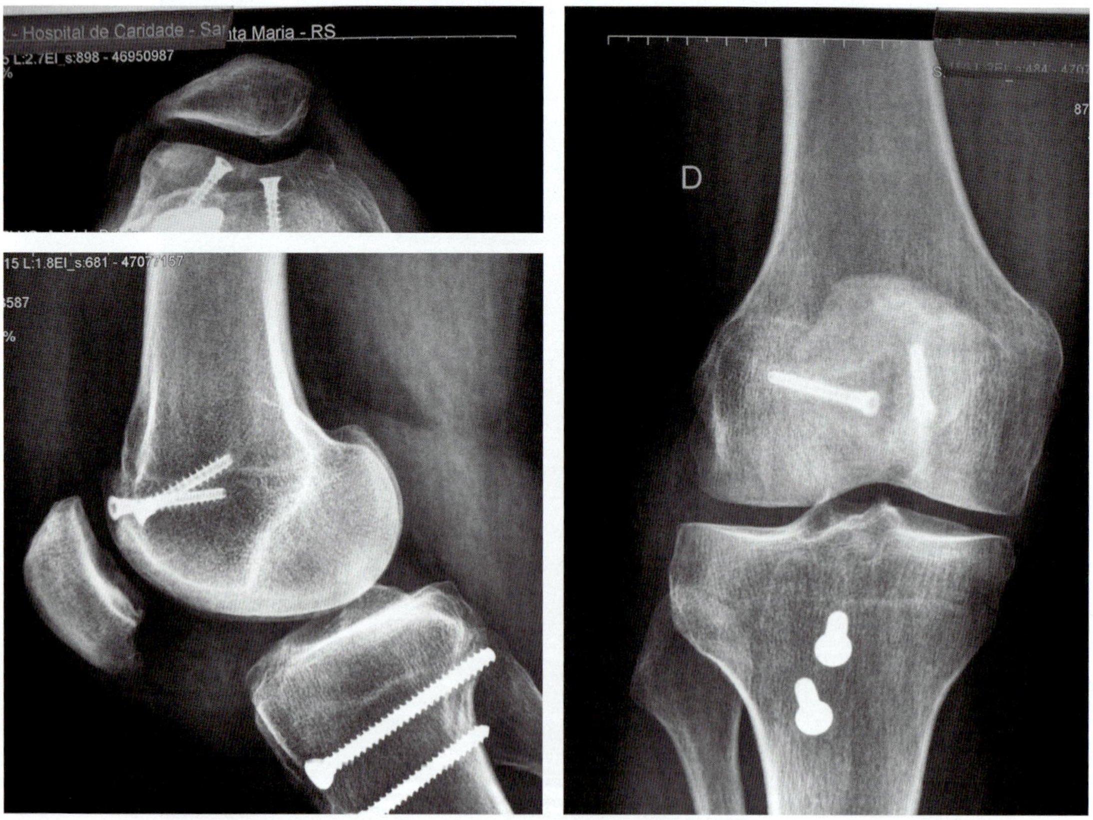

FIGURA 10-15 • Radiografia de controle pós-operatório.

Referências

Amis AA, Oguz C, Bull AMJ, Senavongse W, Dejour D. The effect of trochleoplasty on patellar stability and kinematics: a biomechanical study in vitro. JBJS Br, July 1, 2008; 90-B(7): 864-869.

Abreu A. Patela – Diagnóstico por Imagem. Rio de Janeiro. Revinter, 2005.

Dejour D, Reynaud P, Lecoultre B. Douleurs et instabilité rotulienne. Essai de clasification. Méd Hyg 1998; 56: 1.466-71.

Dejour D, Locatelli E. Patellar instability in adults. Surgical techniques in orthopaedics and traumatology. Paris: Editions Scientifiques et Medicales Elsevier. SAS, 2001; 55: 520-A10.

Dejour H, Carret JP, Neyret PH, et al. Annales de principales publications du service. Lyon, Simep. 1996.

Dejour H, Pozzi JF, Giusti P. Semiologia do Joelho. CD ROM. Multimídia. Porto Alegre: Evolução Multimídia, 1996.

Dejour H, Walch G, Neyret PH, Adeleine P. La dysplasie de la trchlée femorale. Rev Chir Orthop 1990; 76: 45-54.

Dejour H, Walch G, Nove-Josserand L, Guier CH. Factor pf patellar instability: an anatomic radiographic study. Knee Surg Sports Traumatol Arthrosc,1994; 2: 19-26.

Galland O, Walch G, Dejour H, Carret JP. An anatomical and radiological study of femoropatellar articulation. Surg. Radiol. Anat. 1990; 12:119-25.

Goutallier D, Bernageau J, Lecudonnec B. Mesure de l'ecart tuberosité tibiale anterieure-gorgr de la trochlée (TAGT): technique, resultats, intérêts. Rev Chir Orthop 1978; 64: 423-8.

Goutallier D, Blachier D, Norotte G. Chirurgie de la luxatio de la rotule. Encycl. Med. Chir. Editions Scientifiques et Medicales Elsevier.SAS, Paris, Techniques Chirurgicales-Orthopedie-Traumatologie,44-735, 1991: 1-11.

Gomes JLE. Reconstrução anatômico-funcional do ligamento patelo femoral medial na luxação recidivante da patela. Clínica Ortopédica; Vol. 3/3, Set. 2002, MEDSI, Rio de Janeiro.

Hebert S, et al. Ortopedia e Traumatologia: Princípios e Prática. Capítulo: Joelho do Adulto – 3ª edição. Porto Alegre: ARTMED, 2002.

Hughston JC, Walsh M, Puddu C. Patellar subluxation and Dislocation. Philadelphia: Saunders, 1984.

Masse Y. La trochleoplstie, restauration de la goutiére trochléenne dans les subluxations et luxations de la rotule. Rev. Chir. Orthop. 1978; 64: 3-1

Nove-Josserand L, Dejour D. Dysplasie du quadriceps et bascule rotulienne dans l'instabilité rotulienne objective. Rev Chir Orthopo 1995; 81: 497-504.

Pozzi JF, Konkewicz E, Nora B. Tratamento cirúrgico das instabilidades rotulianas. Rev Bras Ort1993; 8: 277-83.

Pozzi JF, Konkewicz E. Trocleoplastia. Clínica Ortopédica; Vol.3/3, Set.2002, MEDSI, Rio de Janeiro.

Tavernier T, Dejour D. Imagerie du genou: quel examen choisir? Encycl. Med.Chir. Editions Scientifiques et Medicales Elsevier. SAS, Paris, 2001. 30-433-A-20.

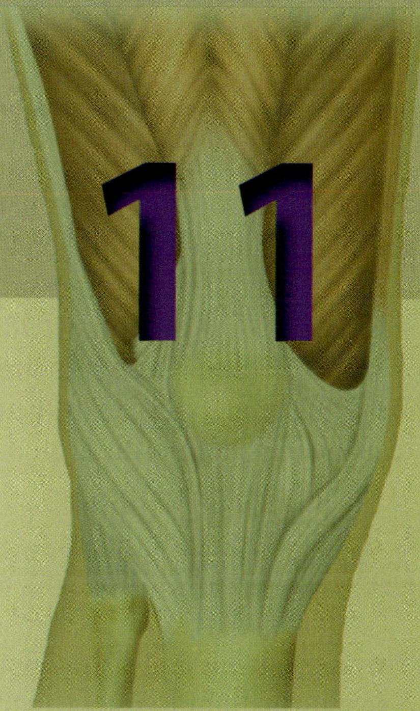

11

Sutura meniscal

Rene Jorge Abdalla
Sheila J. McNeill Ingham

INTRODUÇÃO

Anatomia e biomecânica

Os meniscos são estruturas de fibrocartilagem (com predomínio de colágeno tipo I) em formato semilunar, dispostas entre o fêmur e a tíbia. A borda externa de cada menisco é convexa e ligada à cápsula articular, enquanto que sua borda interna é côncava, fina e livre. O menisco medial tem um formato em C e uma mobilidade relativamente baixa, enquanto que o menisco lateral tem uma forma mais circular e é mais móvel. Os meniscos movem-se posteriormente durante a flexão e anteriormente durante a extensão do joelho.

A sua vascularização é proporcionada pelas artérias geniculares medial e lateral, ramos superior e inferior, que originam o plexo capilar perimeniscal nos tecidos capsular e sinovial. Esse plexo supre a borda externa do menisco (10 a 25% da periferia), próxima a cápsula articular. De acordo com essa vascularização, o menisco é dividido em três zonas: externa, média e interna. A zona externa é chamada de zona vermelha, pois é onde há vascularização ampla; na zona média, há uma menor vascularização; e na zona interna, a zona branca, não há vascularização do menisco. As lesões presentes na zona externa são ditas vermelha-vermelha; na zona média, vermelha-branca; e na zona interna, branca-branca. Esta classificação é importante no prognóstico da sutura de menisco.

As principais funções dos meniscos são: manter espaço entre as superfícies articulares tibial e femoral; transmissão de carga, absorção de carga, estabilidade da articulação, lubrificação da articulação, aumento da congruência entre a articulação femorotibial, propriocepção e limitação de extremos da flexão e da extensão (Noyes 2010).

Histórico

A sutura meniscal foi primeiramente descrita por Thomas Annandale em 1883, e em 1936, King descreveu, em um modelo canino, que poderia haver uma cicatrização do menisco, desde que houvesse uma vascularização adequada. A sutura *inside-out* foi introduzida no início da década de 80 por Henning, enquanto que a técnica *outside-in* foi descrita por Warren em 1985, para diminuir a risco de lesão às estruturas neurovasculares posteriores. Com o avanço da tecnologia, a técnica *all-inside* foi descrita por Morgan em 1991, para diminuir ainda mais o risco de lesão às estruturas neurovasculares e para diminuir o tempo cirúrgico (Jarit 2010, Barber 2007).

CLASSIFICAÇÃO

Trauma é uma das principais causas de lesão de menisco; como exemplo, podemos citar a lesão do ligamento cruzado anterior, que em 40 a 60% dos casos ocorre em conjunto com uma lesão meniscal. Lesões degenerativas são suturadas com menor frequência, pois a qualidade do tecido é ruim, e muitas vezes a lesão é multifragmentar.

A lesão meniscal é classificada de acordo com a sua localização, tipo de lesão, integridade, dano tecidual e o local de inserção meniscal. Esses dados, em conjunto com a avaliação artroscópica do cirurgião ajudam na avaliação da necessidade da sutura meniscal (Noyes 2010). As lesões simples de menisco ocorrem em um só plano e podem ser: longitudinais (Figura 11-1), radiais ou horizontais, e em geral são passíveis de sutura. As lesões complexas ocorrem em mais de um plano ou direção e podem ou não ser passíveis de sutura. Em geral, há cinco tipos de lesões meniscais: longitudinal, horizontal, radial, em *flap* e degenerativa.

Nem todas as lesões meniscais têm a capacidade de cicatrização. A característica da lesão e a sua vascularização são dados essenciais para estabelecer essa capacidade. Lesões até 3 mm na borda meniscosinovial em geral cicatrizam, pois possuem uma boa vascularização, já lesões a mais de 5 mm dessa borda são consideradas avasculares e em geral não cicatrizam. Além da localização da lesão, a qualidade do tecido e a complexidade da lesão devem ser avaliadas, pois lesões degenerativas dificilmente cicatrizam (Barber 2007).

TRATAMENTO

Sutura meniscal

A cirurgia de menisco está entre as cirurgias ortopédicas mais comuns, e como o menisco tem diversas funções essenciais para o bom funcionamento do joelho, é essencial que tentemos preservar sua integridade sempre que possível. Apesar de sempre tentarmos preservar a integridade do menisco em pacientes jovens, para evitarmos a possibilidade de osteoartrose futura, é também importante que o menisco seja preservado em pacientes mais idosos, sempre que possível.

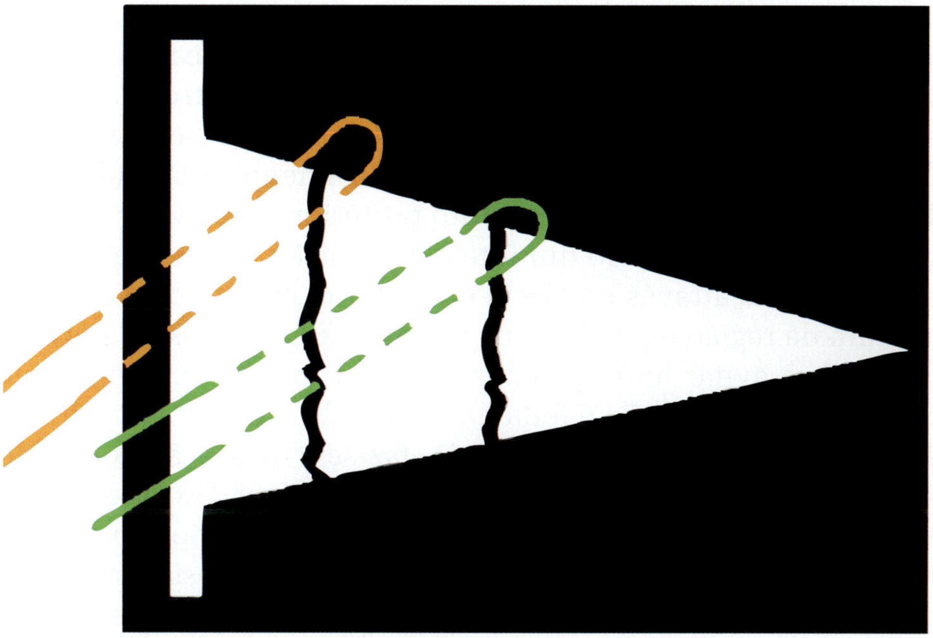

FIGURA 11-1 • Lesão simples ou dupla.

A decisão para sutura meniscal é embasada em um número de variáveis incluindo: idade do paciente, estabilidade do joelho, local da lesão, tempo de lesão, lesões associadas, atividade do paciente e se a lesão é redutível. Acreditamos que a variável mais importante para indicação de sutura é a redutibilidade da lesão, pois suturas bem reduzidas e estabilizadas, mesmo não cicatrizadas, mantêm a função de transmissão de carga (Abdalla 2005). As outras variáveis importantes para indicação de sutura são: localização, tipo de lesão e, por último, o tempo de lesão (agudo *versus* crônico). A idade do paciente é um tópico controverso, e sabe-se que os principais candidatos para a sutura meniscal são os pacientes jovens com idade inferior a 60 anos, mas isso não quer dizer que pacientes mais velhos não possam ser submetidos à sutura meniscal. As lesões meniscais na zona vermelha-vermelha são as com maior possibilidade de cicatrização, mas as lesões na zona vermelha-branca também podem ser suturadas. Já a sutura da região branca-branca é controversa. Temos experiência pessoal com bons resultados em suturas meniscais em lesões crônicas com 85% de cicatrização.

Existem três técnicas mais frequentemente usadas para sutura de menisco: *inside-out*; *outside-in*; *all-inside*.

Técnica inside-out

Técnica considerada padrão (Jarit 2010) e preferida pelo autor por ser mais estável, permitir múltiplos pontos e ser tecnicamente mais fácil.

Tem uma alta resistência mecânica e pode ser usada para todas as lesões meniscais (com maior dificuldade para as posteriores), mas como desvantagens, apresenta as incisões necessárias e o risco de lesão neurovascular (Jarit 2010).

A técnica cirúrgica utilizada pelo autor é a seguinte:

Inicialmente, é realizada a confirmação artroscópica da indicação da sutura (palpação, avaliação da extensão, região etc.). Em seguida, retira-se o artroscópio e realizam-se os acessos acessórios para o futuro tensionamento dos nós. Do lado medial, uma incisão, centrada na linha articular, de 3,0 cm posterior ao ligamento colateral medial superficial, é feita na pele. Essa incisão não deve ser muito posterior, para evitar danos à veia e nervo safenos, e cuidado deve ser tomado durante a dissecação para evitar lesão a estas estruturas. Uma incisão é feita através da fáscia do sartório, evitando-se o músculo sartório e toda a musculatura da região é rebatida; os ramos infrapatelares do nervo safeno devem ser identificados, para evitar lesão. A cápsula posterior e o tendão do semimebranoso devem ser expostos, e uma incisão é feita na bainha do músculo permitindo a visualização do tendão do gastrocnêmio medial. Então, faz-se a dissecção com o dedo da região entre o tendão do gastrocnêmio medial e a cápsula posterior. Do lado lateral, tradicionalmente (Noyes 2010) é descrita uma incisão de 3,0 cm posterior ao ligamento colateral lateral, centrada logo abaixo da linha articular. Porém, é de nossa preferência um acesso mais extenso para localização e identificação do nervo fibular (acesso horizontal). A fáscia sobre as estruturas posterolaterais e sobre o ligamento colateral lateral é dissecada, assim como o tendão do gastrocnêmio. O nervo fibular, inferior ao tendão do bíceps, é palpado e protegido, mas não é dissecado. Para proteção das estruturas anatômicas posteriores, utilizamos um espéculo ginecológico descartável (Figura 11-2).

Em seguida, retornamos ao procedimento artroscópico, iniciando com a redução anatômica da lesão, lembrando que, para realizar o procedimento *inside-out* no menisco

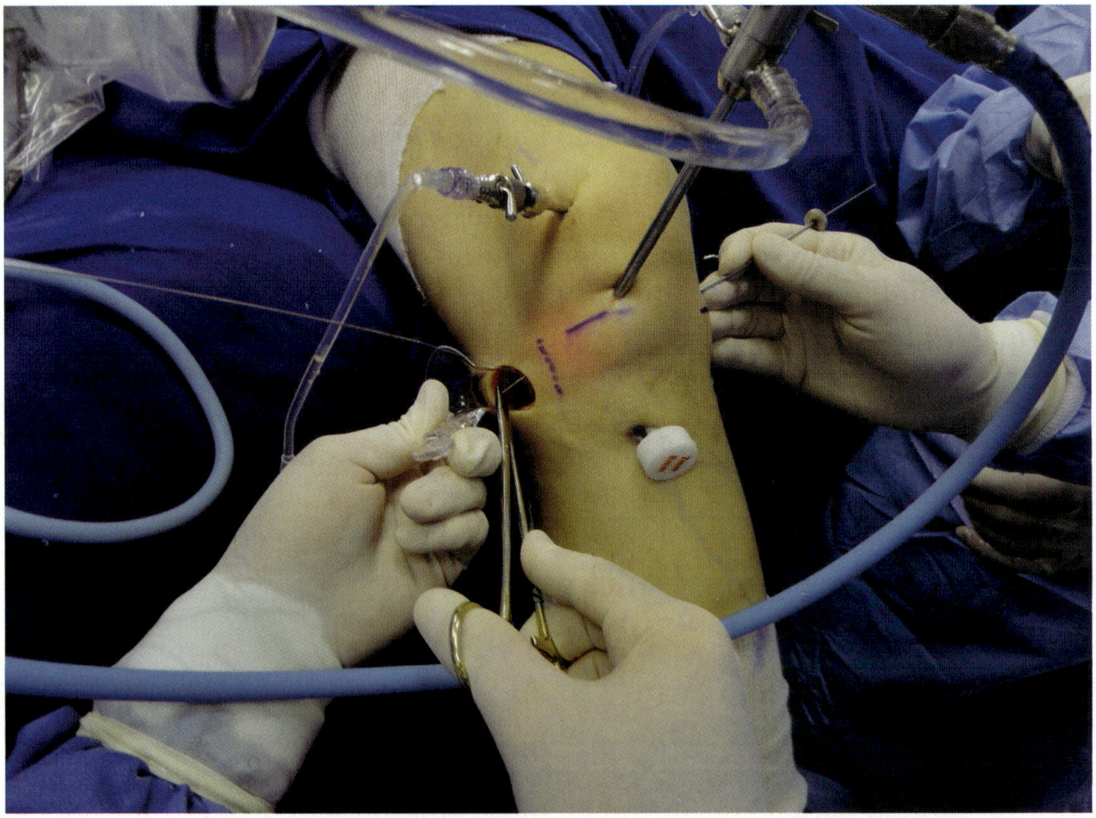

FIGURA 11-2 • Foto demonstrando o uso do espéculo ginecológico para proteção das estruturas posteriores.

medial, torna-se necessário posicionar o artroscópio no portal anteromedial e realizar o procedimento através do portal anterolateral. Utilizando-se as cânulas apropriadas (Figura 11-3), realizamos o primeiro ponto na superfície superior do menisco, com a ideia de manter posicionada a redução, realizando posteriormente pontos múltiplos (10 a 15, dependendo da lesão), localizados superior e inferiormente respectivamente à superfície meniscal.

Uma vez que realizamos pontos múltiplos (fio Ti-cron™ 2.0 com agulha), as próprias perfurações das agulhas funcionam como indutores da cicatrização, não se tornando, portanto, necessária a escarificação das bordas (o que eventualmente danifica a borda meniscal) ou outros tipos de recursos. Após cada ponto, é importante testar a estabilidade obtida e, ao final da sutura, ter certeza, através da palpação com probe, de termos alcançado a estabilidade absoluta, que será importante para mobilização precoce.

Devemos salientar também que, na sutura do menisco lateral, devemos a todo momento nos certificar da integridade do tendão poplíteo.

Técnica outside-in

Técnica usada principalmente para o corno anterior e com menor risco de lesão neurovascular, além de incisões menores. Como desvantagem, apresenta a necessidade de sutura dos nós artroscopicamente (Jarit 2010). Esta técnica não é adequada para lesões do corno posterior.

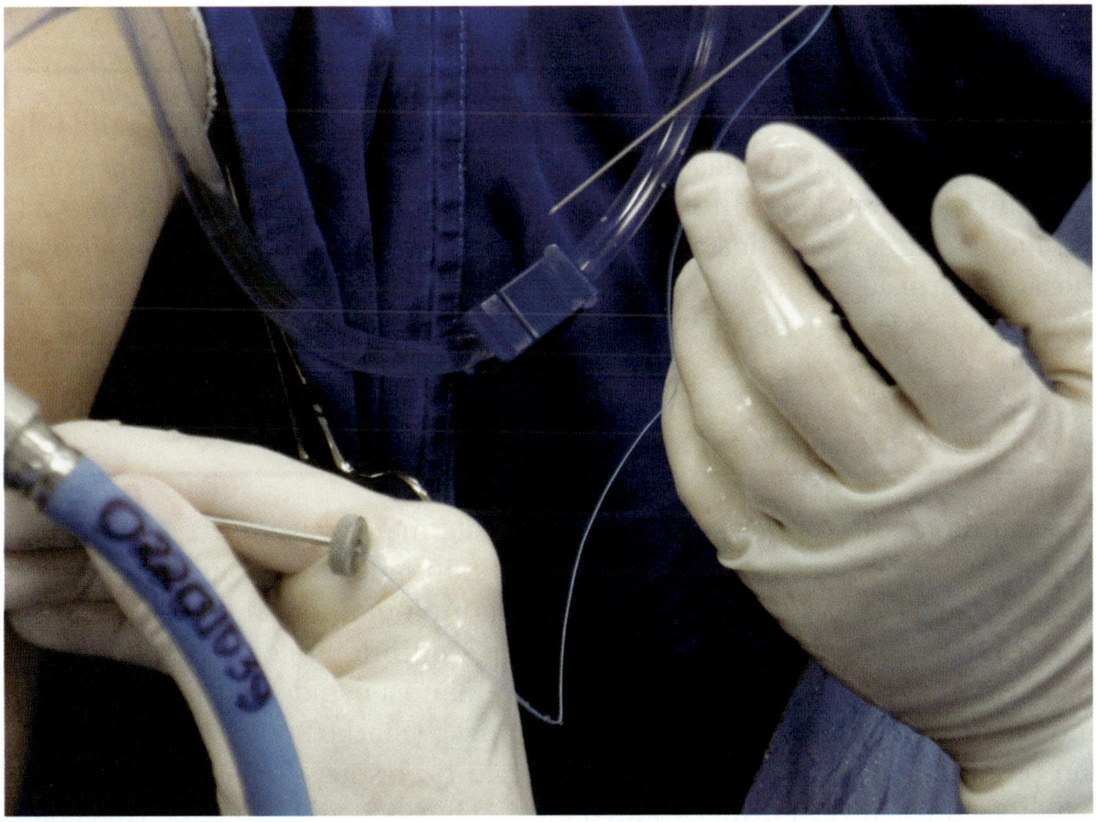

FIGURA 11-3 • Sistema *inside-out*.

Nesta técnica, uma agulha é passada através da pele, pela cápsula articular, através dos dois fragmentos do menisco. Diversas técnicas foram descritas para descrever a sutura do nó, que é feita artroscopicamente. Quando o nó é puxado, a lesão é reduzida e o fragmento é trazido em direção ao menisco na periferia da lesão. Suturas individuais podem ser passadas pelas superfícies superior ou inferior do menisco, e suturas adjacentes são feitas na cápsula. Muito cuidado deve ser tomado quando se está suturando os nós fora da cápsula, para não haver lesão das estruturas neurovasculares. Devem-se realizar múltiplas pequenas incisões até o nível da cápsula com cuidado, ou deve-se fazer uma incisão maior posterior até a cápsula para evitar lesão (DeHaven 1999).

Técnica all-inside

Técnica usada para o corpo do menisco e para região posterior. Utiliza-se de diversos dispositivos (âncoras, flechas, grampos, parafusos). Suas principais vantagens são: ausência de incisões, menor risco de dano neurovascular, fixação mais flexível dos fragmentos, menor tempo cirúrgico. Suas principais desvantagens são: maior custo, migração dos implantes, reação a corpo estranho, processo inflamatório, lesão condral, falha dos dispositivos, menor força mecânica (Jarit 2010).

Esta técnica requer uma visualização do compartimento posterior com um artroscópio de 70 graus colocado no espaço intercondilar com uma cânula colocada no compartimento posterior para o acesso posteromedial e posterolateral.

Complicações da sutura meniscal

São encontradas as mesmas complicações que outras cirurgias por artroscopia do joelho: infecções superficiais e profundas, trombose venosa profunda, incluindo tromboembolismo pulmonar, artrofibrose, síndrome complexa de dor regional. No início da técnica cirúrgica, havia outras complicações específicas da sutura: lesões dos nervos fibular e safeno, lesão da artéria poplítea. O uso das novas técnicas diminuiu em muito esse tipo de complicação (De Haven 1999).

Métodos biológicos para aumento de cicatrização do menisco

A cicatrização do menisco pode ser aumentada pela maior vascularização no local da lesão. Vários métodos podem ser usados para esta finalidade, como o uso de fatores de crescimento. No entanto, o uso de VEGF não levou a uma melhora de cicatrização; o uso de coágulos de fibrina (que servem como um agentes quimiotáticos e mitogênicos) levou a melhor cicatrização em modelos animais e em humanos; uso de células-tronco mesenquimais conduziu a uma melhor cicatrização do menisco (Starke 2009). Além disso, a simples trefinação ou curetagem pode levar à cicatrização de lesões estáveis mesmo sem sutura (Starke 2009). Outro método que pode ser utilizado é o uso do PRP (plasma rico em plaquetas).

O plasma rico em plaquetas pode ser definido como uma fração do volume do plasma que possui uma concentração de plaquetas maior que a basal. A concentração de plaquetas e de fatores de crescimento no PRP depende da técnica utilizada para obtenção deste, mas, em média, o PRP contém de 3 a 5 vezes mais fatores de crescimento que o sangue periférico. As plaquetas estimulam a angiogênese através da liberação de VEGF, PDGF, b-FGF, EGF, TGF, IGF e angiopoetina-1. Existe apenas um estudo que avalia o efeito do PRP na cicatrização meniscal, e nesse estudo, Ishida (2007) descobriu, pelos métodos *in vitro* e *in vivo* com coelhos que o PRP aumentava a cicatrização de defeitos meniscais.

Pós-operatório

O objetivo inicial do processo de reabilitação é impedir a carga excessiva sobre as suturas meniscais; por isso, o paciente deverá permanecer com marcha sem apoio por seis semanas, com auxílio de muletas. Após a sutura de menisco, a mobilização imediata é liberada (0 a 90 graus) sem carga. O retorno ao esporte ocorre entre 4 a 6 meses, e a flexão extrema (agachamento) deve ser evitada por seis meses.

Caso clínico

De uma amostra de 96 suturas de menisco, obtivemos um índice de cicatrização de 84% dos casos, e recidivas em 16%. Todos foram operados pela técnica *inside-out*, e 19 destas suturas foram realizadas na zona branca, sendo que, nesse caso, não houve nenhum caso de recidiva. Dos demais casos, 60 foram realizados na zona vermelha, e 17, na zona vermelha-branca. Do total de lesões, 80 eram únicas, enquanto que 16 eram lesões duplas. No caso das recidivas, pode haver a tentativa de nova sutura ou de uma meniscectomia parcial. Do nosso total, nove casos apresentaram recidiva, dos quais três foram submetidos à ressutura, e seis, a meniscectomia parcial. Oito pacientes foram submetidos a uma cirurgia de *second look* por outros motivos e apresentavam 100% de cicatrização do menisco suturado.

Acompanhamos prospectivamente 39 pacientes com uma lesão crônica do menisco que foi submetida a uma sutura. A idade média dos pacientes era de 28 anos, e o seguimento médio foi de 18 meses. Desses 39 pacientes, 11 tinham uma lesão isolada do menisco, enquanto que os 28 restantes tinham uma lesão do ligamento cruzado anterior concomitante. Após o período de seguimento, 85% dos pacientes encontravam-se assintomáticos e 15% (seis pacientes) necessitaram de procedimentos complementares.

Referências

Abdalla RJ, Camanho GL, Cohen M, et al. Reconstrução do ligamento cruzado anterior: o impacto da sutura meniscal. Revista Brasileira de Ortopedia 2005; 40 (3): 98-105.

Barber FA, McGarry JE. Meniscal Repair Techniques. Sports Med Arthrosc Rev 2007; 15: 199-207.

Crawford MJ, Dodds JA, Arnoczky SP. Healing of knee Menisci. In Scott WN: Insall & Scott Surgery of the Knee. Churchill Livingstone – Elsevier. 4ª Edição, 2006. Philadelphia, PA. Volume 1. Cap 30: 481-493.

DeHaven KE. Meniscus repair. Am J Sports Med 1999; 27(2): 242-250.

Heckmann TP, Barber-Westin SD, Noyes FR. Meniscal Repair and Transplantation: indications, techniques, rehabilitation and clinical outcome. J Orthop Sports Phys Ther 2006; 36 (10): 795-814.

Ishida K, Kuroda R, Miwa M, et al. The Regenerative Effects of Platelet-Rich Plasma on Meniscal Cells In Vitro and Its In Vivo Application with Biodegradable Gelatin Hydrogel. Tissue Eng 2007, 13 (5): 1103-1112.

Jarit GJ, Bosco JA. Meniscal repair and reconstruction. Bulletin of the NYU Hospital for Joint Diseases 2010; 68(2): 84-90.

Noyes FR, Barber-Westin SD. Meniscus Tears: Diagnosis, Repair Techniques, and Clinical Outcomes. In Noyes FR: Knee Disorders. Surgery, Rehabilitation, Clinical Outcomes. Saunders Elsevier. 1ª Ed, 2010. Philadelphia, PA. Cap. 28: 733-771.

Starke C, Kopf S, Petersen W, Becker R. Meniscal repair. Arthroscopy 2009; 25 (9): 1033-1044.

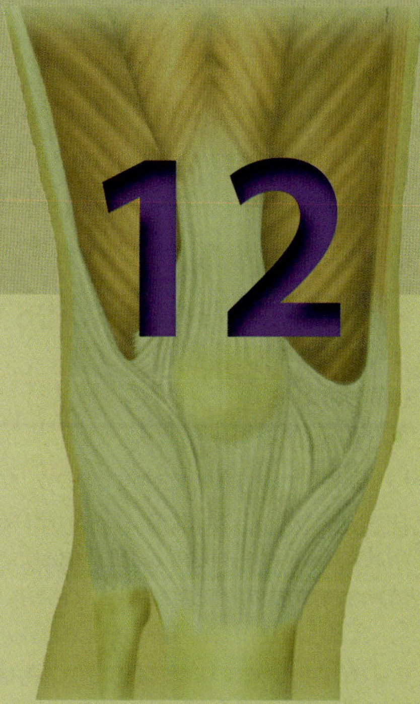

12

Transplante osteocondral autólogo

Mário Carneiro Filho
Geraldo Sergio Mello Granata Junior
Ozório de Almeida Lira Neto

INTRODUÇÃO

As lesões condrais e osteocondrais do joelho continuam sendo até os dias de hoje um grande desafio ao ortopedista cirurgião de joelho, pois causam dor, derrame articular, bloqueio articular e, se não tratadas, podem levar a uma degeneração articular precoce. Existem várias técnicas de estimulação local da medula óssea descritas na literatura, como as perfurações descritas por Pridie (1955), as microfraturas descritas por Steadman (1999), e a condroplastia por abrasão. Tais técnicas apresentam resultados satisfatórios, porém com características biomecânicas ruins, já que o tecido neoformado é composto não por cartilagem hialina, mas sim por fibrocartilagem.

Nas últimas décadas, novas técnicas para o reparo de cartilagem têm sido descritas como o transplante autólogo de condrócitos previamente separados e expandidos após biópsia da cartilagem do paciente, sendo que o defeito é coberto por uma camada de periósteo cobrindo os condrócitos implantados, apresentando excelentes resultados. Hoje existem avanços nessa técnica, chamados de segunda e terceira geração, em que a cultura é realizada ou colocada em um molde (*scaffold*), por exemplo de colágeno, e este é colocado no defeito, sem a necessidade de cobertura com periósteo. Esses avanços na técnica têm apresentado resultados promissores a médio e longo prazo, porém no nosso meio apresentam ainda um custo muito alto ou não estão disponíveis comercialmente.

Existem estudos mais recentes com o uso de células mesenquimais, biomateriais e transplante de condrócitos de cadáveres jovens, que se encontram ainda em caráter experimental, e sem indicação e técnica bem definidas.

O transplante osteocondral autólogo (TOA), também conhecido como mosaicoplastia, foi descrito por Hangody em 1997. Nessa técnica, são transplantados cilindros osteocondrais retirados de uma área de cartilagem sem carga e sadia para uma área com lesão condral ou osteocondral, com o objetivo de "preencher" e "cobrir" a área da lesão.

PRINCÍPIOS E OBJETIVOS

Indicações

O TOA foi descrito inicialmente para o tratamento das lesões condrais e osteocondrais pequenas nos côndilos femorais e articulação patelofemoral, porém os bons resultados obtidos levaram à utilização da técnica em lesões nos platôs tibiais e em outra articulações, como tornozelo, cotovelo e atualmente até na cabeça femoral.

A idade limite preconizada é de 50 anos, visto que é a idade máxima realizada nos estudos com transferência de um bloco osteocondral único.

O diâmetro indicado das lesões pode variar de 1 a 4 cm^2, podendo chegar, em alguns casos, até 8 cm^2. Uma das limitações é o número e tamanho máximo de *plugs*, que podem ser retirados da área doadora, que corresponde às extremidades lateral e medial do fêmur, tendo como seu limite distal a altura do sulco terminal da tróclea na articulação patelofemoral.

Lesões associadas, como instabilidades, lesão meniscal e mau alinhamento do membro inferior, devem ser corrigidas no mesmo tempo cirúrgico ou antes do tratamento da cartilagem.

Contraindicações

O TOA está contraindicado nas seguintes situações: infecção, artrites de origem reumatológica, osteoartose generalizada, e tumor.

Técnica cirúrgica

Instrumental

O TOA consiste em retirar *plugs* de diâmetros variados de uma área sem carga e transplantá-los na área defeituosa preparada para recebê-los.

O instrumental é de grande importância na técnica, pois os *plugs* retirados devem se encaixar milimetricamente nos túneis preparados para que estes não fiquem frouxos ou muito apertados, o que pode danificar a cartilagem do cilindro ou prejudicar a sua integração se não realizado de maneira minuciosa.

É necessário uma trefina (Figura 12-1) para retirada do enxerto, e uma broca com um guia para a realização do túnel receptor (Figura 12-2), que deve ter seu diâmetro 1 mm menor que o diâmetro do enxerto.

No nosso meio, os instrumentais disponíveis permitem a retirada de cilindros de 6, 8 e 10 mm de diâmetro.

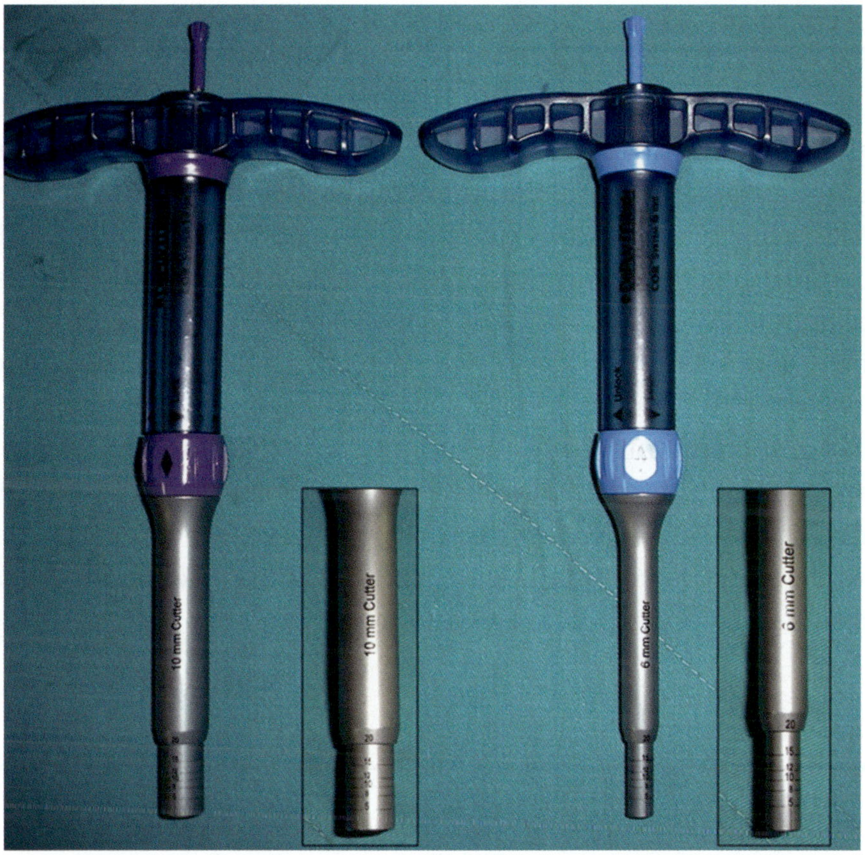

FIGURA 12-1 • Trefinas utilizadas para a retirada do enxerto osteocondral cilíndrico. Detalhe – extremidades das trefinas com suas medidas.

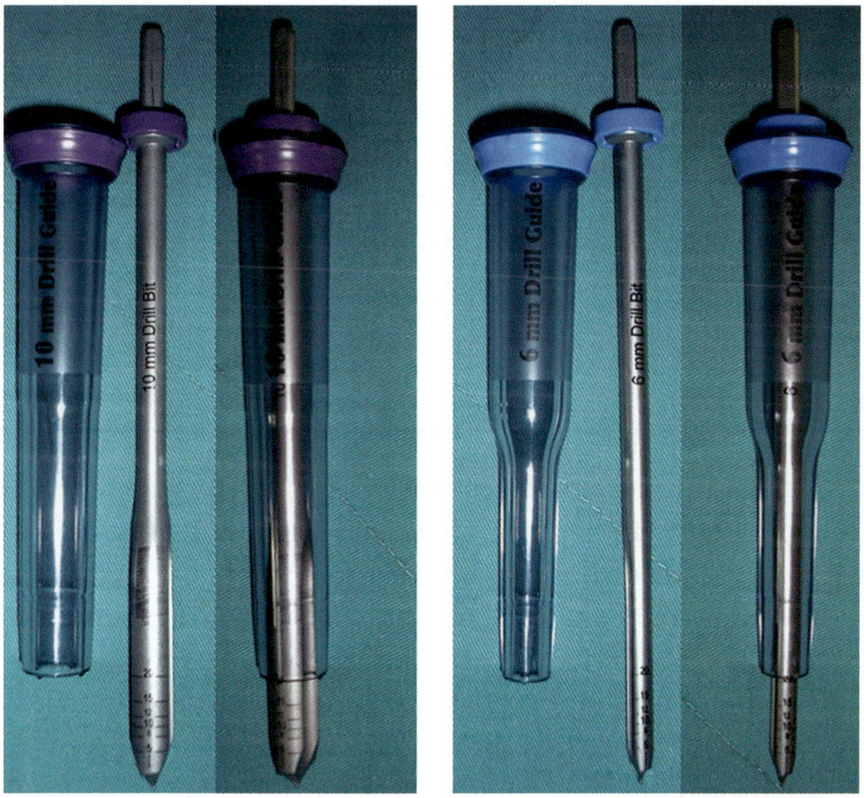

FIGURA 12-2 • Guias e brocas para a confecção das áreas receptoras.

Posicionamento e via de acesso

O procedimento é realizado com o paciente em decúbito dorsal, e o joelho deve permitir uma flexão de até 120 graus, deixando também o joelho contralateral preparado, pois pode ser necessária uma retirada programada ou eventual de *plugs* do joelho contralateral.

Quanto à via de acesso, ela pode ser artroscópica ou miniartrotomia, dependendo do local da lesão e habilidade do cirurgião, pois a técnica em ambos os casos segue os mesmos passos e exigências.

Para cirurgiões menos familiarizados com a técnica a artrotomia, deve ser utilizada, pois facilita a retirada dos *plugs,* bem como sua colocação, que deve obedecer à curvatura fisiológica do compartimento da lesão, como o côndilo femoral, por exemplo. A implantação do enxerto deve ser realizada perpendicular à área da lesão, sendo que às vezes, dependendo do local da área defeituosa, a realização e colocação dos cilindros artroscopicamente de maneira adequada podem ser muito difíceis ou até não recomendadas, como no caso de lesões na patela e planaltos tibiais.

Preparo do defeito

É necessário preparar a base do defeito da mesma maneira que na técnica de microfratura, em que, com uma cureta ou lâmina de *shaver* apropriada, retiram-se os restos de cartilagem do defeito até a exposição do osso subcondral sangrante, devendo-se deixar as bordas perpendiculares à base do defeito (Figura 12-3).

O preparo da base da lesão serve para uma melhor integração do enxerto cilíndrico, e para que se forme entre os *plugs* uma fibrocartilagem na área previamente defeituosa.

Com o instrumental adequado, mede-se a profundidade e tamanho do defeito e define-se quantos e onde serão colocados os *plugs* (Figura 12-4) Hangody afirma que com cilindros de um único tamanho é possível preencher 70 a 80% do defeito, mas se utilizarmos mais de um tamanho de diâmetro nos *plugs*, poderemos preencher 90 a 100% da área do defeito.

Retirada dos cilindros

A retirada pode ser feita por uma miniartrotomia, que pode ser feita sobre o côndilo femoral lateral ou medial, conforme o local da lesão, ou por via artroscópica. A retirada de enxerto via artroscópica é feita com o joelho em extensão, e à medida que ele é fletido, podem ser retirados cilindros mais inferiores, lembrando que o limite inferior é uma linha imaginária na altura do limite superior da região intercondilar, o sulco terminal (Figura 12-5). A área intercondilar pode servir de área doadora, porém a sua concavidade pode limitar a sua utilização, devido à incongruência com a área receptora. Existem relatos também do uso da articulação tibiofibular proximal como área doadora, no caso de necessidade de mais *plugs* ósseos.

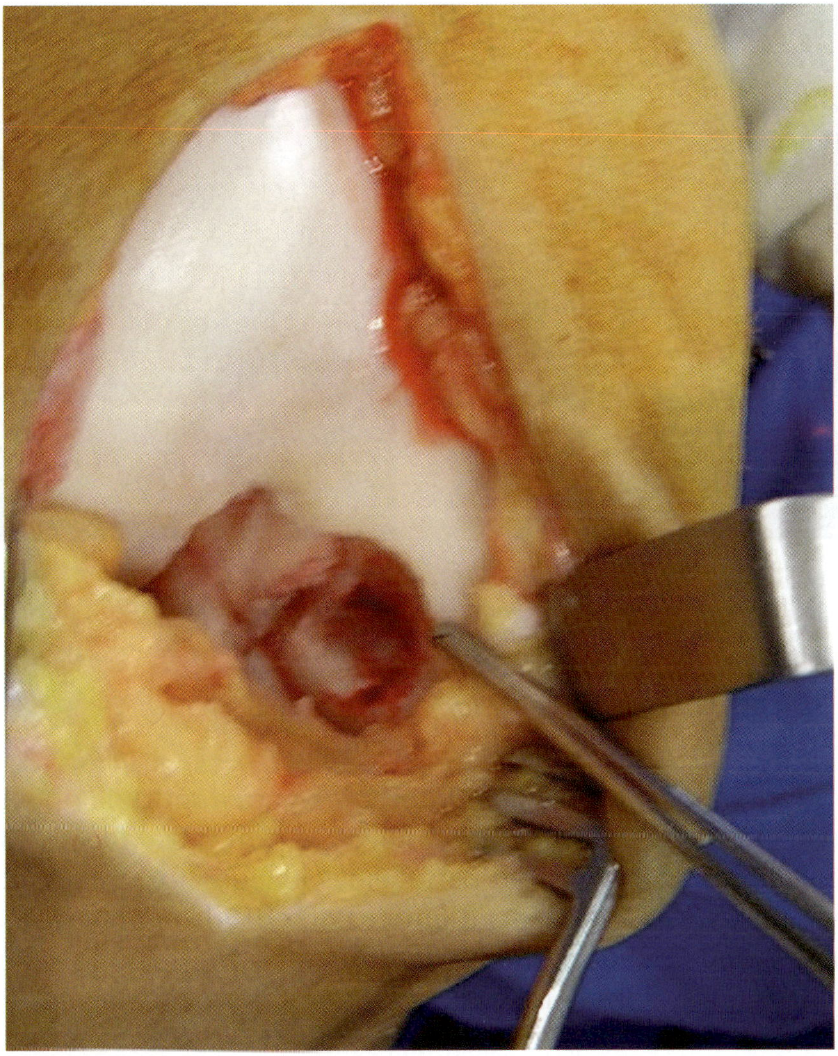

FIGURA 12-3 • Área receptora de enxerto preparada.

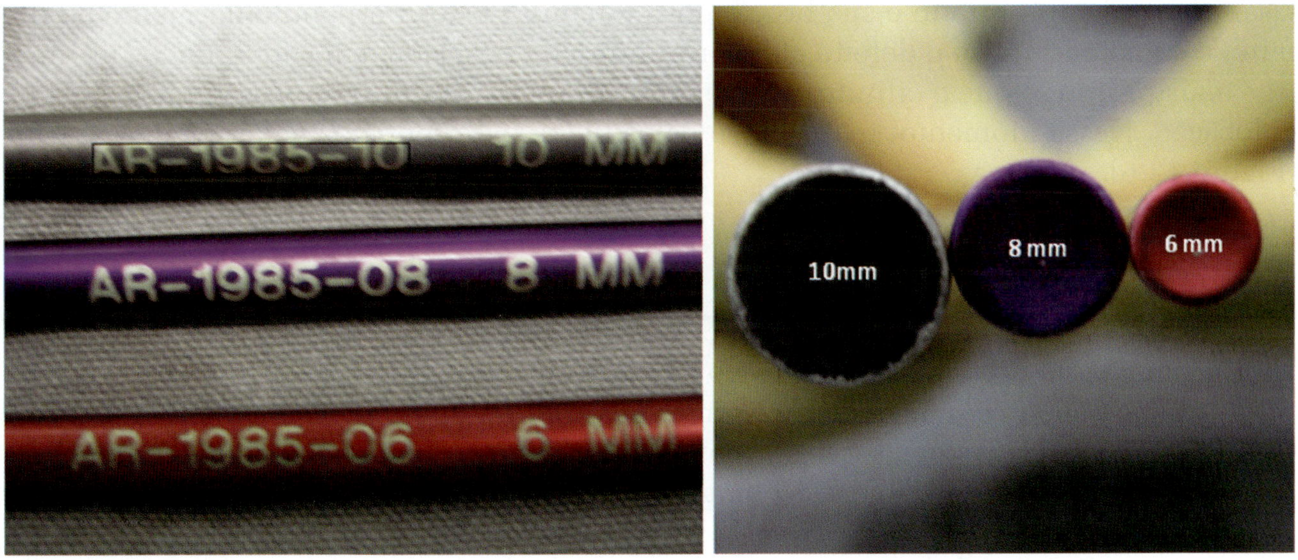

FIGURA 12-4 • Instrumental para o dimensionamento do defeito.

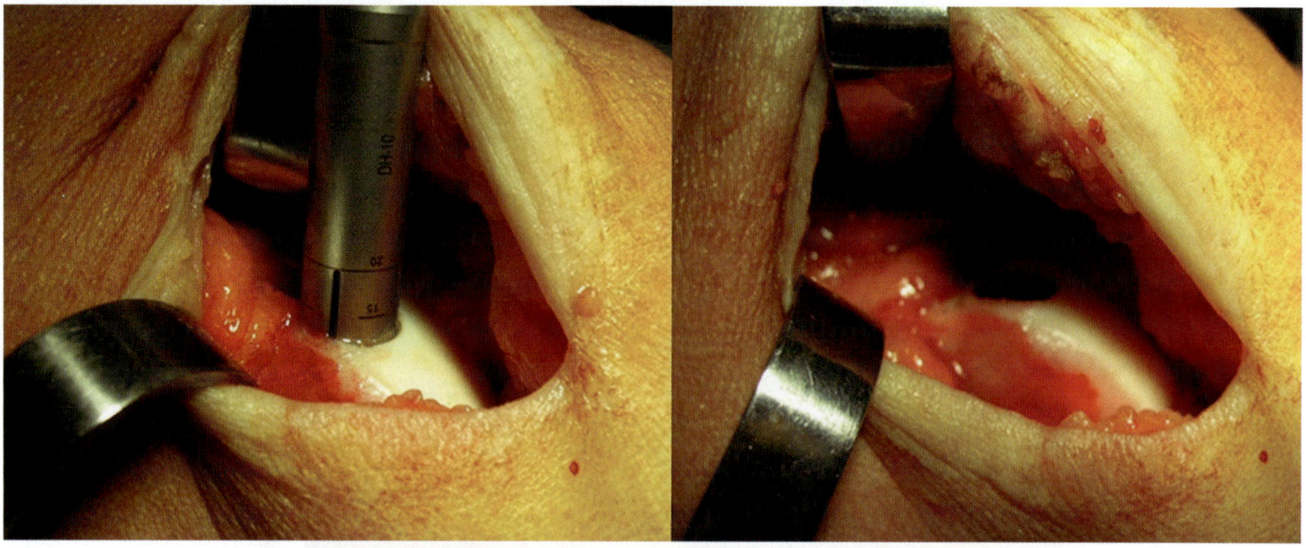

FIGURA 12-5 • Retirada do enxerto através de miniartrotomia.

Quando encontrado o local ou locais apropriados para a retirada do enxerto, o cisel ou trefina apropriado é martelado, e não perfurado, até a profundidade de aproximadamente 15 mm para lesões condrais, ou 25 mm para lesões osteocondrais, porém a regra é que a profundidade mínima seja duas vezes o diâmetro do cilindro para que este não quebre.

Os locais de retirada de enxerto podem ser deixados abertos ou preenchidos com enxerto ósseo ou outros biomateriais para a formação de fibrocartilagem.

Preparação dos orifícios para colocação dos enxertos

Usando o guia apropriado e sua broca, posicionam-se estes perpendicularmente ao defeito, e então perfura-se o defeito até a profundidade desejada, em geral poucos milímetros mais profundo que o cilindro a ser enxertado, para diminuir a pressão intraóssea na colocação. Nesse momento, realizam-se os orifícios para todos os enxertos necessários (Figura 12-6).

Colocação dos enxertos

Usamos então um dilatador do diâmetro do *plug,* introduzindo-o na área receptora até a profundidade adequada de maneira firme e sem incliná-lo para não alargar a área. A introdução dos enxertos deve ser feita com o instrumental adequado, e de maneira gentil, para não machucar a cartilagem do *plug*, que deve ficar no mesmo nível da cartilagem sadia.

Esse procedimento deve ser realizado para todos os *plugs*, passo a passo, um de cada vez (Figuras 12-7 e 12-8).

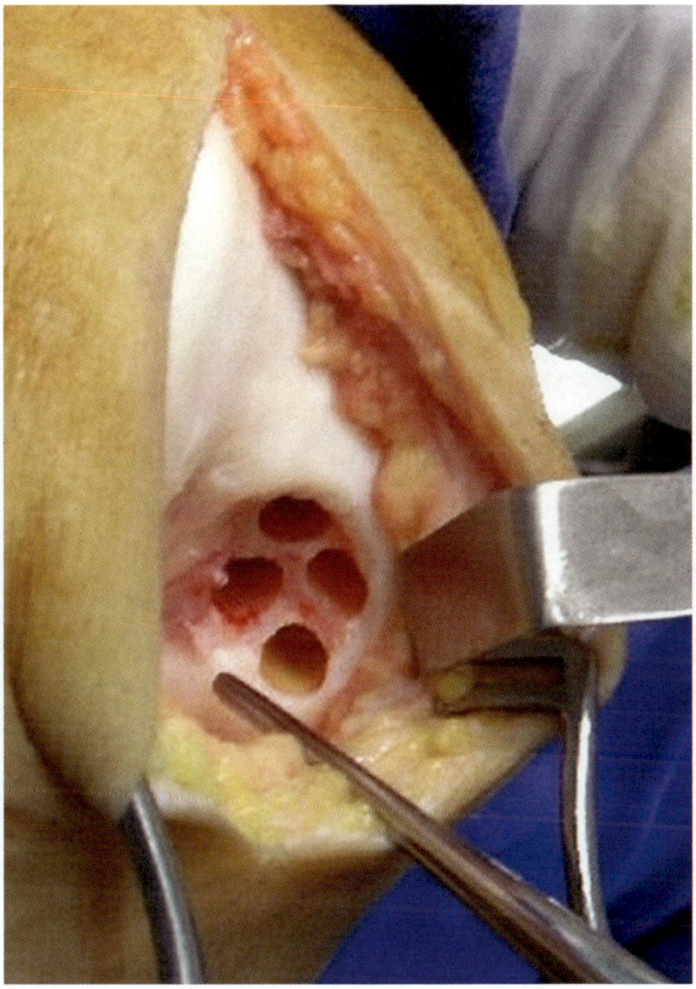

FIGURA 12-6 • Área receptora preparada na região da lesão osteocondral.

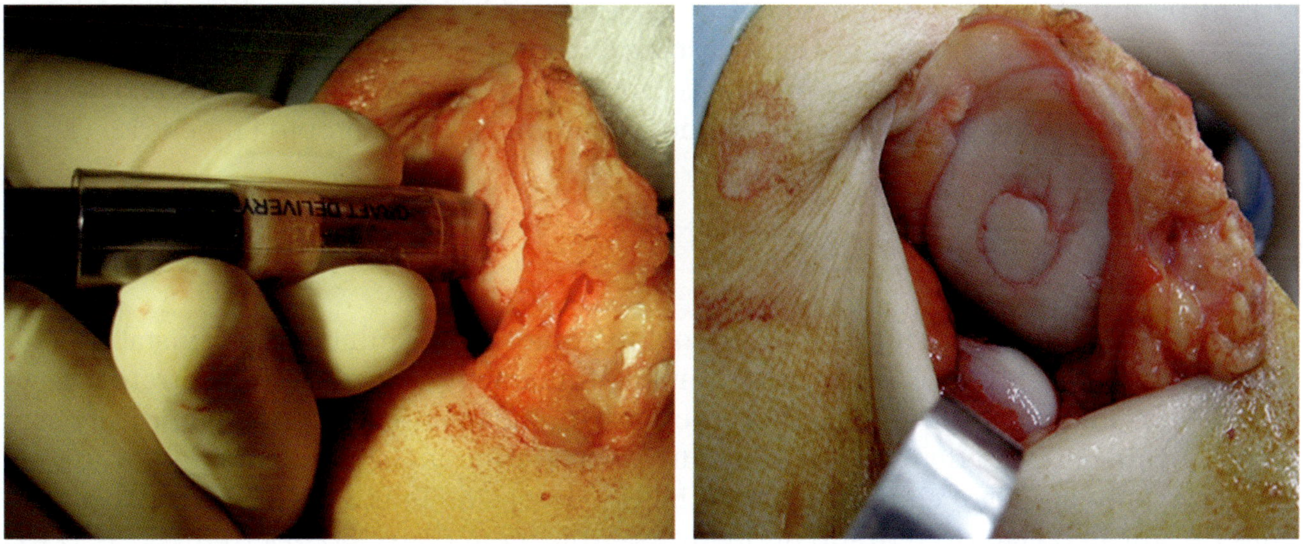

FIGURA 12-7 • Colocação do enxerto em lesão osteocondral na patela.

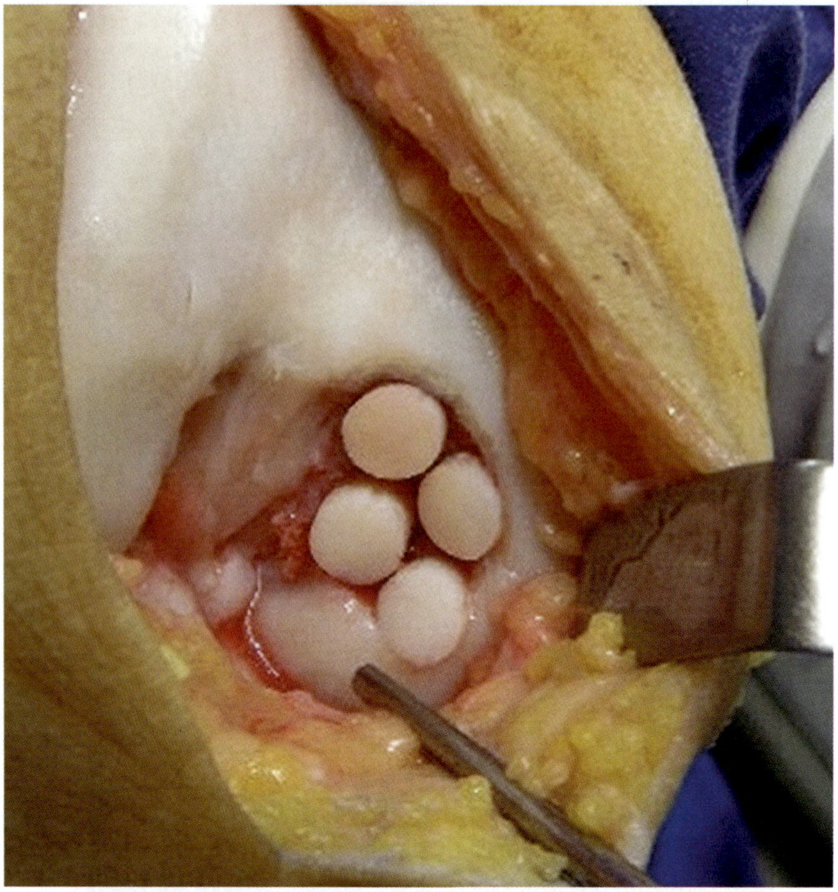

FIGURA 12-8 • Aspecto final dos enxertos implantados em lesão osteocondral no côndilo femoral medial.

Pós-operatório

O TOA permite total arco de movimento no pós-operatório imediato, porém deve-se respeitar o período de duas semanas sem descarga de peso, e mais 2 a 3 semanas com carga parcial, conforme Hangody preconiza. Esse protocolo pode ser adaptado no caso de realização de procedimentos associados, como osteotomias, por exemplo (Tabela 12-1).

PROCEDIMENTOS COMBINADOS

A correção de outras anormalidades do joelho como mau alinhamento e instabilidade ligamentar deve ser realizada. No caso do mau alinhamento, a osteotomia corretiva deve ser feita em um tempo cirúrgico anterior ou simultaneamente ao TOA. As indicações e técnicas para correção do mau alinhamento são as tradicionais tanto para deformidades em varo com em valgo, conforme a escolha do cirurgião. Temos utilizado nas osteotomias de adição o enxerto retirado do fêmur ou tíbia, com o auxílio das trefinas do TOA, quando da realização simultânea desses procedimentos.

TABELA 12-1. Protocolos utilizados no pós-operatório

Atividades	Orientações
Imobilização	Não imobilizar
Deambulação	
Sem descarga	Imediato
Carga parcial	2 a 4 semanas
Carga total	4 a 5 semanas
Arco de movimento	
Livre e estimulado – CPM –	Imediato
Extensão total e flexão conforme a dor	Imediato
Bicicleta estacionária	Três semanas
Exercícios funcionais	
Caminhar em esteira	4 a 5 semanas
Subir escadas	4 a 5 semanas
Descer escadas	5 a 6 semanas
Treino de força	
Flexores	
Isométricos em diferentes ângulos	Imediato
Excêntrico e concêntrico	1 a 2 semanas
- contrarresistência	3 a 4 semanas
Quadríceps	
SLR e cadeia aberta	Imediato
Concêntrico para extensão total	Uma semana
Concêntrico contra resistência	Duas semanas
Isométrico em diferentes ângulos	Imediato
Excêntrico contra resistência	3 a 4 semanas
Cadeia fechada	
Tríceps Sural contrarresistência	Imediato
Bicicleta estacionária com resistência	2 a 4 semanas
Simulador de escadas	6 a 8 semanas
Propriocepção	
Balanço com ambos os pés	5 a 6 semanas
Um pé solo estável	6 a 8 semanas
Um pé solo instável	8 a 10 semanas
Retorno a atividades	
Jogging	10 semanas
Corrida em linha reta	Três meses
Mudanças de direção	4 a 5 meses
Adaptação de esportes específicos	Cinco meses
Atividades esportivas	5 a 6 meses

Nos casos de mau alinhamento femoropatelar, a correção também deve ser feita quando do tratamento da lesão cartilaginosa.

Instabilidades ligamentares, como a lesão do LCA, por exemplo, devem ser corrigidas. Devemos evitar ao máximo corrigir tanto o mau alinhamento como as instabilidades depois do TOA, para não causar lesões ou excesso de carga na área transplantada e deteriorar os resultados da cirurgia.

Complicações

A complicação mais comum é a falta de congruência da superfície articular do enxerto com a cartilagem sadia, usualmente causada por enxertos ou áreas receptoras não perpendiculares à cartilagem na sua retirada ou colocação.

A quebra do enxerto na sua retirada normalmente é evitada usando-se o instrumental adequado e evitando-se balançar o cisel na retirada do enxerto sem girá-lo. Entretanto, quando isso acontece, pode-se medir o fragmento remanescente e fazer um túnel um pouco mais raso, tentando respeitar a regra de comprimento duas vezes maior que o diâmetro, ou completar o túnel com osso, para que o enxerto não fique incongruente e para dentro da área receptora, lembrando que isso pode levar à instabilidade do *plug*.

Outro erro comum é o enxerto saliente, e para que isso não aconteça, devemos perfurar a área receptora poucos milímetros a mais que o enxerto, usar o dilatador antes da colocação do enxerto e tomar cuidado com regiões de osso mais duro, como a patela, por exemplo.

Quando o enxerto fica muito afundado, podemos, com o auxílio de uma broca, perfurar o osso bem ao lado do enxerto e, com um pequeno gancho, retirá-lo, completar o túnel com osso esponjoso e recolocar o cilindro osteocondral. Deve-se lembrar que o enxerto saliente é mais prejudicial que o mais afundado na superfície articular.

A complicação mais temida é falta de planejamento adequado quando, após a retirada dos enxertos, houver a incapacidade de colocação dos *plugs* devido à convexidade do côndilo. Isso causa uma interposição da base dos cilindros, a qual deve ser evitada programando-se de maneira adequada a cirurgia sem excessos de *plugs*.

Por fim, existe o risco de sangramento excessivo no pós-operatório proveniente da área doadora, a qual pode ser preenchida com cilindros de osso esponjoso retirados da região metafisária, ou por outros implantes como enxertos substitutos osteocondrais, o que também ajuda a evitar possíveis complicações de desgaste ao redor da cartilagem retirada.

Resultados

Vários autores relatam excelentes resultados dessa técnica, principalmente a curto e médio prazo. Relatos de artroscopia com biópsia dois anos após o TOA mostram excelentes resultados com cartilagem hialina normal e viável na área dos *plugs*. Outros estudos mostram ótimos resultados a médio prazo, quando essa técnica é bem indicada e realizada de maneira correta. Alguns autores, entretanto, relatam bons resultados a curto e médio prazo, que se deterioraram após 5 a 9 anos.

A associação do TOA com a terapia celular também tem sido estudada conforme descrições recentes, em que o uso associado com células mesenquimais melhoraria a integração do enxerto e a qualidade da área transplantada.

Caso clínico

Paciente do sexo masculino, 28 anos, com história de osteocondrite dissecante no joelho direito tratada conservadoramente na adolescência, vem apresentado dor, derrame e sensação de falseio no joelho direito relacionada com atividades físicas há três meses.

A ressonância magnética mostrou fragmento osteocondral destacado no côndilo femoral medial.

O paciente foi submetido à artroscopia, que mostrou fragmento osteocondral desvitalizado, tendo sido realizado, portanto, o enxerto osteocondral por via artroscópica (Figura 12-9). Evoluiu no pós-operatório sem intercorrências retornando às suas atividades físicas pregressas após oito meses.

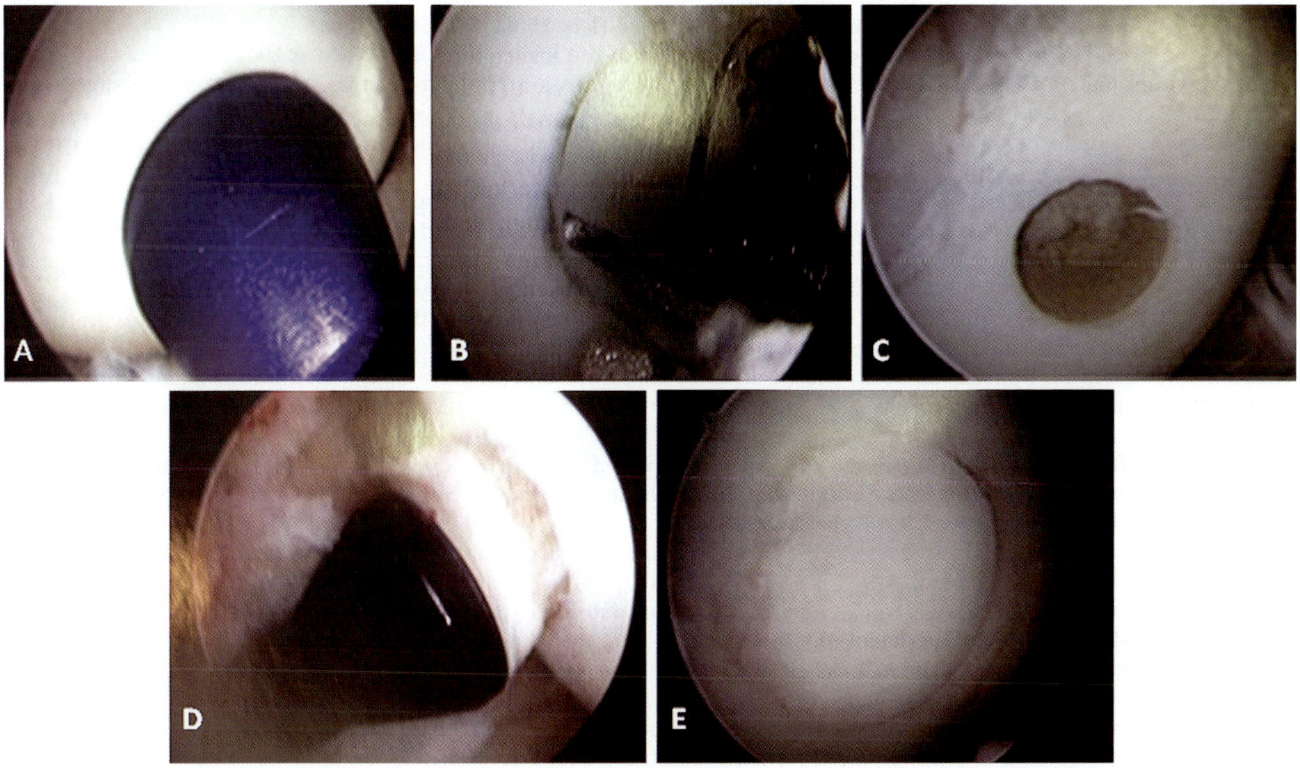

FIGURA 12-9 • Caso clínico – sequência do enxerto osteocondral via artroscópica: A. Dimensionamento da lesão; B. Preparo da área receptora; C. Área receptora; D. Colocação do *plug* osteocondral; E. Aspecto final do enxerto.

Referências

Attmanspacher W, Dittrich V, Stedtfeld HW.Experiences with arthroscopic therapy of chondral and osteochondral defects of the knee joint with OATS (Osteochondral Autograft Transfer System)]. Zentralbl Chir. 2000; 125(6): 494-9.

Bader S, Miniaci A. Mosaïcplasty. Orthopedics. 2011 Sep 9; 34(9): e491-3. doi: 10.3928/01477447-20110714-38.

Bentley G, Biant LC, Carrington RW, et al. A prospective, randomised comparison of autologous chondrocyte implantation versus mosaicplasty for osteochondral defects in the knee. J Bone Joint Surg Br. 2003 Mar; 85(2): 223-30.

Brittberg M, Lindahl A, Nilsson A, et al. Treatment of deep cartilage defects in the knee with autologous chondrocyte transplantation. New England J Med 1994; 331: 889-95

Espregueira-Mendes J, Pereira H, Sevivas N, et al. Osteochondral transplantation using autografts from the upper tibio-fibular joint for the treatment of knee cartilage lesions. Knee Surg Sports Traumatol Arthrosc. 2012 Jan 28. [Epub ahead of print]

Feczkó P, Hangody L, Varga J, et al. Experimental results of donor site filling for autologous osteochondral mosaicplasty. Arthroscopy. 2003 Sep; 19(7): 755-61.

Gaweda K, Walawski J, Węgłowski R, et al. Treatment outcome after patellar re-alignment by one-stage correction of the axis of the knee extensor and mosaicplasty of the patellofemoral joint..Ortop Traumatol Rehabil. 2004 Oct 30; 6(5): 638-42

Gaweda K, Walawski J, Węgłowski R, et al. Treatment outcome after one-stage reconstruction of the anterior cruciate ligament and mosaicplasty of the articular cartilage of the knee..Ortop Traumatol Rehabil. 2005 Feb 28; 7(1): 66-71.

Hangody L, Dobos J, Baló E, et al.Clinical experiences with autologous osteochondral mosaicplasty in an athletic population: a 17-year prospective multicenter study. Am J Sports Med. 2010 Jun; 38(6): 1125-33. Epub 2010 Apr 1.

Hangody L, Kish G, Kárpáti Z, et al. Arthroscopic autogenous osteochondral mosaicplasty for the treatment of femoral condylar articular defects. A preliminary report. Knee Surg Sports Traumatol Arthrosc. 1997; 5(4): 262-7.

Hangody L, Vásárhelyi G, Hangody LR, et al. Autologous osteochondral grafting--technique and long-term results. Injury. 2008 Apr;39 Suppl 1:S32-9.

Hettrich CM, Crawford D, Rodeo SA. Cartilage repair: third-generation cell-based technologies--basic science, surgical techniques, clinical outcomes. Sports Med Arthrosc. 2008 Dec; 16(4): 230-5. Review.

Insall J. The Pridie debridement operation for osteoarthritis of the knee. Clin Orthop 1974; 101: 61-7.

Jubel A, Andermahr J, Schiffer G, et al. Transplantation of de novo scaffold-free cartilage implants into sheep knee chondral defects. Am J Sports Med. 2008 Aug; 36(8): 1555-64.

Lira Neto OA, Franciosi CE, Carneiro Filho M, et al. Surgical treatment of osteochondral lesions of the knee with mosaicplasty , Rev. bras. ortop. 45(2): 166-173, ILUS, GRA, TAB. 2010

Marcacci M, Kon E, Zaffagnini S, et al. Arthroscopic second generation autologous chondrocyte implantation. Knee Surg Sports Traumatol Arthrosc. 2007 May; 15(5): 610-9. Epub 2007 Mar 20.

Marcacci M, Kon E, Zaffagnini S, et al. Multiple osteochondral arthroscopic grafting (mosaicplasty) for cartilage defects of the knee: prospective study results at 2-year follow-up. Arthroscopy. 2005 Apr; 21(4): 462-70.

Nakagawa Y, Suzuki T, Kuroki H, et al. The effect of surface incongruity of grafted plugs in osteochondral grafting: a report of five cases. Knee Surg Sports Traumatol Arthrosc. 2007 May; 15(5): 591-6. Epub 2007 Jan 12.

Nishida K, Iwasaki N, Fujisaki K, et al. Distribution of Bone Mineral Density at Osteochondral Donor Sites in the Patellofemoral Joint Among Baseball Players and Controls. Am J Sports Med. 2012 Feb 3. [Epub ahead of print], Minami A.

Ollat D, Lebel B, Thaunat M, et al. French Arthroscopy Society.Mosaic osteochondral transplantations in the knee joint, midterm results of the SFA multicenter study. Orthop Traumatol Surg Res. 2011 Dec; 97(8 Suppl): S160-6. Epub 2011 Oct 28.

Pridie KH. A method of resurfacing osteoarthritic knee joints. In: Proceedings of the British Orthopaedic Association. J Bone Joint Surg Br 1959; 41: 618-9.

Ră dulescu RA, Cirstoiu CF, Bădilă AEJ Arthroscopical and histological study of cartilaginous lesions treated by mosaicplasty. Med Life. 2010 Oct-Dec; 3(4): 407-11

Robert H. Chondral repair of the knee joint using mosaicplasty. Orthop Traumatol Surg Res. 2011 Jun; 97(4): 418-29. Epub 2011 May 23.

Solheim E, Hegna J, Oyen J, et al. Osteochondral autografting (mosaicplasty) in articular cartilage defects in the knee: results at 5 to 9 years. Knee. 2010 Jan; 17(1): 84-7. Epub 2009 Aug 8.

Steadman JR, Rodkey WG, Briggs KK, et al.The microfracture technic in the management of complete cartilage defects in the knee joint]. Orthopade. 1999 Jan; 28(1): 26-32.

Sun J, Hou XK, Li X, et al. Mosaicplasty associated with gene enhanced tissue engineering for the treatment of acute osteochondral defects in a goat model. Arch Orthop Trauma Surg. 2009 Jun; 129(6): 757-71. Epub 2008 Oct 7.

13

Osteotomia tibial de valgização com cunha de abertura medial

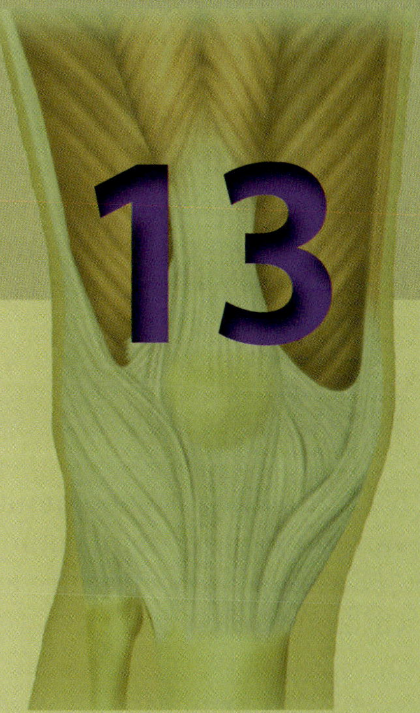

Gilberto Camanho
Marco Kawamura Demange
Riccardo Gobbi

INTRODUÇÃO

As osteotomias tibiais proximais permitem a correção do eixo mecânico do membro inferior e vêm sendo utilizadas para este fim há praticamente um século. Inicialmente utilizadas para corrigir deformidades decorrentes de sequelas pós-traumáticas ou de doenças como poliomielite e raquitismo, mais recentemente as osteotomias valgizantes são utilizadas no tratamento de artrose unicompartimental medial do joelho ou como cirurgias adjuvantes no tratamento de lesões ligamentares ou de lesões condrais.

O alinhamento em varo do membro inferior predispõe ao desenvolvimento e à progressão de artrose do compartimento medial do joelho. Modificar o alinhamento do membro inferior corresponde a uma opção terapêutica adequada para a artrose unicompartimental medial do joelho, postergando a necessidade de uma cirurgia de artroplastia.

As osteotomias corretivas dos membros inferiores são preferencialmente realizadas na tíbia para correções de joelhos varos, e no fêmur para correções de joelhos valgos. No caso das osteotomias valgizantes da tíbia, estas são realizadas preferencialmente na região metafisária proximal, por ser de melhor consolidação óssea e por corresponder à topografia da deformidade no caso da artrose.

As osteotomias proximais da tíbia podem ser cupuliformes, em cunha de subtração ou em cunha de adição. Neste capítulo, abordaremos a osteotomia tibial de valgização com cunha de abertura medial. Esse tipo de osteotomia apresenta como vantagens demandar uma via de acesso mais simples, não necessitar de osteotomia da fíbula e/ou desinserção da sindesmose tibiofibular proximal, possibilitar a realização de planejamento pré-operatório, permitir controle intraoperatório de correção gradual e ser passível de osteossíntese estável associada à mobilização pós-operatória precoce do joelho. Como pontos negativos, a realização da cunha de abertura medial demanda utilização de enxertia óssea em alguns casos, necessidade de manutenção da integridade da cortical lateral da tíbia, atenção às estruturas neurovasculares posteriores da perna, assim como cuidados para evitar alteração indesejada da inclinação sagital da tíbia proximal e da altura da patela.

CLASSIFICAÇÃO

Na indicação da osteotomia tibial de valgização, deve-se observar o padrão do desvio em varo do joelho, assim como a gravidade da artrose.

Em relação ao joelho varo, podemos classificar em desvio em varo primário, duplo varo ou triplo varo.

- Varo primário: decorrente do alinhamento em varo do joelho.
- Duplo varo: decorrente de alinhamento em varo associado à frouxidão ligamentar lateral.
- Triplo varo: decorrente de alinhamento em varo associado a recurvato decorrente instabilidade rotacional do joelho, com afrouxamento das estruturas posterolaterais.

A artrose medial do joelho pode ser classificada segundo Ahlback em:

- Grau 1: redução do espaço articular em até 3 mm.
- Grau 2: obliteração do espaço articular.
- Grau 3: atrito ósseo de até 5 mm.
- Grau 4: atrito ósseo entre 5 mm e 10 mm.
- Grau 5: artrose grave com atrito ósseo superior a 10 mm.

DIAGNÓSTICO

No caso da artrose do joelho, a osteotomia de valgização da tíbia é indicada quando há comprometimento isolado do compartimento medial. Esse diagnóstico é realizado pela história clínica de dor na interlinha medial, sem sintomatologia relevante na interlinha lateral e/ou na articulação femoropatelar. Geralmente o paciente descreve a dor como constante, sendo agravada com os esforços ou ao deambular. A presença de sintomas mecânicos (como bloqueios e estalidos) deve levar o cirurgião a considerar a possibilidade de lesão meniscal instável associada. Na obtenção da história clínica, é importante analisar a presença de fatores desfavoráveis à evolução da osteotomia ou à consolidação óssea. Entre estes fatores, destacamos o tabagismo, etilismo crônico, uso crônico de anti-inflamatórios (que deve ser evitado no pós-operatório), presença de doenças inflamatórias (lúpus ou artrite reumatoide) e obesidade. A demanda funcional do paciente e suas expectativas quanto ao tratamento devem ser abordadas nesse momento.

Nas lesões condrais do compartimento medial do joelho, a osteotomia valgizante da tíbia consiste num tratamento adjuvante ao tratamento focal da lesão condral. A correção do eixo mecânico dos indivíduos com joelho varo favorece a evolução dos tratamentos direcionados à cartilagem, como microfraturas, mosaicoplastias ou implante autólogo de condrócitos. Na história clínica, um sintoma indicativo de lesão condral progressiva é a presença de derrame articular de repetição.

Nas instabilidades laterais isoladas ou associadas (posterolaterais ou anterolaterais), a transferência da linha de carga do membro inferior para uma posição mais lateral (deslocando para o planalto lateral) auxilia na estabilização do joelho. Nesses pacientes, na história clínica, deve-se considerar se houve progressão recente do desvio em varo da articulação e a velocidade dessa progressão. Os pacientes com triplo varo secundário a afrouxamento das estruturas laterais do joelho devem ser questionados e avaliados quanto à presença de flambagem na marcha.

No exame clínico, a avaliação dos membros inferiores permite observar o desvio em varo do joelho com o apoio bipodálico. Deve-se avaliar a existência de afrouxamento das estruturas ligamentares laterais ou posterolaterais do joelho. Nesse caso, ocorre aumento do desvio em varo do joelho com o apoio unipodálico. Durante o exame clínico, se faz importante determinar se o quadro álgico do paciente se localiza no compartimento medial (examinando cuidadosamente os compartimentos laterais e femoropatelares) e avaliar cuidadosamente a estabilidade ligamentar do joelho (com enfoque aos cruzados anterior, posterior e colaterais). Devemos documentar o arco de movimento pré-operatório, assim como a presença ou não de recurvato ou de déficit de extensão completa. Nestes casos, podem-se considerar modificações da inclinação sagital da tíbia para a correção do recurvato, ou a associação de intercondiloplastia para corrigir déficits de extensão do joelho.

Exames complementares

No diagnóstico da artrose, o exame mais importante é a radiografia do joelho. Sugerimos a realização nas incidências anteroposterior com apoio, incidência de Rosemberg (posteroanterior com apoio e flexão de 45 graus do joelho), axial da patela, perfil com 30 graus de flexão e panorâmica dos membros inferiores com apoio. A radiografia na incidência anteroposterior permite avaliar o grau de comprometimento da artrose do joelho, sendo muitas vezes mais bem observado na incidência posteroanterior com apoio (Figura 13-1). Devemos avaliar a congruência tibiofemoral, pois a presença de desalinhamento entre estes eixos predispõe a uma evolução desfavorável da osteotomia. A completa ausência de espaço articular medial também consiste num fator preditivo de evolução desfavorável para a osteotomia. Na incidência em perfil, devemos avaliar três aspectos principais: grau da artrose do joelho (pela presença ou não de osteófitos tibiais posteriores e pelo aspecto da articulação femoropatelar), a altura da patela e a inclinação do planalto tibial. Na imagem em axial da patela, avaliamos principalmente a presença de artrose femoropatelar, mas complementarmente a congruência da patela com a tróclea.

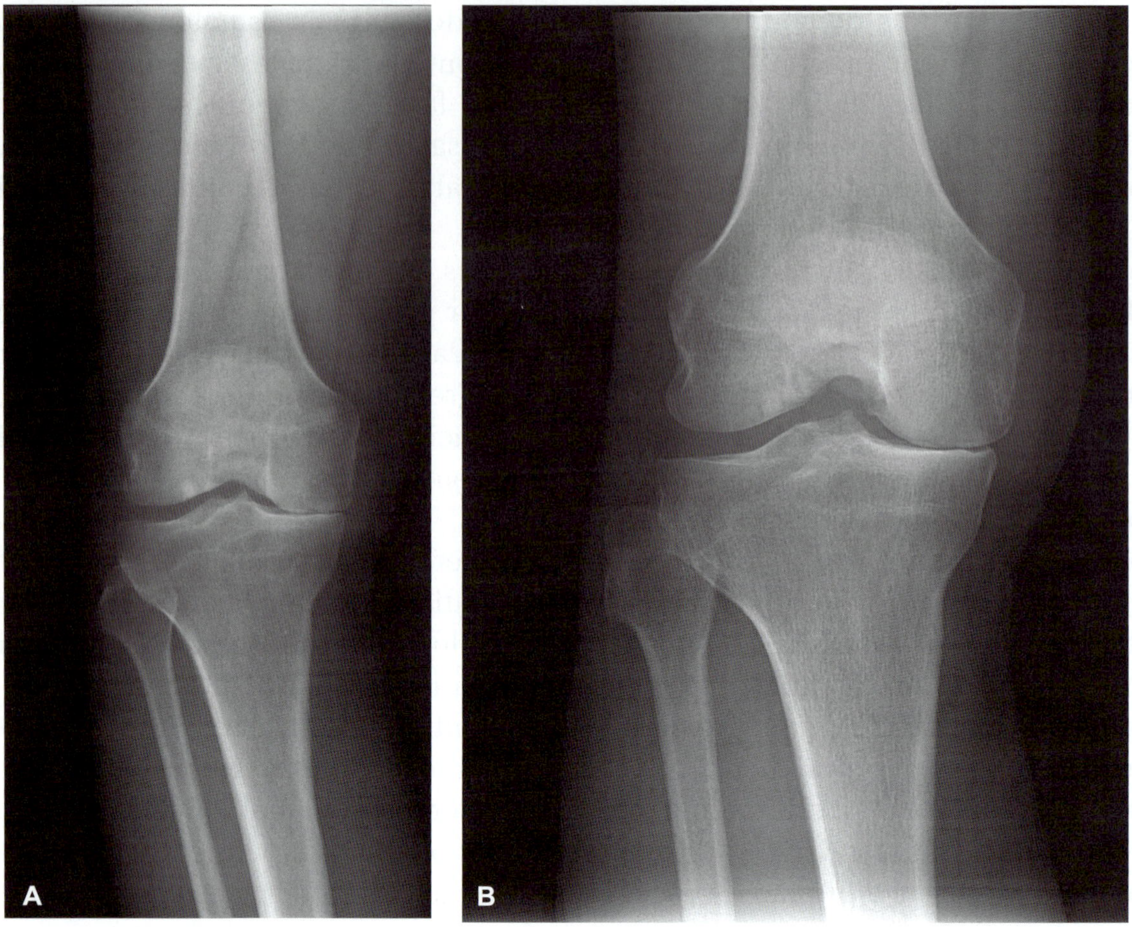

FIGURA 13-1 • Imagens radiográficas do joelho em incidência anteroposterior com apoio (A) e posteroanterior com apoio – incidência de Rosemberg (B).

A imagem panorâmica dos membros inferiores permite avaliar o eixo mecânico. As principais medidas a serem realizadas são: localização do eixo de carga do membro inferior e a medida do eixo mecânico do membro inferior. Complementarmente, pode-se realizar a medida dos eixos mecânicos e anatômicos do fêmur e da tíbia, respectivamente. Essas medidas permitem o planejamento da correção cirúrgica e a estimativa do tamanho da cunha de abertura medial.

O exame de ressonância magnética do joelho permite avaliar de forma mais fidedigna a cartilagem articular do joelho, principalmente para a análise do compartimento lateral e femoropatelar. Além disso, direciona o ortopedista quanto à presença de lesões associadas, como lesões meniscais, que podem ser abordadas no mesmo tempo cirúrgico.

O planejamento da correção cirúrgica se fazer com a definição do local para o qual se pretende deslocar o eixo de carga (Figura 13-2). Mede-se o ângulo entre o eixo atual e o novo eixo da tíbia. O tamanho da cunha a ser realizada pode ser obtido pela realização do desenho de uma cunha e medida do tamanho da abertura em uma radiografia digital, pelo desenho de uma tíbia em papel vegetal e realização da correção cortando o papel no local da osteotomia (medindo-se a abertura) ou utilizando o teorema de Pitágoras (calculando o tamanho do cateto oposto) (Figura 13-3).

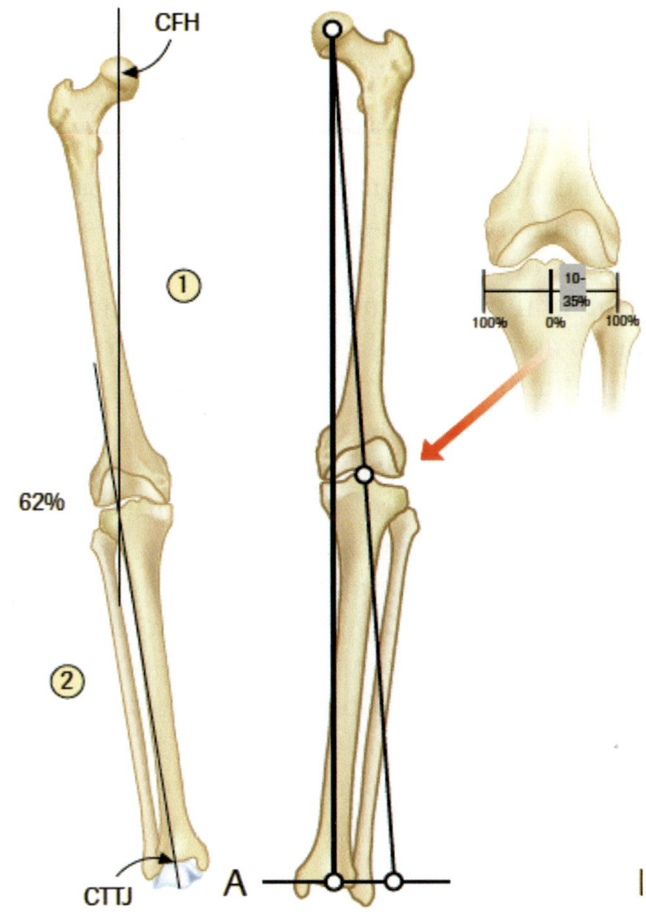

FIGURA 13-2 • Método de planejamento da cunha de abertura medial baseado na transferência da linha de carga do membro inferior.

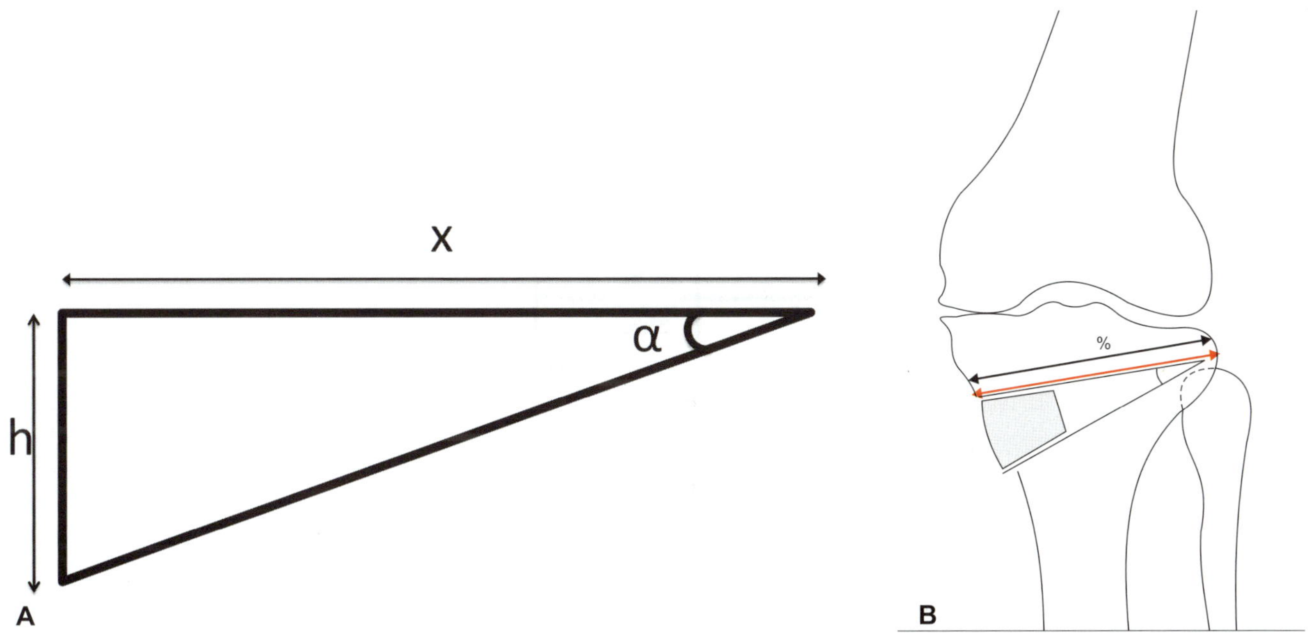

FIGURA 13-3 • Estimativa do tamanho da cunha de abertura medial. A estimativa pode ser realizada por meio de desenhos nas radiografias (com papel vegetal ou em radiografia digital) ou utilizando cálculo trigonométrico baseado no teorema de Pitágoras.

TRATAMENTO

Indicações

No caso da artrose medial do joelho, a osteotomia valgizante é indicada em pacientes com comprometimento unicompartimental, em joelhos estáveis e que apresentem uma demanda funcional alta. A decisão entre a realização de uma osteotomia ou de uma artroplastia unicompartimental recai principalmente na demanda funcional do indivíduo e nas expectativas quanto ao controle do quadro doloroso. Nos pacientes com maior demanda funcional, que pretendem realizar atividades esportivas e que toleram um quadro de dor residual após a cirurgia, a indicação da osteotomia é mais adequada. Por sua vez, nos indivíduos que não pretendem realizar atividades físicas de maior demanda, não toleram a presença de dor residual significativa, com idade mais avançada ou que necessitam de uma reabilitação pós-operatória mais rápida, a decisão pela artroplastia unicompartimental consiste numa melhor escolha.

Na artrose do joelho, a correção cirúrgica do eixo mecânico deve ser realizada de sorte a transferir a linha de carga para a espinha lateral da tíbia nos casos mais leves ou para 10 a 35% do planalto lateral (medido a partir do centro do joelho) nos casos mais avançados. Um parâmetro interessante para decidir grau de correção consiste em transferir a linha de carga para a espinha lateral nos indivíduos com perda de até um terço do espaço articular, para 30% do planalto nos indivíduos com perdas e para um ponto intermediário nos demais indivíduos (Figura 13-4).

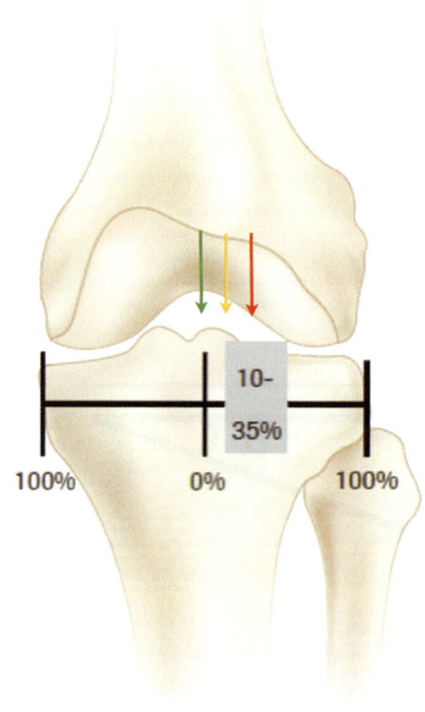

FIGURA 13-4 • Locais para transferência do eixo de carga do membro inferior. Utilizamos a linha vermelha nos tratamento combinados de lesão de cartilagem. Utilizamos a linha amarela nos casos de artrose sem perda importante do espaço articular. Utilizamos a linha vermelha nos casos em que há perda superior a 30% do espaço articular medial.

Nas lesões condrais, o objetivo da osteotomia de valgização é obter um alinhamento neutro do joelho, transferindo a linha de carga para o centro da articulação. O tratamento da lesão de cartilagem é realizado de forma específica, utilizando o tamanho da lesão como principal indicativo no algoritmo para a decisão do tipo de abordagem a ser realizada.

No caso das lesões ligamentares, a correção deve ser feita para um eixo com leve valgo do joelho. Dessa forma, sugere-se transferir a linha de carga para a espinha tibial lateral. Além disso, nas instabilidades do joelho, pode-se utilizar de modificações na inclinação do planalto tibial no plano sagital para se obter maior estabilidade anteroposterior. No caso de instabilidades anteriores, diminui-se a inclinação do planalto tibial, e no caso de instabilidades posteriores, aumenta-se a inclinação do planalto tibial.

Contraindicações

As contraindicações para a osteotomia de valgização em cunha de abertura medial podem ser decorrentes de aspectos gerais do paciente ou de limitações da técnica cirúrgica.

Em relação aos pacientes, deve-se evitar a realização deste procedimento em paciente que apresenta fatores que limitem a consolidação óssea ou a cicatrização da pele na topografia da osteotomia, sendo o principal fator o tabagismo. A presença de insuficiência vascular periférica também consiste numa contraindicação relativa a este procedimento. Cicatrizes ou alterações cutâneas no local da incisão devem ser analisadas criteriosamente, para não comprometerem a cicatrização da via de acesso, tendo em vista que o envelope de tecido subcutâneo nessa região é pequeno, podendo expor o material de síntese e a osteotomia em caso de deiscência da pele. Pacientes com doenças inflamatórias sistêmicas não são bons candidatos para osteotomias tibiais, pois apresentam uma probabilidade de cursarem com doença degenerativa no compartimento lateral do joelho.

Com relação às limitações técnicas da osteotomia tibial de valgização com cunha de abertura medial, entendemos que correções superiores a 15 ou 20 graus devem ser evitadas, pois apresentam alto risco de fratura da cortical lateral, perda de estabilidade na osteossíntese e consequente retardo de consolidação, pseudoartrose ou perda da correção cirúrgica. No caso de correções maiores, deve-se considerar a realização de correções com osteotomias cupuliformes (Figura 13-5), de correções progressivas com auxílio de fixadores externos ou de realização da correção com osteotomia femoral.

Anatomia relacionada

A perna apresenta quatro compartimentos musculares distintos: anterior, lateral, posterior superficial e posterior profundo. As estruturas neurovasculares principais em risco nessa cirurgia encontram-se no compartimento profundo, sendo elas o nervo tibial e as artérias e veias poplíteas e/ou sua continuidade em tibiais anteriores e posteriores. O músculo poplíteo protege as estruturas neurovasculares, porém em 2 a 8% dos pacientes pode ocorrer bifurcação alta da artéria poplítea e presença da artéria tibial anterior aber-

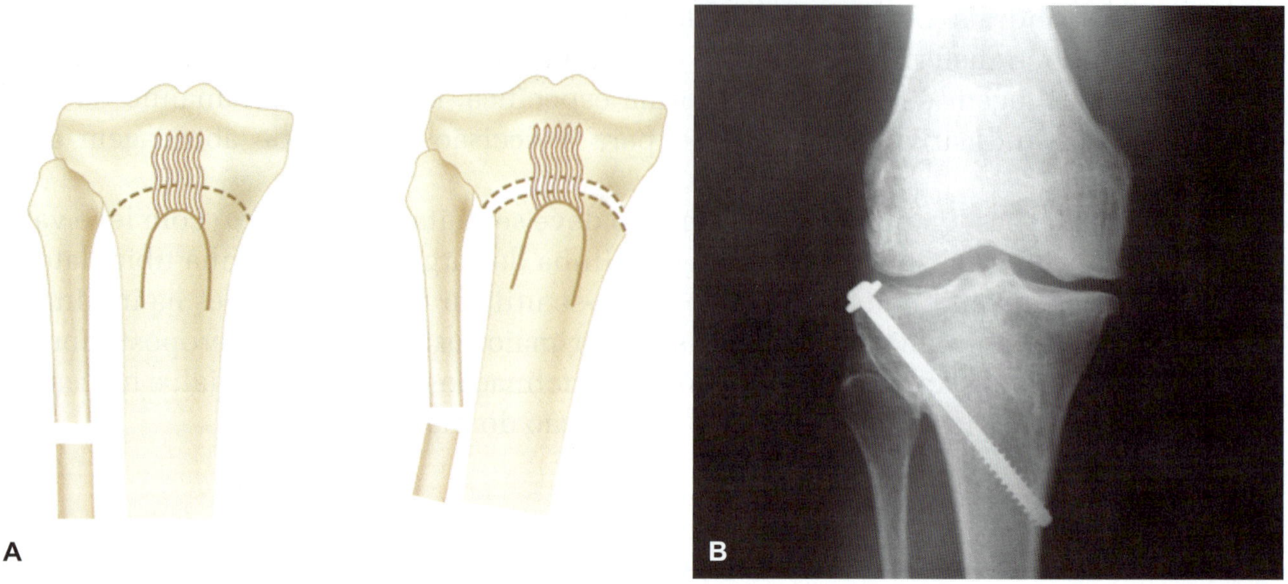

FIGURA 13-5 • A e B. Exemplo de osteotomia cupuliforme da tíbia proximal.

rante localizada anteriormente ao músculo poplíteo e, portanto, adjacente a cortical posterior da tíbia.

Ainda com relação às estruturas neurovasculares, deve-se considerar que a flexão do joelho em 90 graus afasta as estruturas neurovasculares em média em apenas 1,7 mm na maioria dos pacientes. Paradoxalmente, em 15% das pessoas, a flexão do joelho reduz a distância da artéria em relação à cortical posterior da tíbia.

Com relação às estruturas musculares, tendíneas e ligamentares relevantes, devemos destacar o ligamento colateral medial, a inserção tibial da pata de ganso e o tendão patelar. A osteotomia pode ser realizada acima do tendão patelar ou de forma biplanar no mesmo plano axial ao tendão patelar (Figura 13-6). A osteotomia realizada acima do tendão patelar pode abaixar a altura da patela pós-operatoriamente, principalmente nas correções maiores.

Convém ressaltar que a realização da osteotomia acima do tendão patelar ou biplanar em que a inserção do tendão fica como fragmento distal pode abaixar a altura da patela. Nos pacientes com patela baixa avaliados pré-operatoriamente, ou em que essa condição precise ser evitada, a realização de uma osteotomia biplanar mantendo o tendão patelar em conjunto com o fragmento proximal pode ser utilizada.

O ligamento colateral medial superficial deve ser parcialmente descolado durante a cirurgia. O ligamento colateral medial com tensão excessiva após a osteotomia valgizante com cunha de abertura medial pode levar a um aumento da pressão no compartimento medial do joelho. Estudos biomecânicos demonstram que é necessário evitar essa sobrecarga com a liberação cirúrgica do ligamento colateral medial superficial.

Os tendões flexores (pata de ganso) podem apresentar tensão excessiva nas correções maiores, dificultando o ganho de extensão ativa do paciente no pós-operatório. Nos casos em que o risco de uma deformidade em flexão secundária aos tecidos moles seja uma

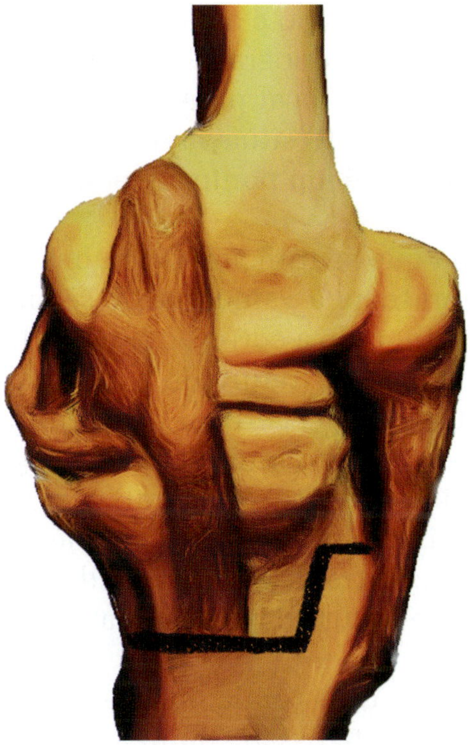

FIGURA 13-6 • Esquema demonstrando osteotomia biplanar mantendo a tuberosidade anterior da tíbia junto ao fragmento proximal da osteotomia de valgização.

preocupação, sugere-se a realização do descolamento da inserção tibial dos tendões flexores durante o procedimento cirúrgico, permitindo que eles sejam reposicionados mais proximalmente após a realização da cunha de abertura medial.

Técnica cirúrgica

Posiciona-se o paciente em decúbito dorsal horizontal em mesa cirúrgica radiotransparente, de sorte a permitir a visualização do quadril, do joelho e do tornozelo com o aparelho de radioscopia.

A via de acesso é realizada na porção anteromedial da tíbia, longitudinalmente, no ponto médio entre a tuberosidade tibial e a borda posterior da tíbia. A extensão da via de acesso deve ser suficiente para permitir a dissecção romba da cortical posterior da tíbia e a colocação de afastadores de proteção sem causa tensão excessiva na pele.

Realiza-se incisão longitudinal lateralmente à borda da pata de ganso com profundidade até o osso, permitindo o descolamento subperiostal dos tendões. Alternativamente, pode-se realizar também uma incisão complementar oblíqua acima dos tendões semitendinoso e grácil, permitindo descolar superiormente o ligamento colateral e em direção inferoposterior à pata de ganso. Essa segunda incisão facilita uma dissecção mais ampla e a cobertura da placa com a pata de ganso durante o fechamento.

A dissecção deve progredir posteriormente na tíbia, de sorte permitir a colocação de uma compressa e/ou de um afastador para a proteção. Idealmente, deve-se conseguir palpar a cortical posterior da tíbia até a sindesmose tibiofibular proximal, de sorte a garantir que o descolamento foi adequado e a osteotomia será segura. Com o auxílio do aparelho de radioscopia, define-se a topografia da osteotomia, inserindo-se um fio de Kirschner, com inclinação oblíqua no local programado para o corte ósseo. O ponto de entrada do fio de Kirschner geralmente situa-se ao redor de 4 cm distalmente à linha articular (medialmente) e progride até um ponto ao redor de 1 cm abaixo da linha articular lateralmente (Figura 13-7).

A opção por uma osteotomia que se direciona até um ponto muito proximal na tíbia (acima da cabeça da fíbula) apresenta a vantagem de se situar num osso que acomoda maior deformidade plástica, facilitando a correção (Figura 13-8 A). Por outro lado, como desvantagem, apresenta maior risco de fratura do planalto lateral e menor estabilidade da osteotomia no caso de rompimento da cortical lateral durante a abertura. A opção por uma osteotomia direcionada a um ponto muito baixo pode situar o fulcro num osso de baixa plasticidade (risco de fratura da cortical lateral) e ter a correção limitada pela fíbula (Figura 13-8 B). Sugerimos direcionar a osteotomia para um ponto entre terço médio para superior da cabeça da fíbula. Durante a descrição da técnica cirúrgica, discutiremos opções para minimizar o risco de fratura da cortical lateral e soluções técnicas caso esta venha a ocorrer.

Uma vez determinado o sítio da osteotomia, utilizamos uma serra oscilante paralelamente ao fio-guia para realizar o corte ósseo. Tanto a cortical posterior como a anterior devem estar adequadamente cortadas antes de se progredir com a abertura da osteotomia sob risco de fratura do planalto tibial. Os cortes ósseos são finalizados com osteótomos (Figura 13-9). Quando a osteotomia é realizada acima da tuberosidade anterior da tíbia, deve-se proteger o tendão patelar durante o corte da cortical anterior. Quando topografia

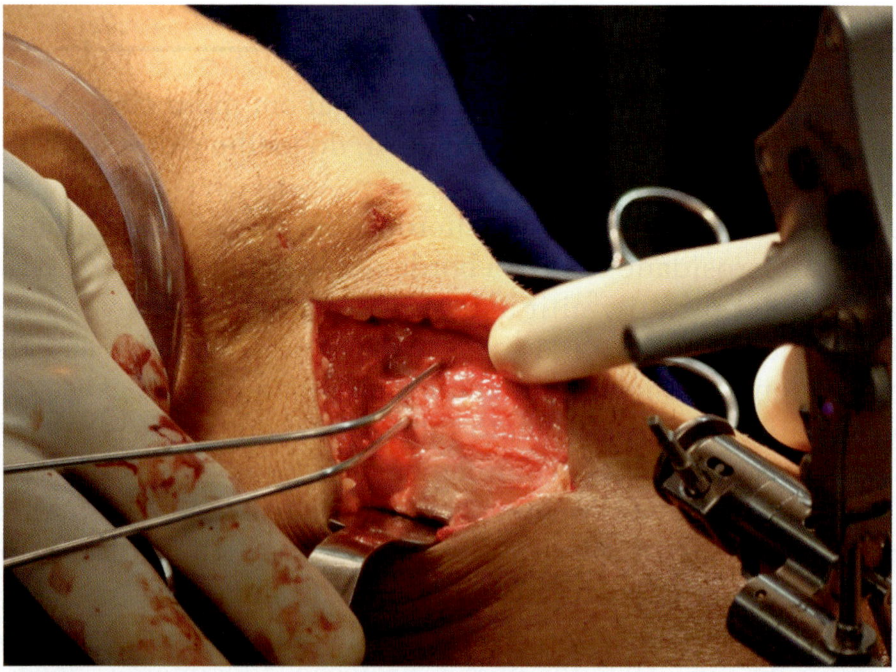

FIGURA 13-7 • Colocação de fio de Kirschner na porção anteromedial da tíbia proximal para guiar a osteotomia.

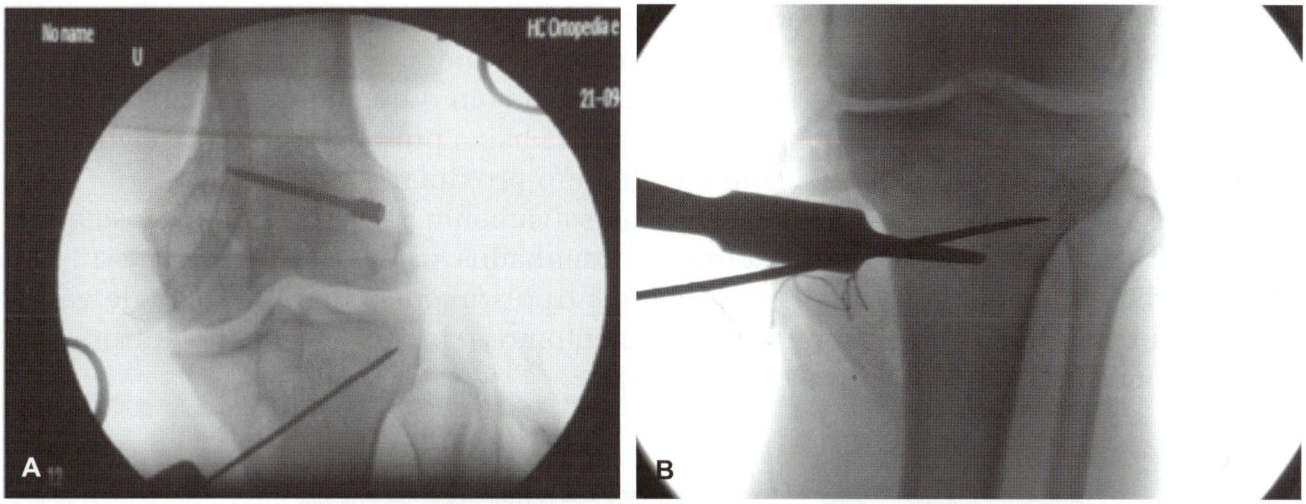

FIGURA 13-8 • A. Fio-guia direcionado para ponto acima da cabeça da fíbula (imagem da esquerda). B. Paraponto no meio da cabeça da fíbula (imagem da direita).

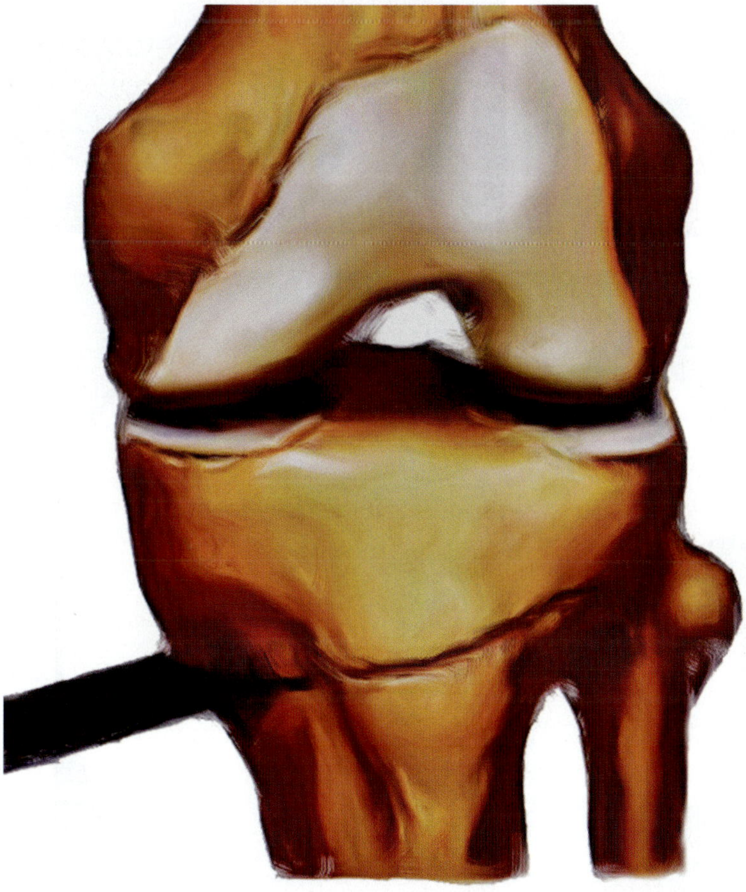

FIGURA 13-9 • Osteotomia finalizada com osteótomo. Note a preservação da cortical lateral intacta.

da osteotomia coincide com a tuberosidade anterior da tíbia, deve-se realizar uma osteotomia biplanar, realizando-se inicialmente uma osteotomia de 1 cm de espessura, longitudinal, mantendo a tuberosidade anterior da tíbia com o fragmento distal. Exceção a esta regra corresponde às situações em que há patela baixa pré-operatoriamente, mantendo a tuberosidade anterior da tíbia com o fragmento proximal.

A abertura da osteotomia é realizada progressivamente, sob controle radioscópico, utilizando cunhas metálicas ou osteótomos desenhados para esse fim (Figura 13-10). Alternativamente, podem-se utilizar afastadores tipo *spreaders* ou a inserção de vários formões em "sanduíche" (inicialmente dois osteótomos e progressivamente outros entre os osteótomos iniciais para abrir a osteotomia).

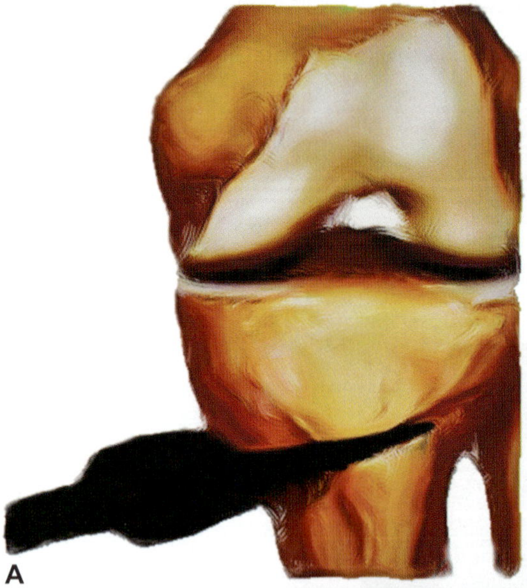

A

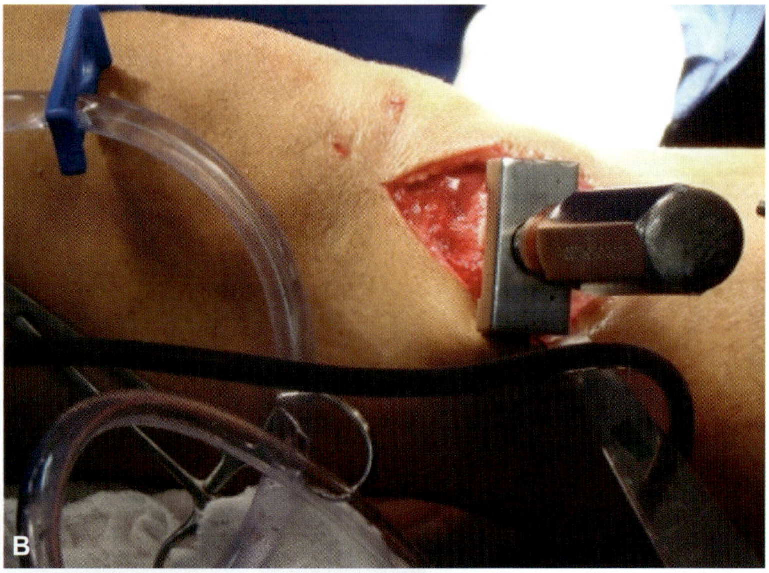

B

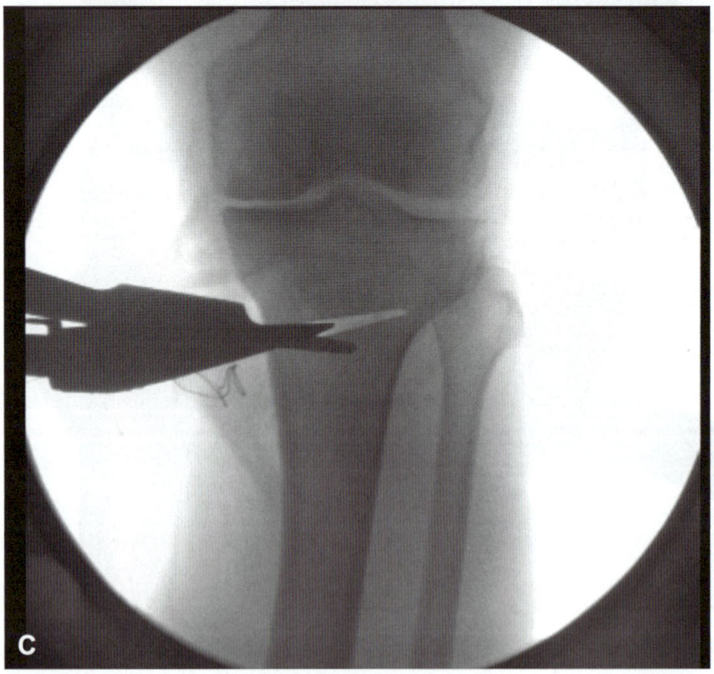

C

FIGURA 13-10 • Abertura da osteotomia com cunhas metálicas.

A abertura lenta e progressiva da osteotomia reduz o risco de fratura da cortical oposta. Complementarmente, para reduzir o risco de fratura da cortical oposta, pode-se confeccionar um orifício na extremidade lateral da osteotomia, de sorte a dissipar as forças resultantes.

Com uso do equipamento de radioscopia, avalia-se a correção obtida utilizando um fio ou uma haste metálica interligando o centro da cabeça femoral e o centro do tornozelo. Avaliamos o local em que essa linha intersecciona o joelho (Figura 13-11).

Uma vez obtida a correção desejada, a osteotomia é estabilizada com uma placa medial. Rotineiramente utilizamos uma placa associada a um calço (placa de Puddu) (Figura 13-12 A). Para se obter maior estabilidade, em pacientes maiores ou em correções maiores, alternativamente, pode-se utilizar a placa de Puddu para osteotomia femoral para estabilizar a osteotomia tibial de valgização (Figura 13-13). Nesse caso, pode ser necessário modelar os orifícios proximais da placa, de sorte a modelá-la à anatomia da tíbia proximal. A utilização de placas com estabilidade angular (p. ex., placa Tomofix, para osteotomia tibial) se configura uma opção (Figura 13-12 B). A vantagem desse tipo de implante consiste na maior estabilidade da fixação, possibilidade de cunhas de abertura de formato trapezoidal e na manutenção da estabilidade mesmo ocorrendo fratura da cortical oposta. Do ponto de vista biomecânico, ao se utilizar a placa Tomofix, todos os parafusos devem ser colocados no implante, para evitar concentração de estresse e possível fadiga do implante. Como desvantagens, as placas de estabilização angular são mais espessas, podendo demandar a retirada num segundo tempo (citar) e apresentam custo maior.

Mais recentemente, novos modelos da placas para osteotomias apresentam sistemas de estabilidade angular, diferentes formatos de cunhas (trapezoidais) e sistemas que permitem aberturas mais precisas dos calços metálicos da osteotomia (como a Placa de Antony – Figura 13-12 C).

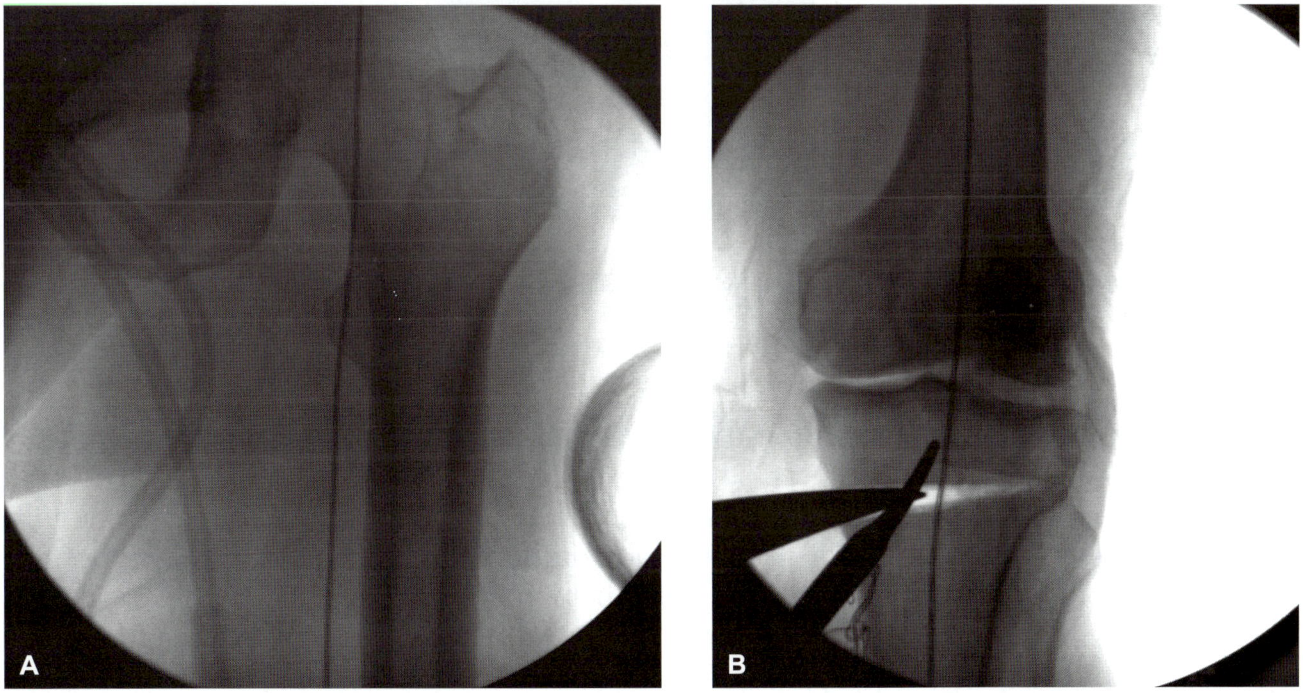

FIGURA 13-11 • A e B. Imagem radioscópica do centro da cabeça do fêmur e centro do joelho.

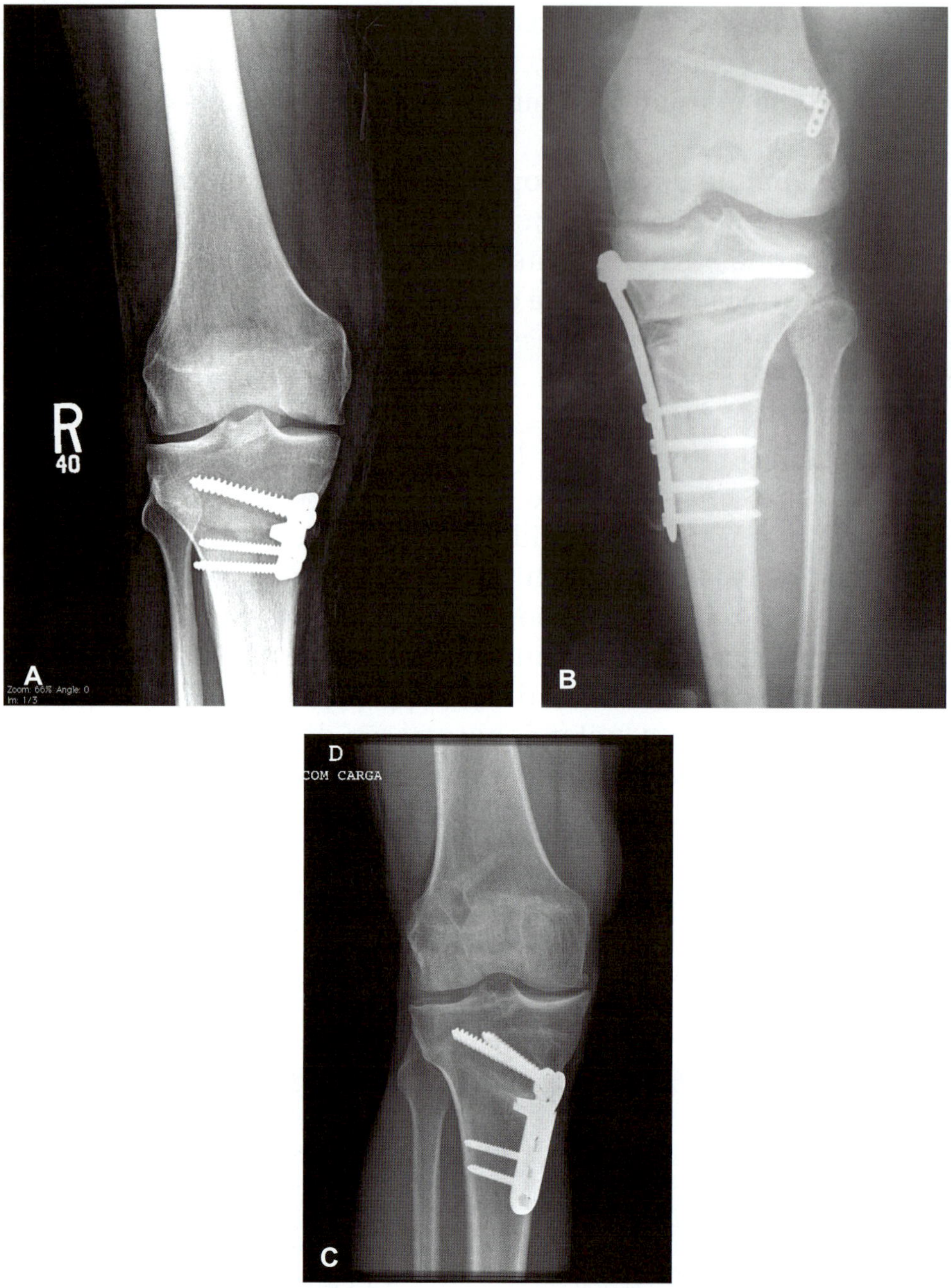

FIGURA 13-12 • Estabilização com placas. A. Puddu. B. Tomofix. C. Anthony.

Previamente à estabilização da osteotomia, deve-se garantir que o paciente ontem extensão completa do joelho, evitando-se alterações da inclinação sagital da tíbia. O erro técnico mais comum consiste na redução da inclinação sagital da tíbia e consequente deformidade em flexão, impedindo a extensão completa do joelho. Isso decorre do fato de a cunha de abertura necessitar de menor abertura anterior que na porção posterior para manter a inclinação sagital da tíbia após a osteotomia. Essa correção resulta numa cunha trapezoidal, em que a porção mais anterior da cunha tem aproximadamente metade da correção posterior nas tíbias, em que a cortical medial tem inclinação de aproximadamente 45 graus em relação à cortical posterior. Pode ser necessária confecção do espaço para acomodar a cunha metálica retangular da placa de Puddu, de sorte a obter o formato trapezoidal adequado para a osteotomia. Do ponto de vista prático, as formas mais eficazes de se controlar a inclinação do planalto tibial durante a osteotomia valgizante em cunha de abertura são:

- Manter o membro em extensão completa do joelho durante a fixação da osteotomia.
- Monitorar para que a cunha de abertura apresente formato trapezoidal.
- Colocar o calço da placa numa região mais posterior na osteotomia.
- Colocar dos fios de Kirschner paralelos, de direção anterior para posterior, um no fragmento proximal e outro no fragmento distal, previamente à abertura da osteotomia. Garantir que estes fios permaneçam paralelos ao final da realização da cunha de abertura medial.

Em alguns casos, pode ser desejável a alteração da inclinação da tíbia proximal no plano sagital. Nos casos com insuficiência do ligamento cruzado anterior ou com recurvato do joelho pré-operatoriamente, pode-se reduzir a inclinação sagital da tíbia, aumentando a correção na porção anterior da osteotomia. De maneira oposta, nos pacientes com insuficiência do ligamento cruzado posterior, pode-se optar por aumentar a inclinação sagital da tíbia proximal, aumentando a correção na porção posterior da osteotomia.

Havendo fratura da cortical oposta, esta deve ser estabilizada para evitar perda da correção e/ou translação lateral do fragmento distal. A cortical lateral pode ser estabilizada com uso de um grampo metálico (tipo agrafe) (Figura 13-13), com a utilização de uma placa de terço de tubo (pequenos fragmentos) ou com um parafuso de compressão. Nos pacientes estabilizados com uma placa de estabilidade angular (com parafusos rosqueados na placa), a estabilidade da cortical lateral pode ser mantida apenas com a fixação medial.

Procede-se, então, à enxertia óssea do sítio da osteotomia. Os enxertos ósseos podem ser retirados da crista ilíaca, retirados do côndilo femoral medial, haloenxerto ou biomateriais. Com relação à necessidade de enxertia, a literatura ortopédica é variada em relação ao tamanho da abertura que demanda enxertia óssea. Nossa preferência é a utilização de autoenxertos derivados do côndilo femoral medial ou da crista ilíaca nas correções superiores a 9 mm.

Sugerimos a utilização de um dreno de Portovac para minimizar o risco de síndrome compartimental. O fechamento deve ser por planos. Quando possível, cobrimos o implante (placa) com a fáscia do sartório e com os tendões flexores. Procedemos ao cuidadoso fechamento da pele.

Pós-operatório

No pós-operatório imediato, deve-se monitorar o estado neurovascular do paciente, tendo como principal preocupação o risco de uma síndrome compartimental. Nos pacientes

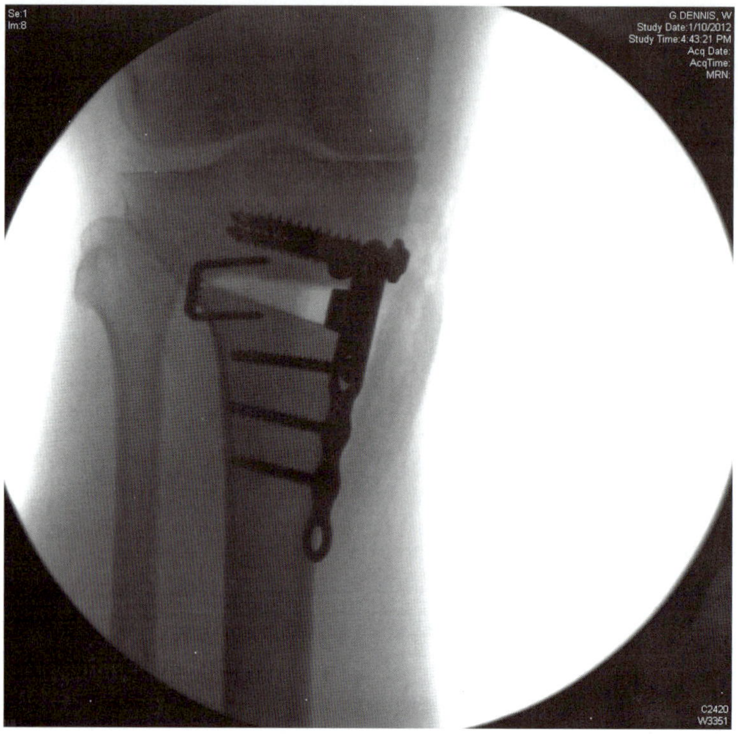

FIGURA 13-13 • Osteotomia de cunha de abertura medial fixada com placa Puddu (femoral). Estabilização da cortical lateral com grampo (agrafe).

em uso de cateter epidural de analgesia continua, deve-se ter especial atenção à perfusão. Havendo obstrução ou perda do dreno de Portovac no pós-operatório imediato, sugerimos suspender a analgesia epidural para monitorar a dor do paciente.

Iniciamos exercícios isométricos no primeiro pós-operatório, assim como trabalho de ganho de arco de movimento passivo. Permitimos ao paciente deambular com muletas realizando toque leve do pé no chão. Progredimos para carga parcial ao redor de quatro semanas de pós-operatório e para carga total apos a consolidação da osteotomia. Nos pacientes estabilizados com placas de estabilidade angular, podemos reduzir o período de proteção de carga para carga parcial após duas semanas, e carga total após seis semanas de pós-operatório.

Iniciamos exercícios elípticos, com destaque para bicicleta ergométrica ao redor da terceira semana. Durante o pós-operatório, deve-se focar no ganho de forca muscular do quadríceps.

Caso clínico

Paciente do sexo masculino, aos 48 anos de idade, com antecedente pessoal de meniscectomia medial há 12 anos, apresentando dor de caráter progressivo no aspecto medial do joelho direito. Relata que a dor impossibilita-o de realizar atividades esportivas como corrida e jogar futebol. Apresenta dor ao andar por mais de 30 minutos. Nega sintomas de travamento, bloqueio da articulação ou falseio. Nega dor na região anterior do joelho. O paciente gradua sua dor numa escala de 0 a 10 (sendo 0 a ausência de dor, e 10 a dor mais intensa) em 8 após atividades físicas, e em 3 no dia a dia. Nega tabagismo.

Ao exame clínico, apresenta alinhamento em varo dos membros inferiores, mais acentuado à direita. O arco de movimento é completo, cursando de 0 a 140 graus, sem a presença de hiperextensão. No exame de estabilidade articular do joelho, não há insuficiência ligamentar. O curso da patela na tróclea é normal, sem subluxação ou lateralização. A altura da patela é adequada. Com relação à musculatura, apresenta leve hipotrofia do quadríceps à direita. O exame dos quadris, tornozelos e pés é normal. O exame neurovascular é normal.

O índice de massa corporal é de 25,4 kg/m^2.

Com relação aos exames de imagem pré-operatórios, observamos redução do espaço articular na radiografia em frente com apoio unipodal e em posteroanterior com apoio e flexão de 40 graus. Na incidência em perfil, a altura da patela é normal, e a articulação patelofemoral, preservada. Na imagem em axial da patela, não há lateralização ou subluxação da patela, assim como o formato da tróclea é normal.

No exame panorâmico dos membros inferiores, observamos que a linha de carga passa no terço medial do planalto medial do joelho. O eixo mecânico do membro inferior é de 5 graus de varo.

O exame de ressonância magnética apresenta sinais de meniscectomia prévia no compartimento medial associada a lesão condral de 3 x 2 cm na área de carga do côndilo femoral medial, e de 2 x 2 cm na região anterior do planalto tibial. Observa-se edema ósseo no planalto tibial medial. Com relação ao compartimento lateral e a articulação femoropatelar, o exame é normal.

Trata-se de um quadro de artrose medial do joelho secundária. Há meniscectomia prévia num joelho varo.

Com relação à expectativa do paciente quanto ao seu tratamento, o paciente pretende reduzir a dor de sorte a permitir a realização de atividades físicas, mesmo que mantenha um quadro de dor residual.

Optamos pela realização de uma osteotomia tibial de valgização com cunha de abertura medial. No planejamento pré-operatório, estimamos a necessidade de uma cunha de 10 mm para transferir o eixo de carga para a espinha tibial lateral.

Durante o ato cirúrgico, observamos a necessidade da utilização da cunha de abertura de 7,5 mm. Realizamos a estabilização da osteotomia com uma placa tipo Puddu (Figura 13-14).

No pós-operatório, iniciamos a descarga de peso com carga parcial após duas semanas de pós-operatório, com auxílio de muletas. Progredimos para descarga completa do peso com auxílio de muletas com seis semanas, e sem auxílio após oito semanas. No exame de radiografia, observamos a consolidação completa da osteotomia com 12 semanas. Autorizamos a realização de atividades esportivas sem impacto (natação e musculação) com três meses de pós-operatório, e atividades com impacto, como corrida, após cinco meses de pós-operatório.

O paciente encontra-se satisfeito com o procedimento e relata não apresentar dor para atividades do dia a dia. Após atividades esportivas, relata apresentar dor leve (graduada em intensidade 2), que tolera e não o impede de realizar esportes.

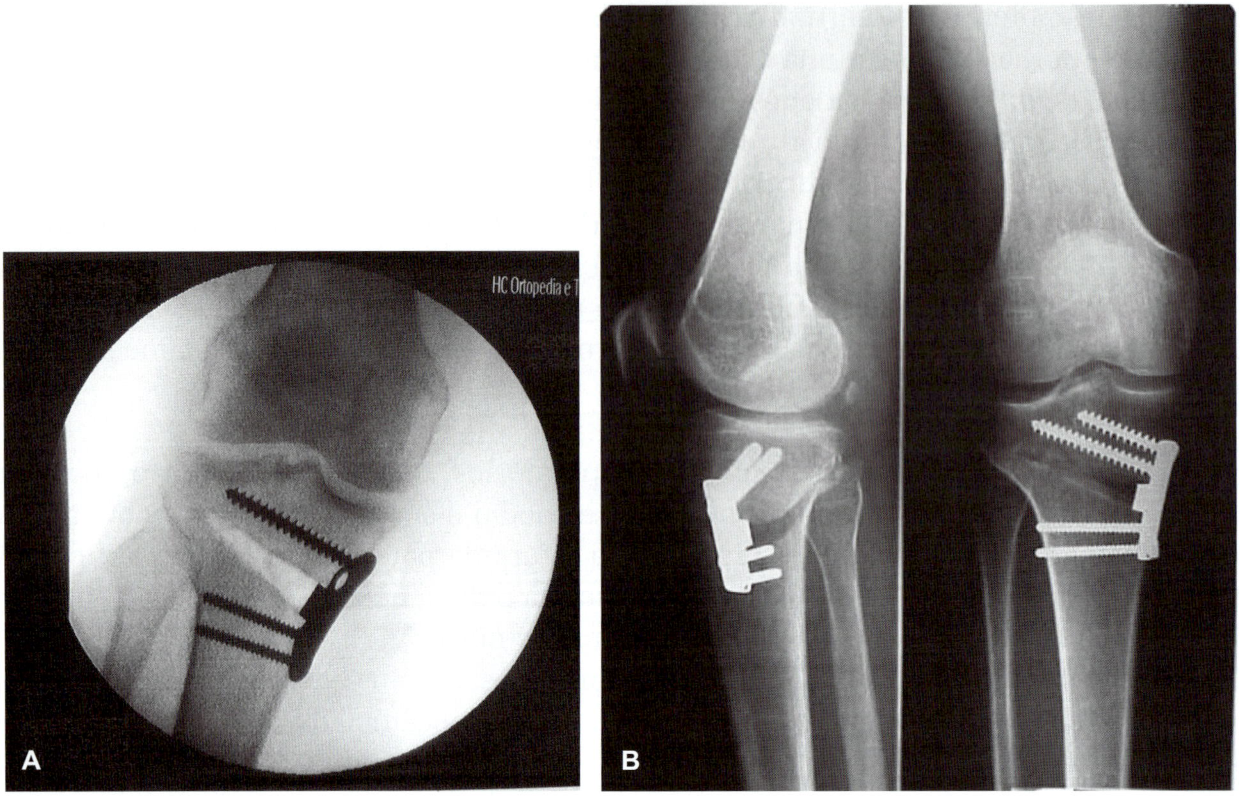

FIGURA 13-14 • A. Radioscopia - controle peroperatório. B. Radiografias (Perfil-Frente) – controle pós-operatório.

Referências

Agneskirchner JD, et al. The effects of valgus medial opening wedge high tibial osteotomy on articular cartilage pressure of the knee: a biomechanical study. Arthroscopy: the journal of arthroscopic & related surgery: official publication of the Arthroscopy Association of North America and the International Arthroscopy Association, 2007. 23(8): p. 852-61.

Ahlback S. Osteoarthrosis of the knee. A radiographic investigation. Acta Radiol Diagn (Stockh), 1968: p. Suppl 277:7-72.

Badhe NP, Forster IW. High tibial osteotomy in knee instability: the rationale of treatment and early results. Knee surgery, sports traumatology, arthroscopy : official journal of the ESSKA, 2002. 10(1): p. 38-43.

Brouwer RW, et al. Osteotomy for treating knee osteoarthritis. Cochrane Database Syst Rev, 2005(1): p. CD004019.

Camanho G, Olivi R, Camanho L. Técnica de fixação para osteotomia supratuberositária cupuliforme valgizante da tíbia. Rev Bras Ortop, 2001. 36(7): p. 263-7.

Coventry MB, Ilstrup DM, Wallrichs SL. Proximal tibial osteotomy. A critical long-term study of eighty-seven cases. The Journal of bone and joint surgery. American volume, 1993. 75(2): p. 196-201.

Dugdale, TW, Noyes FR, Styer D. Preoperative planning for high tibial osteotomy. The effect of lateral tibiofemoral separation and tibiofemoral length. Clinical orthopaedics and related research, 1992(274): p. 248-64.

Franco V, et al. Open wedge high tibial osteotomy. Techniques in knee surgery, 2002. 1(2): p. 46-53.

Fujisawa Y, Masuhara K, Shiomi S. The effect of high tibial osteotomy on osteoarthritis of the knee. An arthroscopic study of 54 knee joints. Orthop Clin North Am, 1979. 10(3): p. 585-608.

Iorio R, Healy WL. Unicompartmental arthritis of the knee. The Journal of bone and joint surgery. American volume, 2003. 85-A(7): p. 1351-64.

Klecker RJ, et al. The aberrant anterior tibial artery: magnetic resonance appearance, prevalence, and surgical implications. The American journal of sports medicine, 2008. 36(4): p. 720-7.

Koshino T, Murase T, Saito T. Medial opening-wedge high tibial osteotomy with use of porous hydroxyapatite to treat medial compartment osteoarthritis of the knee. The Journal of bone and joint surgery. American volume, 2003. 85-A(1): p. 78-85.

Koshino T. Osteotomy around young deformed knees: 38-year super-long-term follow-up to detect osteoarthritis. International orthopaedics, 2010. 34(2): p. 263-9.

LaPrade, R.F., et al., Patellar height and tibial slope after opening-wedge proximal tibial osteotomy: a prospective study. The American journal of sports medicine, 2010. 38(1): p. 160-70.

Marti, CB, et al. Accuracy of frontal and sagittal plane correction in open-wedge high tibial osteotomy. Arthroscopy: the journal of arthroscopic & related surgery: official publication of the Arthroscopy Association of North America and the International Arthroscopy Association, 2004. 20(4): p. 366-72.

Mina C, et al. High tibial osteotomy for unloading osteochondral defects in the medial compartment of the knee. The American journal of sports medicine, 2008. 36(5): p. 949-55.

Minas T. A primer in cartilage repair and joint preservation of the knee. 2011, Philadelphia: Elsevier. 273.

Noyes FR, Barber-Westin SD, Hewett TE., High tibial osteotomy and ligament reconstruction for varus angulated anterior cruciate ligament-deficient knees. The American journal of sports medicine, 2000. 28(3): p. 282-96.

Noyes FR, Goebel SX, West J. Opening wedge tibial osteotomy: the 3-triangle method to correct axial alignment and tibial slope. The American journal of sports medicine, 2005. 33(3): p. 378-87.

Paccola CA, Fogagnolo F. Open-wedge high tibial osteotomy: a technical trick to avoid loss of reduction of the opposite cortex. Knee surgery, sports traumatology, arthroscopy: official journal of the ESSKA, 2005. 13(1): p. 19-22.

Polivache P. Osteotomy for the arthritic knee: an european perspective., in Scott WN (ed.). Insall & Scott surgery of the knee. Philadelphia: Elsevier, 2006.

Puddu G, Cipolla M. Opening wedge osteotomy. Proximal tibia and distal femur. in Reconstructive knee surgery master techniques in orthopaedic surgery, H. M, Editor 2003, Lippincott Williams and Wilkins: Philadelphia. p. 375-90.

Ribeiro CH, et al. Consolidação da osteotomia valgizante proximal da tíbia com cunha de abertura fixada com placa "calço" de Anthony®. Acta Ortop Bras, 2008. 16(5).

Rosenberg TD, et al. The forty-five-degree posteroanterior flexion weight-bearing radiograph of the knee. The Journal of bone and joint surgery. American volume, 1988. 70(10): p. 1479-83.

Sharma L, et al. The role of knee alignment in disease progression and functional decline in knee osteoarthritis. JAMA, 2001. 286(2): p. 188-95.

Sharma L, et al. Varus and valgus alignment and incident and progressive knee osteoarthritis. Ann Rheum Dis, 2010. 69(11): p. 1940-5.

Shetty AA, et al. The effect of knee flexion on the popliteal artery and its surgical significance. The Journal of bone and joint surgery. British volume, 2003. 85(2): p. 218-22.

Spahn G, Kirschbaum S, Kahl E. Factors that influence high tibial osteotomy results in patients with medial gonarthritis: a score to predict the results. Osteoarthritis Cartilage, 2006. 14(2): p. 190-5.

Sterett WI, et al. Chondral resurfacing and high tibial osteotomy in the varus knee: survivorship analysis. Am J Sports Med, 2010. 38(7): p. 1420-4.

Virolainen P, Aro HT. High tibial osteotomy for the treatment of osteoarthritis of the knee: a review of the literature and a meta-analysis of follow-up studies. Arch Orthop Trauma Surg, 2004. 124(4): p. 258-61.

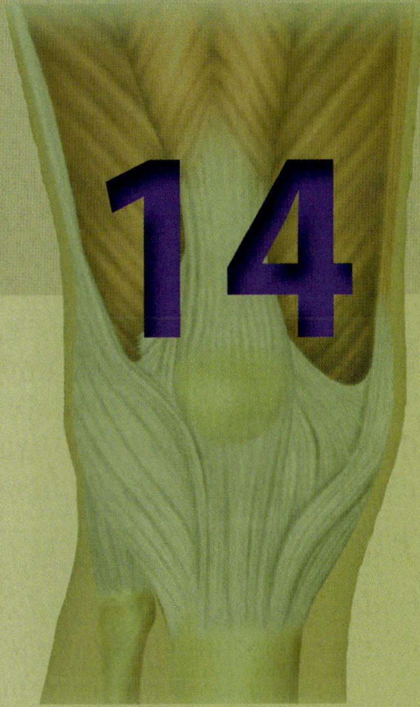

14

Osteotomia femoral de varização

Mário Carneiro Filho
Antonio Altenor Bessa de Queiroz
Marcelo Schmidt Navarro

INTRODUÇÃO

A correção da deformidade em valgo do joelho pela osteotomia supracondiliana do fêmur é uma cirurgia de grande porte. Tal procedimento está sujeito a razoável número de complicações, apresenta recuperação relativamente prolongada e é tecnicamente delicada por ser realizada na proximidade de grandes vasos e nervos. Outros pontos críticos dessa cirurgia consistem no local e obliquidade da osteotomia, perda da fixação, retardo de consolidação e pseudartrose.

A manutenção da horizontalidade da interlinha articular permitindo a tendência ao paralelismo do plano condilar tibial em relação ao solo constitui uma das boas consequências da osteotomia femoral de valgização (OFV). Resulta no reequilíbrio proporcional das forças que agem nos compartimentos medial e lateral do joelho. A OFV é o método mais efetivo de correção da deformidade em valgo do joelho, pois mantém o eixo transepicondilar perpendicular com o eixo mecânico, e a frouxidão do ligamento colateral tibial é minimizada.

O objetivo da osteotomia femoral inclui a correção da deformidade, alívio da dor e melhora funcional. A OFV é um procedimento minucioso, por três principais razões: dificuldade do corte efetivo da cunha de abertura ou fechamento, dificuldade de estabelecer uma estabilidade efetiva e dificuldade em predizer o tamanho exato da cunha para a correção. Em muitos aspectos, o princípio das osteotomias de realinhamento do joelho é transferir a força de carga de uma região acometida pela osteoartrose para uma região sem lesões degenerativas. Alguns autores afirmam que os bons resultados das artroplastias de substituição do joelho, sejam parciais ou totais, implicaram o declínio das indicações das osteotomias no joelho. Ainda assim, as osteotomias no joelho apresentam-se como uma opção viável no tratamento da osteoartrose do joelho.

CLASSIFICAÇÃO

Alguns aspectos são considerados para se classificarem os desvios angulares no joelho, objetivando o seu planejamento cirúrgico. Três variáveis principais são estudadas.

A primeira é a localização da deformidade. O cirurgião deve estar atento se a deformidade é extra ou intra-articular, no fêmur ou na tíbia. Nesses casos, muitas vezes a indicação de correção é realizada no local da deformidade, que possivelmente resulta de afecções não degenerativas (p. ex., sequela de fraturas e infecções).

Outra variável é o plano da deformidade. Se ocorrer no plano sagital, haverá deformidade em flexão ou extensão. No plano coronal, os desvios são em varo ou valgo. Também existe o componente rotacional, que deve ser avaliado, e os desvios podem estar associados. Cabe ao cirurgião identificar os planos dos desvios para a programação de correção.

O terceiro componente é a magnitude do desvio. Classicamente, as deformidades são classificadas em leves (até 10 graus), moderadas (de 11 a 20 graus) e graves (acima de 21 graus).

DIAGNÓSTICO

A avaliação clínica diagnóstica das afecções do joelho é realizada obedecendo-se aos preceitos da anamnese, exame físico e exames subsidiários.

Na anamnese, devemos pesquisar a idade cronológica e fisiológica do paciente, além do nível de atividade exercida por ele. Também é importante classificar as características da dor, principalmente o local, tempo e atividade relacionada para seu aparecimento. A presença de um mecanismo de trauma envolvido para o aparecimento das deformidades (p. ex., consolidação viciosa de fraturas), cirurgias prévias e instabilidade ligamentar são outros fatores que devem ser questionados.

Com relação ao exame físico, a avaliação funcional do quadril ipsilateral sempre deve ser realizada, uma vez que, se houver a necessidade de cirurgia no quadril, esta deve ser realizada antes da osteotomia de realinhamento. A inspeção do membro deve avaliar cicatrizes cirúrgicas prévias e a presença de desvio do eixo mecânico em carga mono e bipodal. A marcha deve ser estudada. Ainda no exame físico, devemos estar atentos à amplitude de movimento do joelho, dor patelofemoral, presença de obesidade, afecções meniscais e ligamentares. Esses fatores serão discutidos adiante nas indicações e contraindicações.

Exames complementares

O principal método subsidiário para avaliação da osteoartrose com desvio de eixo do joelho é o estudo radiográfico. Deve ser realizado em ambos os joelhos para fins comparativos.

O local e severidade da artrose são determinados pelas radiografias padrão anteroposterior, lateral, axial de patela e incidência de Rosemberg. Deve-se estar atento ao grau de artrose, presença de osteofitos marginais, subluxação tibial, erosão óssea, artrose difusa.

É obrigatória a realização das radiografias com carga e em filmes panorâmicos, para diagnóstico definitivo e planejamento operatório. A partir de então, podemos classificar a deformidade.

O objetivo da OVF é realinhar o eixo mecânico do membro, deslocando assim as forças de sustentação de peso a partir de um compartimento artrósico para um compartimento mais normal. O alinhamento do membro é medido pela radiografia com carga dos membros inferiores em filme panorâmico. A medição do eixo mecânico é uma linha traçada desde o centro da cabeça femoral através do centro do joelho até o centro do tornozelo. O eixo anatômico é uma linha traçada através do centro do eixo do fêmur e pelo centro do eixo da tíbia. No joelho normal, as duas linhas se cruzam no centro da articulação, fazendo um ângulo de 5 a 9 graus (valgo fisiológico). Acima desse valores, podemos considerar uma deformidade em valgo do joelho. As radiografias devem ser realizadas com o paciente em posição ortostática, pois, com o paciente deitado, a deformidade pode ser subestimada em pacientes com defeitos ósseos e frouxidão ligamentar, o que muita vezes pode levar a uma hipocorreção cirúrgica.

O uso das radiografias com carga para mensuração do eixo mecânico é uma medida estática. Frouxidão ligamentar e obliquidade ligamentar podem estar presentes e não diagnosticadas. Além disso, o paciente pode retirar a carga do membro doloroso durante o exame. Devido a esse fato, recomenda-se também a realização da radiografia com carga monopodal ipsilateral. Desse modo, podemos avaliar se a frouxidão ligamentar está presente, e se há alteração da obliquidade articular. A não constatação dessas observações pelo cirurgião pode ocasionar maus resultados cirúrgicos devido à insuficiência ligamentar e hipocorreção.

A ressonância magnética deve ser indicada para a avaliação de lesões associadas, principalmente meniscais, ligamentares e osteocondrais.

TRATAMENTO

A OFV está indicada para a correção da deformidade em valgo excedendo 12 a 15 graus ou quando a obliquidade articular seja maior do que 10 graus após correções cirúrgicas. Embora o joelho valgo possa ser corrigido com uma osteotomia proximal na tíbia, a obliquidade da interlinha articular pode ser alterada nessa técnica.

Um aumento excessivo da obliquidade articular pode produzir transferência de carga de maneira ineficaz e influenciar negativamente no resultado da cirurgia. A osteotomia na região supracondilar do fêmur é o método mais efetivo de correção da deformidade em valgo do joelho, pois mantém o eixo transepicondilar perpendicular ao eixo mecânico, e a frouxidão da estruturas ligamentares mediais é minimizada.

Indicações

O processo de seleção do paciente é possivelmente o fator determinante para o sucesso das osteotomias do joelho. Uma das principais indicações de OFV inclui o alívio da dor por alterações articulares degenerativas, associada ao mau alinhamento do membro.

O candidato ideal para a OFV é o paciente não obeso, na quinta ou sexta década de vida, com dor unicompartimental localizada no joelho relacionada com atividades corporais, sem sintomas na articulação patelofemoral, sem insuficiência ligamentar, com extensão total do joelho e um arco de flexão de no mínimo 90 graus.

Embora a maioria dos pacientes não se encontre nessas condições, um adequado processo de seleção aperfeiçoa os resultados após a OFV.

Contraindicações

Existem contraindicações absolutas e relativas para indicação da OFV. Durante o processo de seleção do paciente, devemos estar atentos para esses fatores.

Entre as contraindicações absolutas relacionamos com dor difusa não específica do joelho, dor na articulação patelofemoral, meniscectomia prévia no compartimento para onde a carga será transferida, artrose no compartimento para onde a carga será transferida, paciente portador de doenças inflamatórias e expectativa não realista do paciente.

Com relação às contraindicações relativas, consideramos os pacientes com idade acima de 60 anos, arco de movimento menor que 90 graus, obesidade, artrose avançada, subluxação tibiofemoral e instabilidade ligamentar grave. Neste último caso, as instabilidades devem ser diagnosticadas e também corrigidas, concomitantemente ou em um segundo tempo cirúrgico.

PLANEJAMENTO PRÉ-OPERATÓRIO

O eixo mecânico tem em média 1,2 grau de varo. É mais acurado que o anatômico para determinar a transmissão de carga através da articulação.

Para calcularmos a osteotomia, utilizamos o eixo mecânico usando a linha de carga:

- Dividimos o platô tibial de 0 a 100% de medial para lateral.
- Determinamos o ponto apropriado onde o eixo mecânico deve cruzar a articulação do joelho, traçando uma linha do centro da cabeça do fêmur a esse ponto, e outra desse ponto ao centro do dômus talar. No cálculo da correção do joelho valgo, essa linha deverá passar na metade do planalto tibial, considerando-se a sua largura no plano frontal. O ângulo formado por essas linhas é o ângulo de correção que pode ser ajustado conforme as deficiências ligamentares e cartilaginosas quando associados (Figura 14-1).

Técnica cirúrgica

Atualmente, para muitos cirurgiões, a deformidade em valgo do joelho é mais bem tratada com a osteotomia femoral supracondiliana. Algumas técnicas podem ser utilizadas, como a cunha de fechamento medial ou de abertura lateral. Ambas as técnicas podem ser

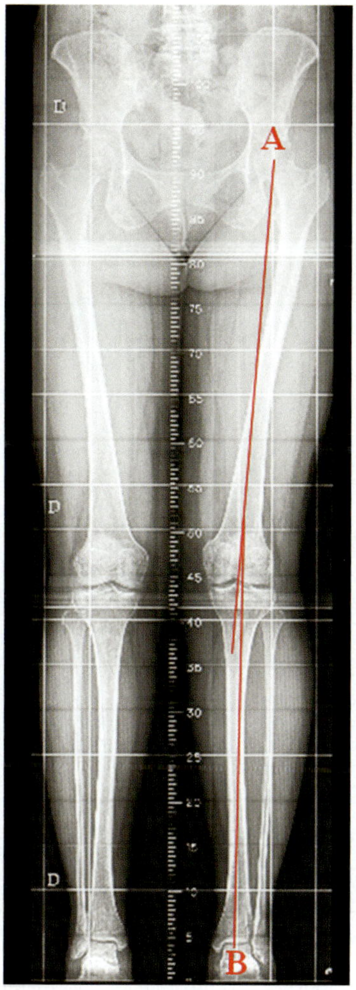

FIGURA 14-1 • Cálculo do ângulo de correção do joelho valgo em uma radiografia panorâmica dos membros inferiores em posição ortostática: uma linha é traçada do centro da cabeça femoral ao centro do joelho no plano frontal (A) e outra é traçada do centro da tíbia ao centro do tornozelo (B).

estabilizadas com instrumental de fixação inserido na região lateral ou medial do fêmur (Figura 14-2).

Quanto à via de acesso cirúrgico, devemos levar em consideração a possibilidade de uma realização de artroplastia total do joelho futuramente. Uma via pouco cuidadosa pode levar a uma artroplastia de difícil execução, e até mesmo a complicações, como soltura e infecção.

A nossa preferência é a osteotomia femoral varizante com cunha de adição descrita por Puddu e Franco. Utilizamos a via de acesso lateral ao terço distal do fêmur, iniciando-se a incisão 3 cm distal ao epicôndilo lateral do fêmur, estendendo esta no sentido proximal em 15 cm. O músculo vasto lateral é afastado anteriormente através de dissecção romba iniciada no septo intermuscular. Exposta a cortical lateral do fêmur, passamos um fio de Steinmann 3 cm acima do epicôndilo lateral, sob o controle de um intensificador de imagens no sentido transverso com uma inclinação distal de 20 graus, até atingirmos a cortical femoral medial. Com um guia adaptado a esse fio, realizamos a osteotomia

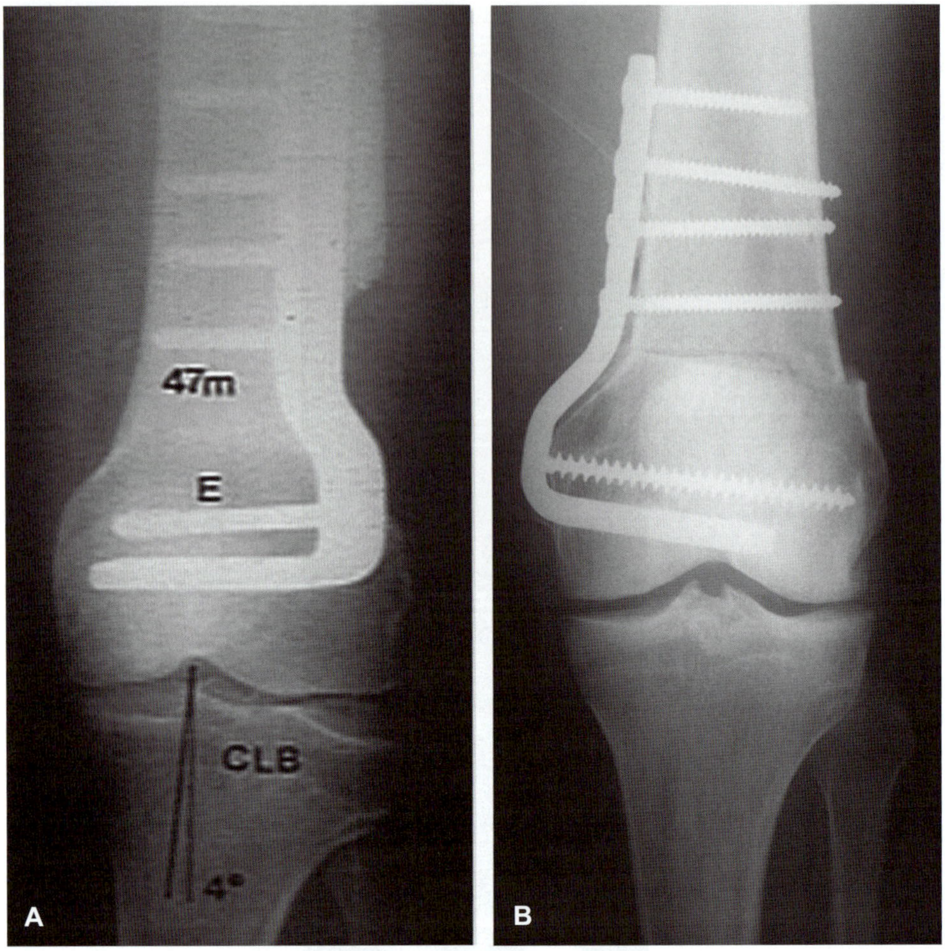

FIGURA 14-2 • Métodos de fixação da osteotomia femoral varizante pela técnica de cunha de subtração medial: A. Placa-lâmina lateral. B. Placa-lâmina medial.

femoral com serra oscilante até atingirmos a cortical medial. Realizamos várias perfurações com fio de Steinmann na cortical medial do fêmur – ápice da osteotomia – procurando manter o periósteo íntegro no momento da abertura desta. Em seguida, introduzimos na osteotomia um osteótomo em forma de cunha e que tem medidas em graus de abertura conforme a correção planejada (Figuras 14-3 e 14-4). Após a introdução do osteótomo, até se atingir o grau de abertura desejado, posicionamos a placa-calço no espaço de abertura da cortical lateral e a fixamos em sua porção distal com parafusos esponjosos, e na sua porção proximal, com parafusos corticais (Figuras 14-5 e 14-6). Colocamos de rotina enxerto ósseo esponjoso no espaço de abertura da osteotomia.

Pós-operatório

Mantemos o paciente em um imobilizador cruromaleolar removível e restringimos a carga por um período 6 a 8 semanas, conforme a evolução clínica e radiográfica de cada caso. Exercícios ativos e passivos para amplitude de movimento do joelho são iniciados

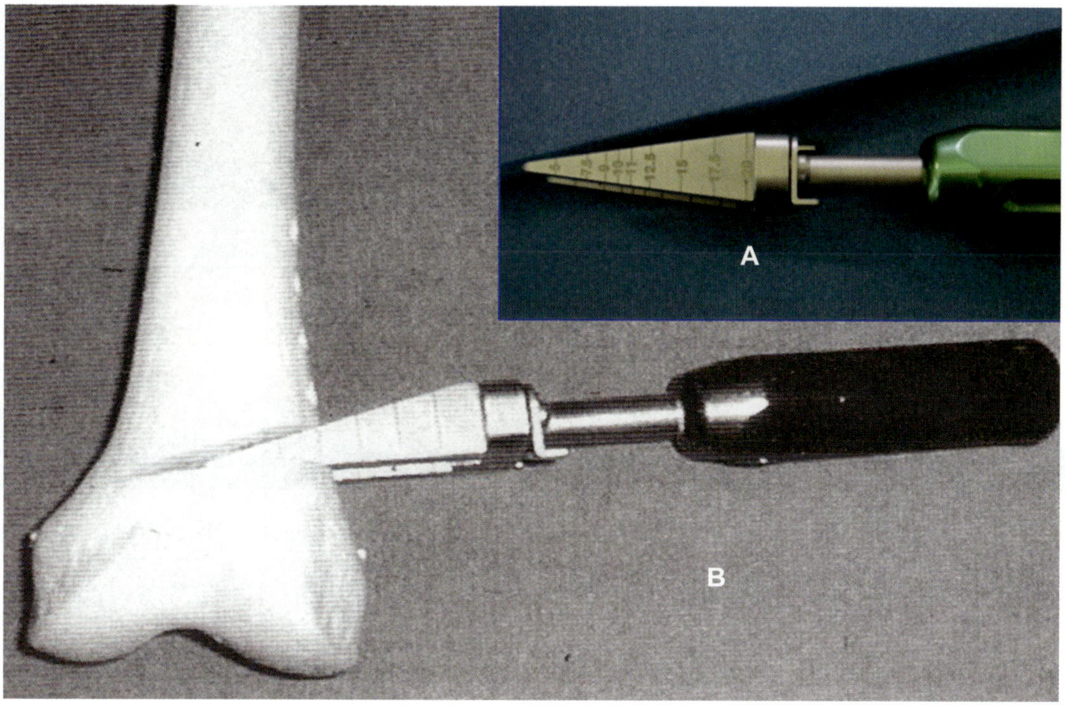

FIGURA 14-3 • A. Osteótomo graduado em forma de cunha. B. Introdução do osteótomo abrindo a cunha.

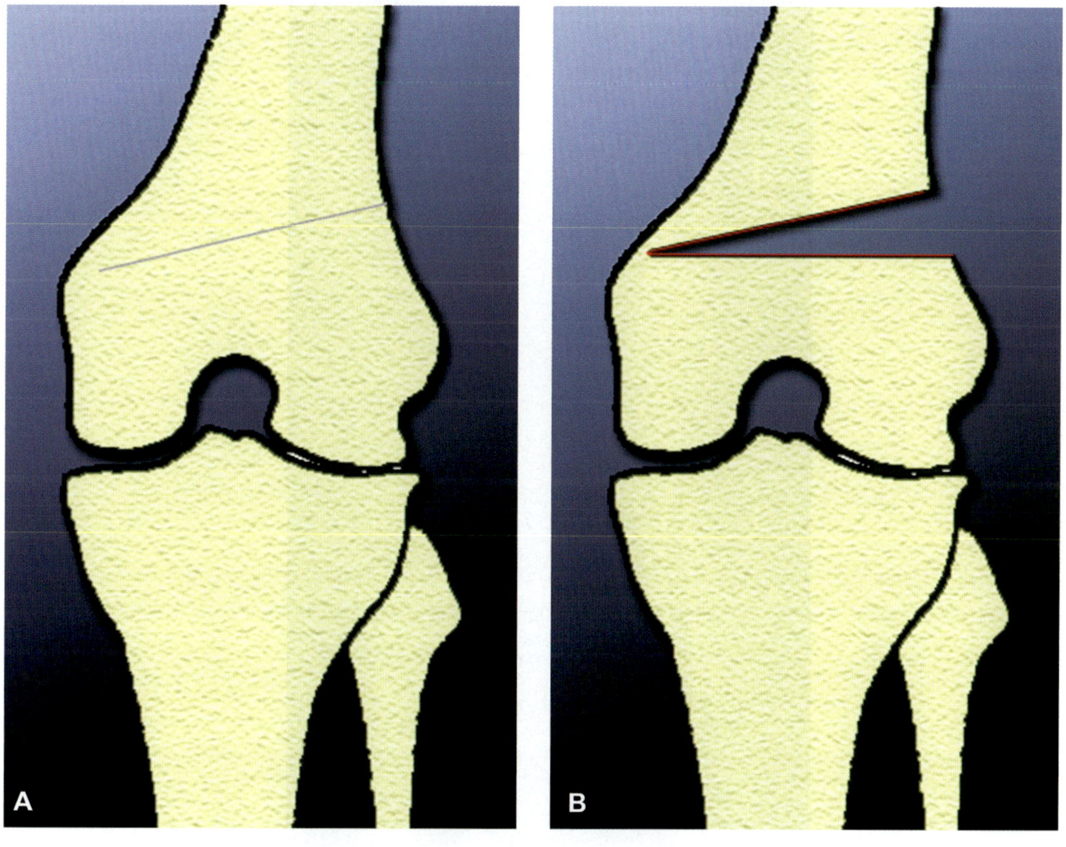

FIGURA 14-4 • A e B. Esquema da osteotomia femoral varizante.

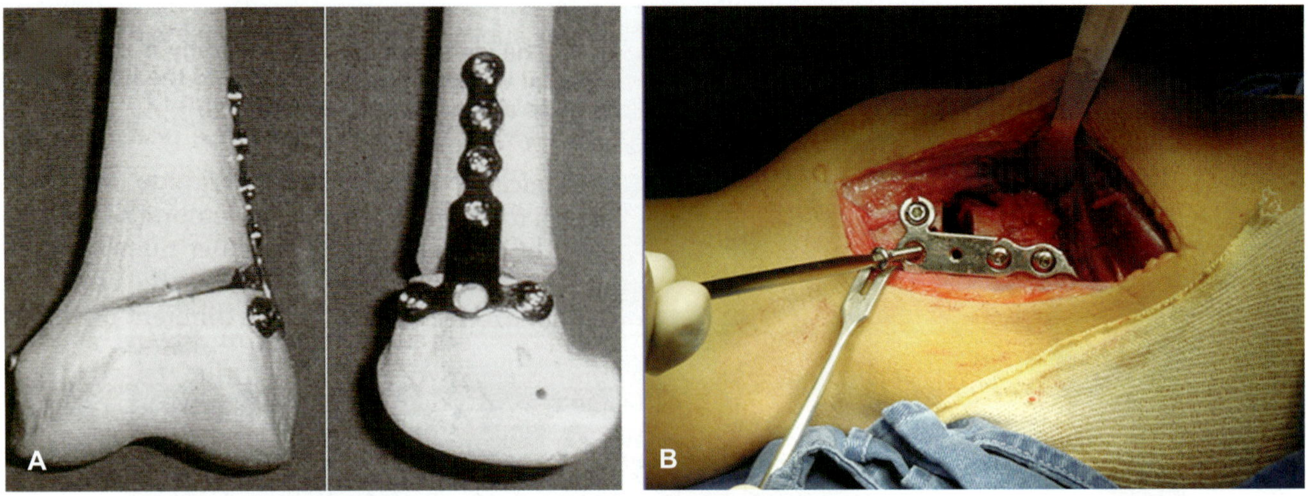

FIGURA 14-5 • A. Modelo evidenciando a placa de Puddu já implantada. B. Aspecto intraoperatório da OFV com a placa-calço.

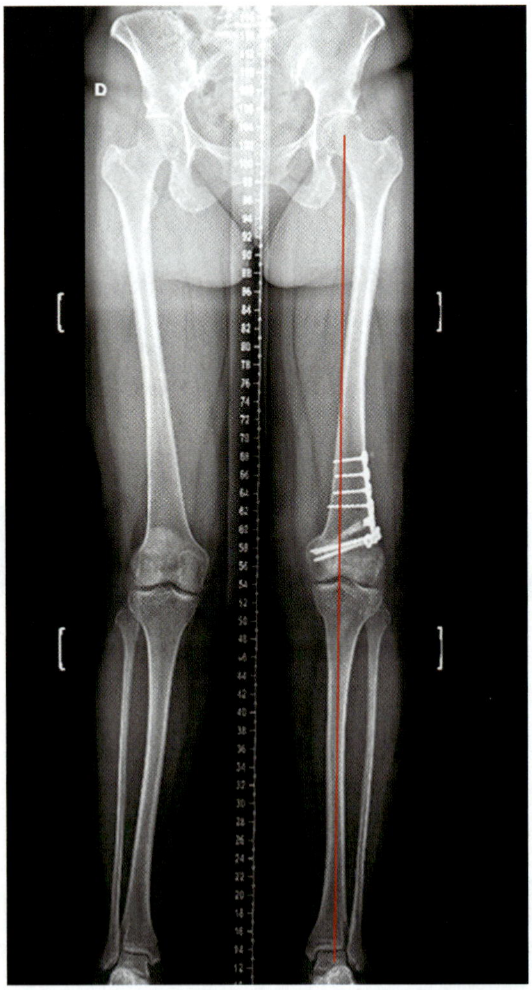

FIGURA 14-6 • Radiografia pós-operatória da OFV com placa-calço mostrando a correção do eixo mecânico.

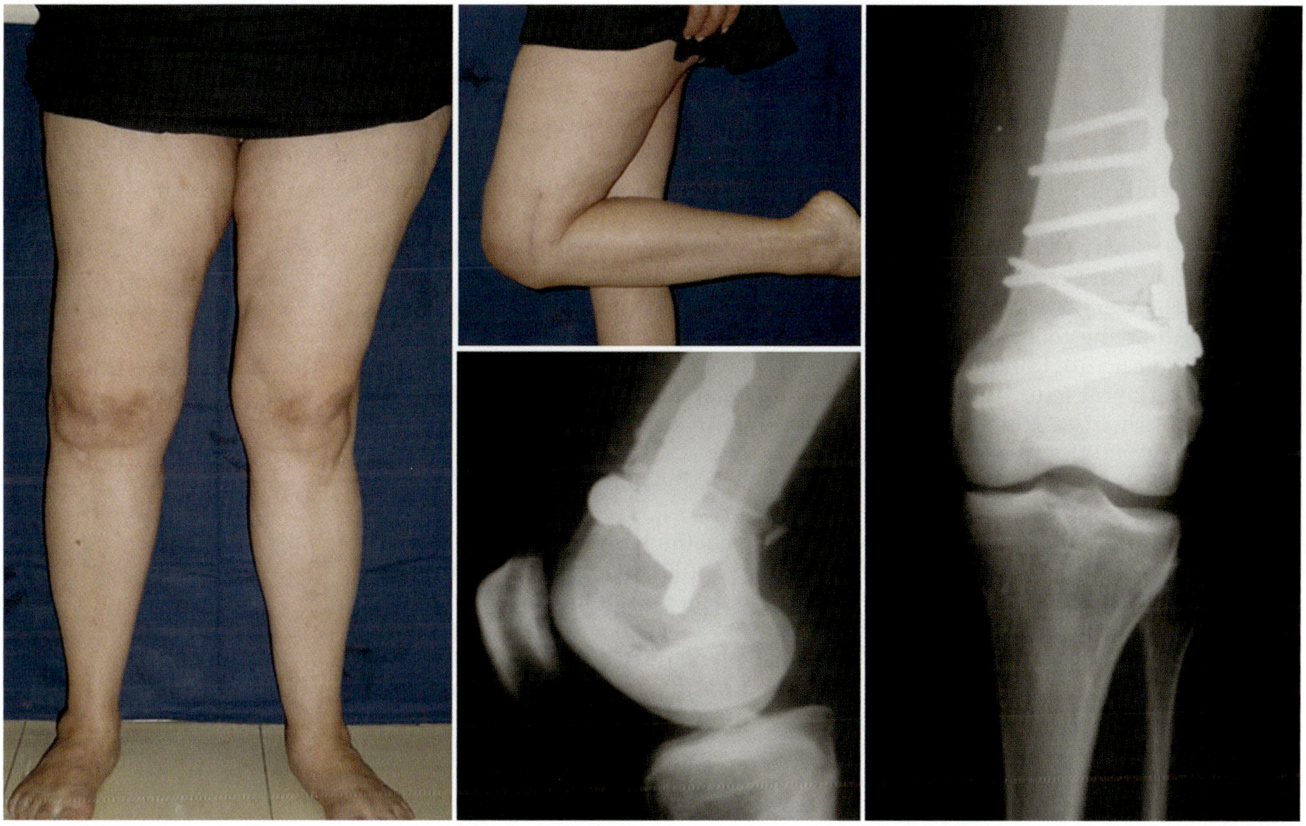

FIGURA 14-7 • Paciente do sexo feminino, 52 anos. Aspecto clínico e radiográfico do joelho esquerdo operado.

conforme a tolerância da dor no pós-operatório. Com 12 semanas de pós-operatório, o paciente anda sem qualquer tipo de auxílio.

Caso clínico

Paciente do sexo feminino, 52 anos de idade, portadora de joelho valgo com eixo mecânico de 12 graus, apresentando queixa de dor crônica no compartimento lateral do joelho esquerdo. Indicamos tratamento cirúrgico pela técnica da OFV com placa-calço de Puddu (Figura 14-7), com melhora do quadro clínico.

Referências

Brinkman JM, Hurschler C, Agneskirchner JD, et al. Axial and torsional stability of supracondylar femur osteotomies: biomechanical comparison of the stability of five different plate and osteotomy configurations. Knee Surg Sports Traumatol Arthrosc. 2011; 19(4): 579-87

Brinkman JM, Hurschler C, Staubli AE, van Heerwaarden RJ. Axial and torsional stability of an improved single-plane and anew bi-plane osteotomy techniquefor supracondylar femur osteotomies. Knee Surg Sports Traumatol Arthrosc.2011; 19(7): 1090-8

Coventry MB. Osteotomy of the upper portion of the tibia for degenerative arthritis of the knee. A preliminary report. J Bone Joint Surg Am. 1965; 47: 984-90.

Coventry MB. Proximal tibial varus osteotomy for osteoarthritis of the lateral compartment of the knee. J Bone Joint Surg Am. 1987;69(1):32-8.

Debeyre J, Tomeno B. Treatment of axial deviations of the knee joint by means of intercondylar femoral osteotomies. Clin Orthop Relat Res. 1973; (91): 86-94.

Franco V, Cerullo G, Cipolla M, et al. Open Wedge High Tibial Osteotomy. Techniques in Knee Surgery. 2002;1(1): 43-53.

Hanssen AD, Stuart MJ, Scott RD, Scuderi GR. Surgical options for the middle-aged patient with osteoarthritis of the knee joint. Instr Course Lect. 2001; 50: 499-511.

Leone JM, Hanssen AD. Osteotomy about the knee. In: Insall JN, Scott WN. Surgery of the knee, 4ª Ed. Philadelphia: Churchill Livingstone; 2006. p. 1301-20

Naudie D, Bourne RB, Rorabeck CH, Bourne TJ. The Install Award. Survivorship of the high tibial valgus osteotomy. A 10- to -22-year followup study. Clin Orthop Relat Res. 1999; (367): 18-27.

Navarro R, Carneiro M. Inclination of the joint line in supracondylar osteotomy of the femur for valgus deformity. Knee. 2004; 11(4): 319-21.

Navarro RD, Laredo Filho J. Study of the inclination of the joint line insupracondylar osteotomy of the femur for valgus deformity. Rev Paul Med.1992; 110(1): 8-10.

Navarro RD. Correção da deformidade em valgo do joelho através da via de acesso anterior pela osteotomia de subtração supracondiliana do fêmur e fixação com placa-lâmina angulada de 90 graus [Tese de Doutorado]. São Paulo: Universidade Federal de São Paulo – Escola Paulista de Medicina; 1991.

Navarro RD. Tratamento cirúrgico da deformidade em valgo do joelho pela osteotomia supracondiliana do fêmur [Tese de Livre-Docência]. São Paulo: Universidade Federal de São Paulo – Escola Paulista de Medicina; 2005.

Poilvache P. Osteotomy for the arthritic knee: a european perspective. In: Insall JN, Scott WN. Surgery of the knee, 4ª Ed. Philadelphia: Churchill Livingstone; 2006. p. 1321-66.

Puddu G, Cipolla M, Cerullo G, et al. Osteotomies: the surgical treatment of the valgus knee. Sports Med Arthrosc. 2007; 15(1): 15-22.

Puddu G, Cipolla M, Cerullo G, et al. Which osteotomy for a valgus knee? Int Orthop. 2010; 34(2): 239-47.

Puddu G. Franco V. Femoral antivalgus opening wedge osteotomy. Operative Techniques in Sports Medicine. 2000; 8(1): 56-60.

Wada M, Imura S, Nagatani K, et al. Relationship between gait and clinical results after high tibial osteotomy. Clin Orthop Relat Res. 1998;(354):180-8.

15

Artroplastia unicompartimental do joelho (AUJ)

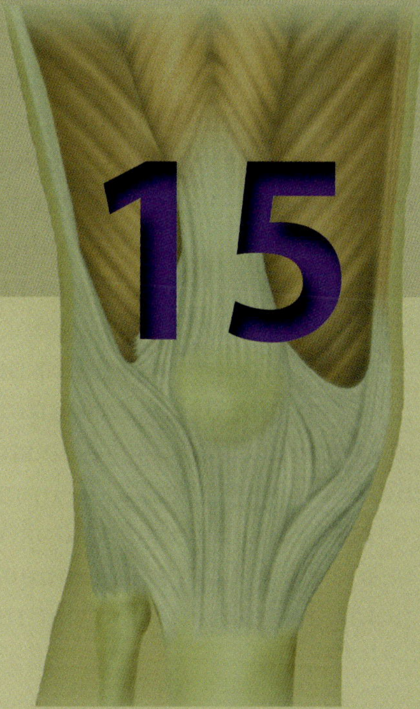

Hugo Alexandre de Araújo Barros Cobra
Alan de Paula Mozella

INTRODUÇÃO

A artroplastia unicompartimental do joelho (AUJ) se desenvolveu desde os anos 1970. Ao longo destes anos, sua popularidade e entusiasmo apresentaram grande oscilação. Resultados iniciais, de curto e médio prazo, demonstravam resultados insatisfatórios e alto índice de falha, provavelmente relacionados com a escolha pouco criteriosa dos pacientes e limitações na instrumentação, o que determinou marcado desinteresse pela técnica.

Nas décadas de 1980 e 1990, pesquisas quanto a desenho dos implantes, desenvolvimento de instrumentais com maior precisão e escolha criteriosa dos pacientes repercutiram em resultados clínicos satisfatórios e durabilidade prolongada.

Na última década, com advento dos conceitos de cirurgia minimante invasiva, associada a melhoria e precisão dos instrumentais e desenvolvimento no desenho dos implantes, observamos renovação do interesse pela artroplastia unicompartimental do joelho como opção adequada ao tratamento de artrose unicompartimental do joelho em pacientes selecionados.

DIAGNÓSTICO

Osteoartrose unicompartimental do joelho é definida como condição caracterizada por degeneração cartilaginosa confinada ao aspecto medial ou lateral da articulação tibiofemoral, podendo estar associada a lesão meniscal, instabilidade ligamentar ou deformidade angular do membro.

A causa específica da degeneração articular do joelho não se encontra completamente elucidada, contudo, quando ocorre em paciente com estilo de vida ativo, geralmente se apresenta de forma progressiva. Trauma articular de repetição frequentemente é causa do processo degenerativo, resultando em destruição articular e gonartrose sintomática.

O desvio angular do membro contribui para o desenvolvimento e progressão da artrose unicompartimental do joelho devido à sobrecarga do aspecto medial ou lateral da articulação tibiofemoral, conduzindo a alterações na cartilagem articular.

Osteoartrose do joelho pode, também, surgir de forma secundária a fraturas articulares. Sequela de fratura unicondilar, mais frequentemente do platô tibial, pode acarretar acentuada degradação da superfície cartilaginosa, manifestada por dor, limitação funcional e desvio de eixo do membro.

Na osteonecrose idiopática ou espontânea do joelho em estágios avançados ou em casos de falha do tratamento conservador com colapso do osso subcondral, podemos notar destruição articular restrita a apenas um compartimental do joelho.

Exames complementares

Avaliação radiográfica rotineira é fundamental no processo de seleção do paciente ideal para realização da AUJ.

Conforme descrito por Ahlback, a lesão artrósica apresenta-se medial e anterior, com a progressão da doença e insuficiência do ligamento cruzado anterior, ocorre anteriorização da tíbia, determinando lesão condral posterior. Nesses casos de doença avançada, em radiografias AP ocorre progressão para subluxação e desaparecimento da interlinha articular. Em radiografias em perfil, verificamos o surgimento de osteófito tibial posterior, pinçamento femorotibial posterior e avanço do comprometimento patelofemoral.

Rotineiramente o paciente deve ser avaliado por meio de radiografias panorâmicas AP com carga dos membros inferiores, radiografias AP com carga, perfil em 30 graus e axial de patela 30 graus.

Radiografias panorâmicas permitem acurada mensuração do eixo mecânico e desvio angular do membro, além de possibilitar a identificação de deformidades extra-articulares, por exemplo, sequela de fraturas diafisárias.

Radiografias AP com carga permitem avaliar alterações degenerativas em compartimento oposto ao acometido, possibilitam, ainda, verificação de defeitos ósseos e permitem a realização de modelagem (*templates*) para planejamento cirúrgico.

RX em perfil possibilitam a identificação da condição da articulação patelofemoral, assim como verificação de osteofitose posterior de tíbia, indicativos de insuficiência do ligamento cruzado anterior, permitindo, ainda, identificação da migração do pinçamento da porção anterior para posterior que ocorre conforme progressão da insuficiência do LCA. Radiografia em axial de patela 30 graus, fornecem informações acerca da condição da articulação patelofemoral.

Incidência de túnel *view* 45 graus com carga permite identificação mais acurada de pinçamento articular.

Radiografias com estresse podem documentar a correção passiva da deformidade angular do membro.

Realização de ressonância nuclear magnética permite diagnosticar e classificar as lesões de osteonecrose, assim como fornecer importantes informações acerca de alterações degenerativas em compartimento oposto.

TRATAMENTO

O adequado tratamento da osteoartrose unicompartimental do joelho deve levar em consideração diversos aspectos relacionados com o paciente, tais como: idade, estilo de vida e limitação funcional. O grau de acometimento articular e condições associadas como desvio de eixo também devem ser avaliados para a escolha da melhor proposta de tratamento.

Redução ponderal associada a tratamento medicamentoso, com utilização de analgésicos, anti-inflamatórios ou condroprotetores, podem ser inicialmente implementados. Alterações do hábito de vida, exercícios aeróbicos, reabilitação física e viscossuplementação representam alternativas ao tratamento não cirúrgico da osteoartrose de joelho.

Em casos com maior acometimento articular, existe diversas opções cirúrgicas, tais como: osteotomia tibial alta, artroplastia unicompartimental e artroplastia total do joelho.

ARTROPLASTIA UNICOMPARTIMENTAL DO JOELHO (AUJ)

Indicações

O paciente ideal para realização de artroplastia unicompartimental do joelho apresenta idade superior a 60 anos, estilo de vida sedentário e índice de massa corporal dentro da normalidade. Informa dor localizada em apenas um compartimento articular. Nega dor em repouso e para subir ou descer escadas.

Scott *et al.* advogam a realização da AUJ em pacientes com idade inferior a 60 anos, preferencialmente mulheres, como sendo a primeira artroplastia. Nesses casos, após durabilidade prolongada com bons resultados funcionais, a revisão pode ser realizada para uma artroplastia total de joelho, com implantes primários sem necessidade de componentes com maior grau de constrição. Outro grupo de paciente que se beneficiaria dessa cirurgia, segundo os mesmos autores, constitui o paciente octogenário, no qual a artroplastia unicompartimental provavelmente não apresentará necessidade de revisão.

Ao exame físico, o paciente deve apresentar joelho estável, arco de movimento com contratura em flexão menor que 5 graus e flexão superior a 90 graus, associado à deformidade angular inferior a 15 graus e passivamente corrigível. Correção de deformidades maiores exige a liberação ligamentar do lado contraturado e também demonstram alterações artrósicas avançadas mais bem tratadas com a execução de artroplastia total do joelho.

Nesta cirurgia, ocorre ressecção óssea limitada e preservação dos ligamentos cruzados, o que permite a manutenção de cinemática mais próxima à de um joelho normal e manutenção do estoque ósseo. Dessa forma, caso seja necessária revisão, a conversão para artroplastia total do joelho com implantes convencionais se mostra factível, na maioria das vezes não havendo necessidade de utilização de aumentos metálicos, hastes intramedulares ou aumento da constrição dos implantes.

Diversos autores publicaram séries nas quais pacientes submetidos à artroplastia total de joelho e unicompartimental no lado contralateral relatam maior satisfação com o lado da artroplastia unicondilar.

A dor e o sangramento no período pós-operatório são menores do que o observado após realização de artroplastia total de joelho. Ocorre, também, recuperação mais acelerada e menor número de complicações, contudo a técnica cirúrgica não admite erros, necessitando o cirurgião maior curva de aprendizado e experiência para o correto posicionamento dos implantes.

Contraindicações

A obesidade permanece como tema controverso. Idealmente, o paciente não deve apresentar índice de massa corporal compatível com obesidade, contudo, estudos clínicos atuais por vezes falham em demonstrar resultados insatisfatórios associados a peso corporal elevado.

Pacientes jovens podem não constituir uma contraindicação formal à realização de artroplastia unicompartimental, contudo, mais adequadamente, devem ser avaliados para realização de osteotomia tibial alta.

Em pacientes portadores de artropatias inflamatórias, como artrite reumatoide, ou artropatia por depósito de cristais, como gota, a artroplastia unicompartimental é contraindicada devido ao fato de o acometimento envolver toda a articulação.

Instabilidade anterior, por falência do ligamento cruzado anterior, apresentada por osteofitose posterior de tíbia na radiografia em perfil do joelho e desgaste da cartilagem para porção posterior do compartimento representa contraindicação à AUJ.

Alterações degenerativas em articulação femoropatelar, identificadas ao exame radiográfico ou durante ato cirúrgico, sendo o paciente assintomático ao exame físico, são factíveis à realização de artroplastia unicondilar. Somente lesões condrais com exposição do osso subcondral representam contraindicação ao procedimento. Durante realização da AUJ medial, lesões classificadas até o grau 3 de Outerbridge parecem não alterar o resultado clínico.

Contratura em flexão maior que 10 graus, deformidades angulares maiores que 15 graus e subluxação representam contraindicação à substituição unicondilar, devendo ser submetidos a artroplastia total do joelho.

Técnica cirúrgica

A artroplastia unicompartimental do joelho não representa uma artroplastia total de forma minimizada. Apesar de apresentar como objetivo o alívio álgico, a melhora de função e a durabilidade dos resultados, os princípios cirúrgicos são distintos dos da ATJ.

Deve-se realizar a reposição da cartilagem desgastada por meio da interposição dos componentes protéticos; dessa forma, o objetivo quanto ao eixo mecânico do membro é a restauração para o alinhamento prévio. Assim, podemos, ao final dessa cirurgia, manter o membro com alinhamento em varo. A hipercorreção é definitivamente contraindicada, pois pode acarretar acelerada degradação do compartimento contralateral, dor e resultados limitados.

Durante a realização de artroplastia unicompartimental, o ligamento colateral medial e estruturas mediais não devem ser liberados, conforme realizado em artroplastia total de joelho com deformidade em varo. Nesse caso, a seleção do paciente deve ser criteriosa. O varo apresentado, nesses casos, não é resultado de contratura, mas de desgaste da superfície articular. A reposição por meio de interposição dos componentes protéticos é suficiente, não sendo necessário alterar a cinemática do joelho por liberação ligamentar.

Artrotomia parapatelar medial padrão foi utilizada como acesso cirúrgico na realização de artroplastia unicompartimental do joelho por mais de duas décadas. Os princípios da cirurgia minimamente invasiva, contudo, são adequadamente aplicáveis à AUJ, possibilitando mais rápida recuperação pós-operatória.

O acesso em pele localiza-se ligeiramente medial ao bordo medial da patela. A incisão inicia-se ao nível do polo proximal da patela e se estende distalmente até cerca de 2 cm inferior à interlinha articular. Aproximadamente dois terços da cicatriz localizam-se proximalmente à interlinha articular. Pele e subcutâneo devem, em conjunto, ser dissecados do mecanismo extensor em plano profundo à fáscia, de forma a preservar a vascularização e possibilitar mobilização cuidadosa da cicatriz.

Realiza-se, então, artrotomia parapatelar medial limitada, seguindo os mesmos parâmetros para incisão em pele e, dessa forma, não avançando sobre o tendão do quadríceps. A patela é lateralização com auxílio de afastadores específicos. Ressecção limitada da gordura de Hoffa, assim como do menisco medial degenerado, é realizada para otimizar a visualização do compartimento medial. Não se realiza, como na artroplastia total, liberação das estruturas mediais, contudo, apenas a porção proximal da tíbia que será ressecada deve ser liberada das aderências ou inserções de partes moles.

Com o joelho em extensão máxima, realizamos marcação do ponto mais anterior de contato entre fêmur e tíbia, o que será importante durante determinação do tamanho do componente femoral, o qual não deve avançar anteriormente a esse ponto, sob pena de impacto com a patela.

Existe, também, como opção de acesso, a realização de corte transverso em retináculo medial, acompanhando a borda do músculo vasto medial, confluindo para o acesso parapatelar medial de forma a facilitar a mobilização dos tecidos e possibilitar melhor visualização do compartimento. Outra opção é a realização de acesso em formato de triângulo com base localizada na tíbia, e esta não devendo ser descolada. E terceira opção pode ser representada por acesso minimidivasto.

Após a realização da artrotomia, os três compartimentos e o ligamento cruzado anterior devem ser inspecionados para a confirmação das condições intra-articulares necessárias à realização da artroplastia unicompartimental ou a conversão para artroplastia total do joelho.

O corte tibial é realizado com utilização de guia de alinhamento extramedular, ajustado ligeiramente medial na articulação do tornozelo, coincidindo com o centro do tálus, e seguindo a crista da tíbia. Após obtenção de alinhamento julgado correto, o bloco de corte é parcialmente fixado com utilização de um pino.

Com auxílio de instrumento de mensuração, determinamos o nível do corte a ser realizado, devendo, normalmente, variar entre 2 e 4 mm. O ângulo de inclinação posterior da tíbia proximal, na maioria dos instrumentais, é determinado pelo bloco de corte, podendo ainda ser ajustado pelo guia de alinhamento extramedular. Este, contudo, não deve ultrapassar 7 graus de inclinação, pois acarretaria sobrecarga ao ligamento cruzado anterior com possibilidade de falha (Figura 15-1).

Após correto alinhamento do bloco de corte, tanto no plano coronal como sagital, este deve ser definitivamente fixado antes da realização do corte. Realizamos o corte tibial proximal perpendicular ao eixo mecânico da tíbia, entretanto, alguns autores optam por ressecção de 3 graus em varo, seguindo orientação apresentada em articulação intacta. É recomendado que esses pinos de fixação adicional não sejam colocados no compartimento medial, devido ao risco de enfraquecimento do osso subcondral por diversos orifícios, possibilitando fratura do mesmo.

O alinhamento rotacional do componente tibial é definido nesse momento pelo corte vertical, que pode ser realizado com serra oscilatória do tipo reciprocante, posicionada em marcações presentes no bloco de corte ou pode ser realizada a mão livre, baseada na parede lateral do côndilo femoral medial, deve-se ter atenção à existência de osteófitos em intercôndilo, devendo removê-los anteriormente à realização desse corte. Normalmente, o corte vertical da superfície tibial localiza-se ligeiramente medial à espinha tibial medial.

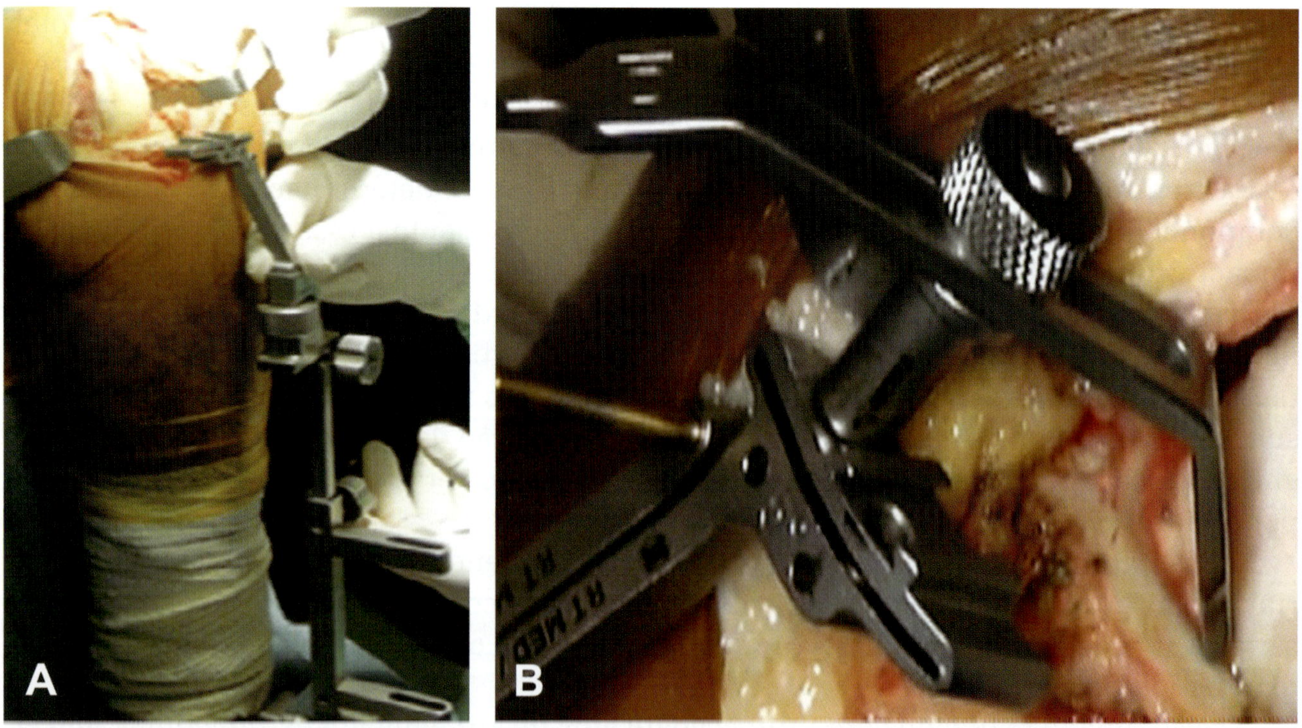

FIGURA 15-1 • A. Guia extramedular para corte tibial. B. Determinação do nível de ressecção tibial.

Essa serra deve ser deixada no local de modo a evitar que, durante a realização do corte horizontal, ocorra invasão sob as espinhas tibiais pela serra oscilatória, que poderá enfraquecê-las e acarretar fratura avulsão do LCA.

A remoção do osso tibial ressecado pode ser facilitada pela extensão do membro e aplicação de força em valgo.

O corte femoral pode ser realizado com utilização de guia de alinhamento intramedular. Realiza-se, com broca padrão, orifício de entrada femoral, localizado anterior à inserção femoral do ligamento cruzado posterior. Após introdução do guia de alinhamento intramedular, o bloco de corte distal pode ser ajustado na angulação em vago desejada, conforme determinado por planejamento pré-operatório. Realiza-se, então, o corte distal com o joelho em posição de flexão.

Com a evolução do instrumental, na tentativa de obtenção de maior precisão, a maioria dos sistemas apresenta possibilidade de confecção do corte femoral baseado no corte tibial já realizado. Essa opção apresenta como vantagem evitar manipular o canal femoral e, dessa forma, reduzir o sangramento. No entanto, corte tibial imperfeito no plano coronal pode acarretar erro no corte femoral.

Alguns sistemas de artroplastia unicompartimental possibilitam, após a realização do corte tibial, com o mesmo guia de alinhamento extramedular da tíbia, posicionar o bloco de corte distal do fêmur, devendo esse corte ser realizado em extensão. Outra opção, na dependência do sistema utilizado, é a colocação de bloco espaçador após corte tibial, posicionando neste bloco o guia de corte distal do fêmur, devendo, também, ser realizado em extensão (Figura 15-2 A).

Para realização do corte posterior, do chanfro e a confecção dos orifícios para introdução dos *pegs* de fixação, utilizam-se blocos de corte disponíveis em diversos tamanhos. Nesse momento, o cirurgião deve ter muita atenção ao tamanho do componente femoral e ao alinhamento rotacional (Figura 15-2 B).

O bloco de corte não deve avançar anterior à marcação previamente realizada de contato anterior entre fêmur e tíbia, pois pode acarretar impacto do componente com a patela. Componentes superdimensionados podem também, além de conflito com a patela, reduzir o espaço de flexão.

O bloco não deve ser posicionado tomando como base o alinhamento do côndilo femoral medial, mas deve ser orientado formando ângulo reto com o corte proximal da tíbia com o joelho posicionado em 90 graus de flexão. Realizam-se, então, os cortes e orifícios disponibilizados pelo bloco.

Durante teste do componente femoral, devemos verificar presença de osteófitos ou eventuais prolongamentos do côndilo femoral posterior, que devem ser ressecados com utilização de osteótomos, a fim de se evitar possível redução do ganho de flexão.

Terminada a preparação femoral, devemos finalizar o componente tibial, que deve ser mensurado na dimensão anteroposterior. Entretanto, não devemos admitir superdimensionamento mediolateral, pois pode pressionar estruturas mediais, principalmente ligamento colateral medial, e ocasionar dor pós-artroplastia.

Após mensuração, o componente tibial teste deve ser fixado, e deverá realizada confecção de orifícios para *pegs* de fixação do componente tibial definitivo (Figura 15-3).

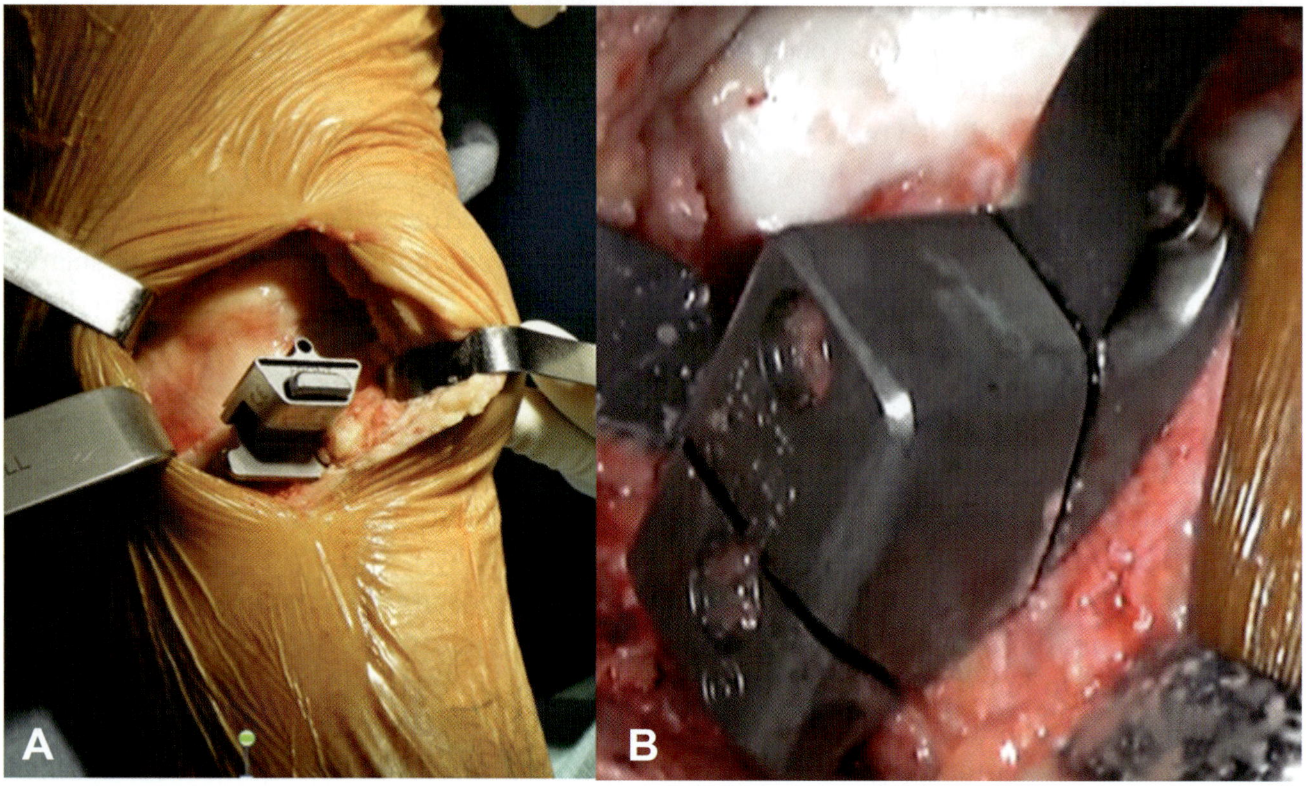

FIGURA 15-2 • A. Bloco de corte distal do fêmur. B. Bloco de corte do côndilo posterior e chanfre.

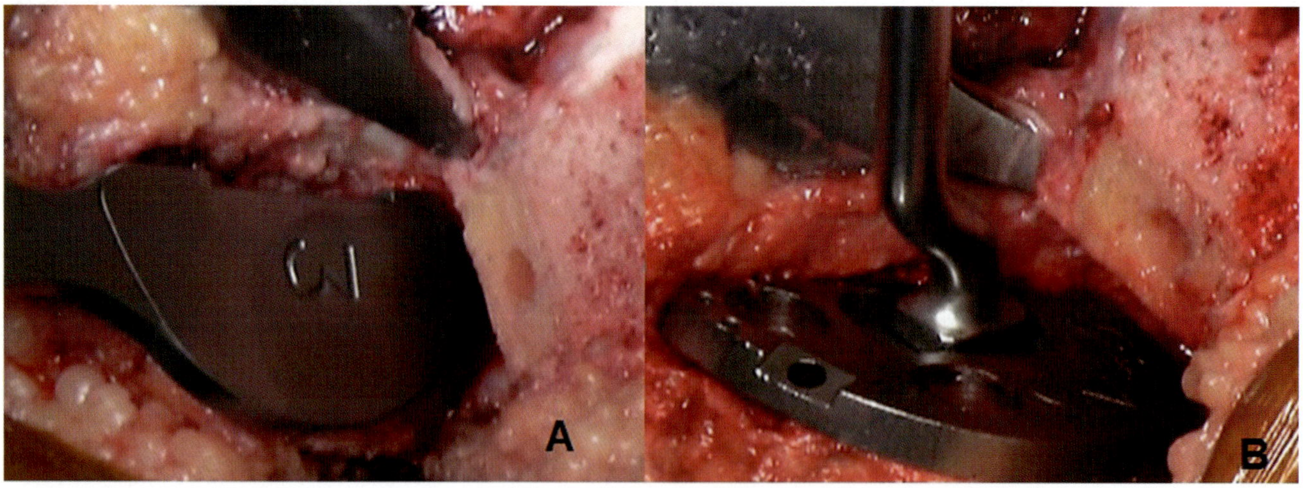

FIGURA 15-3 • A. Mensuração da bandeja tibial. B. Preparação final do componente tibial.

Coloca-se o componente de polietileno para realização dos testes de estabilidade. Nesse momento, devemos fazer a opção por componentes que possibilitem abertura de 2 a 3 mm, tanto em flexão como em extensão. Para isso, encontra-se disponibilizada régua com essas medidas, que deve ser introduzida entre os componentes e excursionados entre extensão e flexão completa, sem que ocorra expulsão da régua. Esse teste nos assegura de que não esteja ocorrendo sobrecarga do compartimento oposto devido à alteração do eixo por preenchimento excessivo do espaço de extensão e de flexão (Figura 15-4).

Na artroplastia unicompartimental, é tolerado espaço de flexão ligeiramente maior que o espaço de extensão, devido à manutenção da integridade de ambos os ligamentos cruzados e do compartimento oposto preservado.

A cimentação deve ser realizada conforme técnica padrão. Iniciamos pelo componente tibial, tomando cuidado de pressurizá-lo no sentido de posterior para anterior, em uma tentativa de favorecermos que o excesso de cimento extravase anteriormente, facilitando sua remoção. Realizamos a colocação do componente de polietileno e, então, realizamos a cimentação do componente femoral definitivo. Tomamos cuidado para que fragmentos de cimento não permaneçam livres na articulação e durante o tempo de polimerização, mantemos entre os componentes a régua de 2 ou 3 mm de modo a aumentar a pressurização. Deve-se manter atenção para evitar acúmulo de cimento posterior ao componente ou junto ao ligamento colateral medial.

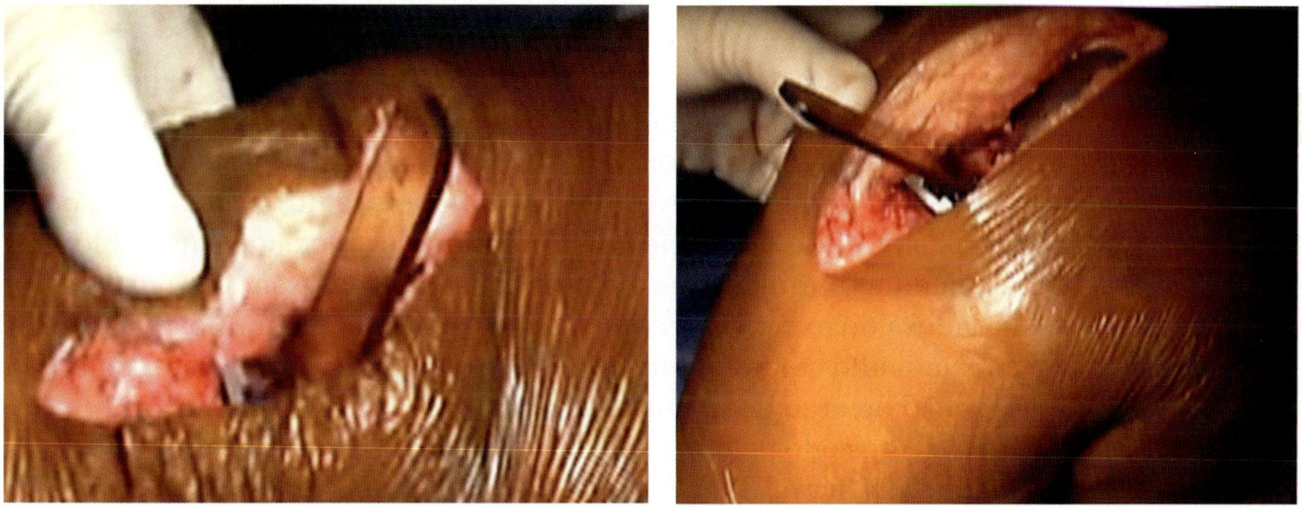

FIGURA 15-4 • Teste de balanço ligamentar durante flexoextensão.

Pós-operatório

O paciente é mantido no pós-operatório imediato com dreno hemovac e imobilização analgésica por período de 12 a 24 horas. Antibioticoterapia venosa profilática é mantida por 24 horas.

Profilaxia para trombose venosa profunda (TVP) inicia-se 12 horas após o procedimento, sendo realizada com enoxaparina sódica 40 mg/dia, em aplicação subcutânea. Mobilidade precoce é estimulada.

No segundo dia, a imobilização e o dreno são removidos. Iniciam-se atividades de bomba de panturrilha, mobilidade passiva e ativa do joelho. Caso o paciente apresente condições clínicas, o treino de ortostatismo e de marcha é iniciado, permitindo realizar carga conforme tolerância.

Nos dias subsequentes, com auxílio da equipe de fisioterapia, é instituído programa de exercícios isométricos, atividades para ganho de arco de movimento e deambulação com carga progressiva até a recuperação funcional completa. O uso de muletas ou de andador é dispensado conforme segurança do paciente, o que normalmente ocorre cerca de 30 dias pós-operatório. Recuperação funcional completa é aguardada em cerca de 90 dias.

Complicações

Ressecção exagerada durante realização do corte tibial proximal, realização de diversos orifícios para fixação com pino ou manipulação agressiva da articulação podem acarretar fratura do platô tibial medial como complicação.

Manipulação agressiva ou não proteção das espinhas tibiais durante realização do corte tibial proximal podem gerar a ocorrência de fratura da espinha tibial anterior com destacamento do ligamento cruzado anterior.

Quando implantes com componente móveis de polietileno são utilizados, pode ocorrer luxação anterior ou posterior do componente, normalmente associado à não obtenção de perfeito balanço ligamentar entre os espaços de extensão e de flexão.

A remoção não cuidadosa do excesso de cimento pode acarretar acúmulo deste posteriormente ou junto ao ligamento colateral medial, podendo ocasionar desgaste acelerado do polietileno ou limitação no arco de movimento final.

Deiscência de sutura, necrose de pele e infecção superficial, embora em menor número do que o observado durante artroplastia total de joelho, podem ocorrer, principalmente com relação à manipulação pouco cuidadosa dos tecidos. Infecção profunda pode apresentar-se como complicação e causa de falha da artroplastia unicompartimental, devendo ser imediatamente abordada seguindo os princípios de tratamento de infecção periprotética.

Apesar de rara, lesão neurovascular como complicação da realização de artroplastia unicondilar foi descrita. Trombose venosa profunda e tromboembolismo pulmonar representam complicações possíveis em pacientes submetidos à substituição articular, sendo indicada profilaticamente prevenção.

Progressão da osteoartrose representa um mecanismo de falha particular da artroplastia unicompartimental. Após vários anos de boa função articular e alívio da dor, degeneração articular no compartimento oposto ou na articulação patelofemoral pode se manifestar clinicamente, associada a limitação funcional e acarretando necessidade de realização de cirurgia de revisão da AUJ para artroplastia total do joelho.

Em casos de correção exagerada da deformidade, ocorre desvio do eixo mecânico e sobrecarga do compartimento não ressuperficializado, ocasionando deformidade em valgo e acelerada degradação do compartimento não protetizado.

Soltura asséptica mais frequentemente ocorre no componente tibial e pode ser resultado de técnica cirúrgica deficiente, cimentação não adequada, subcorreção da deformidade ou posicionamento incorreto dos componentes. Dor na topografia dos componentes e linhas de radioluscência progressiva caracterizam a soltura do componente.

A subcorreção da deformidade, características de fabricação, esterilização e armazenamento, assim como presença de partículas intra-articulares de cimento podem acarretar desgaste acelerado do componente de polietileno.

Idealmente, o componente tibial deve ser apoiado sobre osso subcondral. Ressecção exagerada durante corte tibial, associado ou não a subdimensionamento do componente tibial, pode ocasionar falha do implante por afundamento e colapso tibial.

Erros rotacionais na implantação dos componentes femoral ou tibial podem conduzir à limitação dos resultados, com limitação do arco de movimento pós-operatório.

Caso clínico

Paciente do sexo feminino, 62 anos, há cerca de um ano iniciou quadro de dor de forte intensidade e início súbito em joelho esquerdo, sem relato de trauma. Nega cirurgias prévias. Relata uso crônico de corticoesteroide para tratamento de asma grave.

Ao exame físico, apresentava eixo em varo discreto, derrame articular leve, dor à palpação de interlinha medial e aspecto medial do côndilo femoral, arco de movimento com extensão completa e flexão completa, porém dolorosa. Testes ligamentares negativos.

Realizados exames complementares com radiografias simples com carga de joelho e ressonância nuclear magnética, foi confirmado diagnóstico de osteonecrose espontânea do côndilo femoral medial do joelho esquerdo.

O tratamento conservador com descarga de peso, analgésicos e manutenção do tônus muscular, indicado nesse momento, evoluiu de forma insatisfatória com manutenção de dor limitante para atividades da vida diária e deformidade em varo progressiva.

Submetida a novos exames radiográficos, identificada imagem compatível com osteonecrose em estágio avançado. Indicado tratamento cirúrgico com realização de artroplastia unicompartimental medial de joelho esquerdo (Figura 15-5).

Com três meses de evolução pós-operatória, paciente encontra-se assintomática, com arco de movimento de 0 a 130 graus (Figura 15-6).

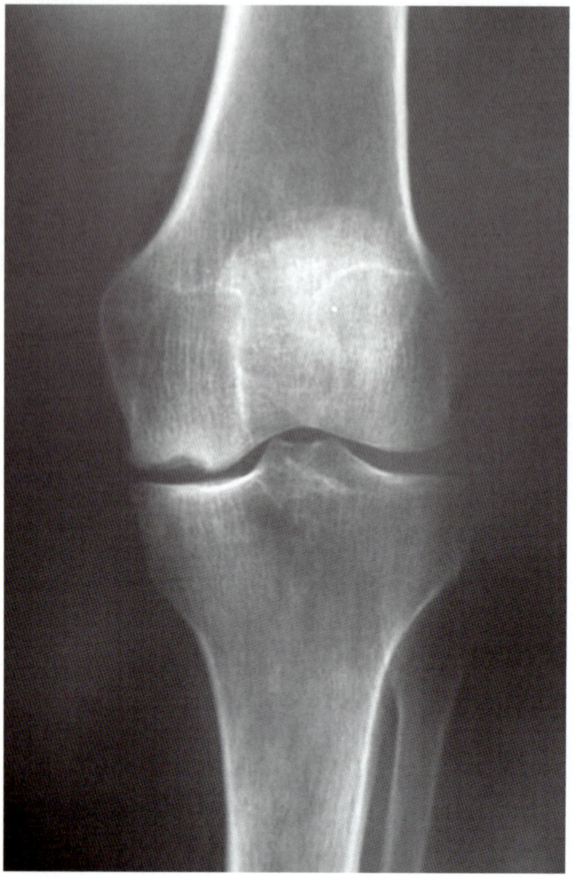

FIGURA 15-5 • Radiografia pré-operatória.

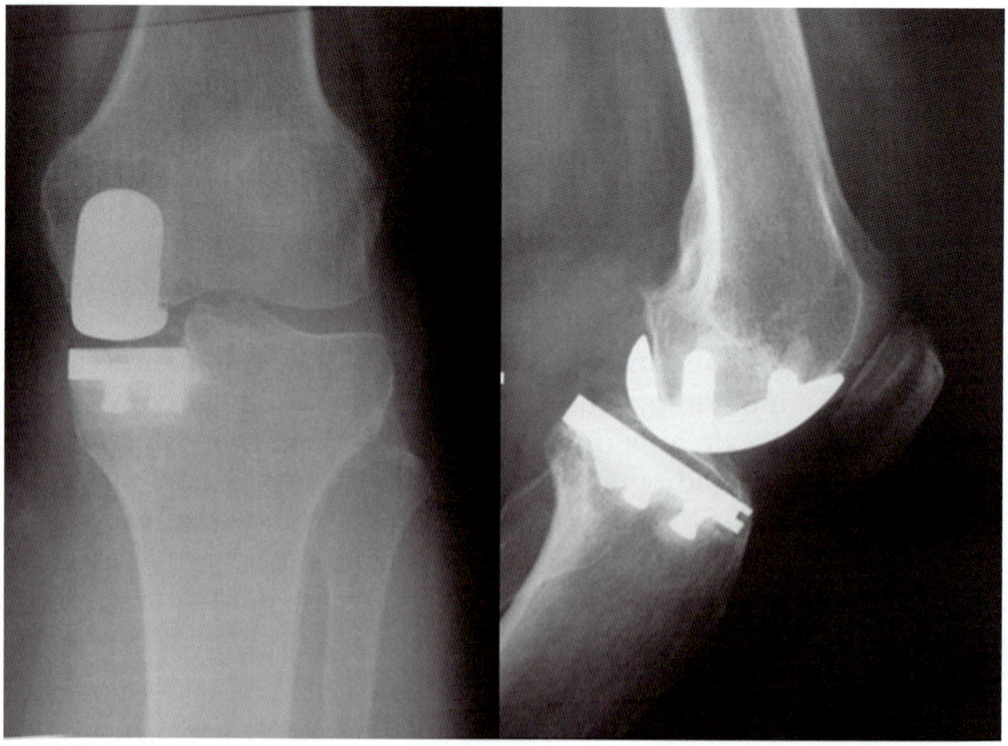

FIGURA 15-6 • Radiografia de pós-operatório.

Referências

Berend KR, Lomardi AV Jr, Mallory TH, et al. Early failure of minimally invasive unicompartmental knee arthroplasty is associated with obesity. Clin Orthop Relat Res 2005; 440: 60-66.

Berger RA, Meneghini RM, Jacobs JJ, et al. Results of unicompartmental knee arthroplasty at a minimum of 10 years follow-up. J Bone Joint Surg Am 2005; 87: 999-2006.

Bert JM. Unicompartmental knee replacement. Orthop Clin North Am 2005; 36: 513-522.

Christensen NO. Unicompartmental prosthesis for gonarthrosis. A nineyear series of 575 knees from a Swedish hospital. Clin Orthop Relat Res 1991; 273: 165-169.

Engh GA, Ammeen D. Is an intact anterior cruciate ligament needed in order to have a well-functioning unicondilar knee replacement? Clin Orthop Relat Res 2004; 428: 170-173.

Fitz W, Scott R. Unicompartmental Knee Arthroplasty. In: Insall and Scott. Surgery of the knee. Philadelphia: Churchil Livingstone, 2012: 988-995.

Hernigou P, Deschamps G. Patellar impingement following unicompartmental arthroplasty. J Bone Joint Surg Am 2002; 84: 1132-1137.

Hernigou P, Deschamps G. Posterior Slope of the tibial implant and the outcome of unicompartmental knee arthroplasty. J Bone Joint Surg Am 2004; 86: 506-511.

Insall J, Aglietti P. A 5- to 7-year follow-up of unicondylar arthroplasty. J Bone Joint Surg Am 1980; 62: 1329-1337.

Kozinn SC, Scott R. Unicondylar knee arthroplasty. J Bone Joint Surg Am 1989; 71: 145-150.

Laurencin CT, Zelicof SB, Scott RD, Ewald FC. Unicompartmental versus total knee arthroplasty in the same patient: A comparative study. ClinOrthop Relat Res 1991; 273: 151-156.

Levine WN, Ozuna RM, Scott RD, Thornhill TS. Conversion of failed modern unicompartmental arthroplasty to total knee arthroplasty. J Arthroplasty 1996; 11: 797-801.

Lewold S, Robertsson O, Knutson K, Lidgren L. Revision of unicompartmental knee arthroplasty: Outcome of 1,135 cases from the Swedish Knee Arthroplasty study. Acta Orthop Scand 1998; 69: 469-474.

McAuley JP, Engh GA, Ammeen DJ. Revision of failed unicompartmental knee arthroplasty. Clin Orthop RelatRes 2001; 392: 279-282.

Newman JH, Ackroyd CE, Shah NA. Unicompartmental or total knee replacement? Five-year results of a prospective, randomised trial of 102 osteoarthritic knees with unicompartmental arthritis. J Bone Joint Surg Br 1998; 80: 862-865.4.

Pennington DW, Swienckowski JJ, Lutes WB, Drake GN. Unicompartmental knee arthroplasty in patients sixty years of age or younger. J Bone Joint Surg Am 2003; 85: 1968-1973.

Ritter MA, Faris PM, Thong AE, et al. Intra-operative findings in varus osteoarthritis of the knee: An analysis of preoperative alignment in potential candidates for unicompartmental arthroplasty. J Bone Joint Surg Br 2004; 86: 43-47.

Squire MW, Callaghan JJ, Goetz DD, et al. Unicompartmental knee replacement: A minimum 15 year follow-up study. Clin Orthop Relat Res 1999; 367: 61-72.

Tabor OB Jr, Tabor OB, Bernard M, Wan JY. Unicompartmental knee arthroplasty: Long-term success in middle-age and obese patients. J Surg Orthop Adv 2005; 14: 59-63.

16

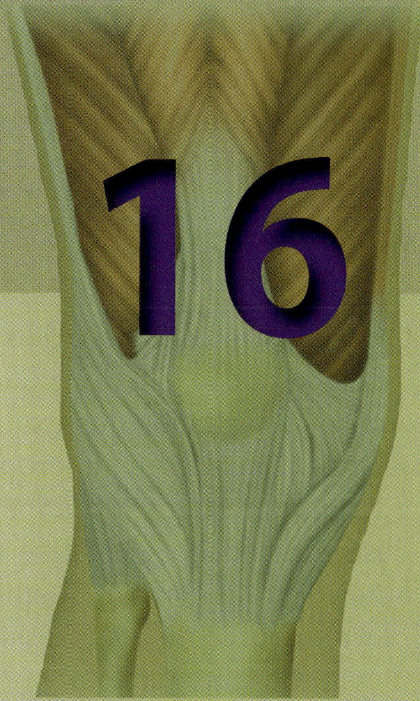

Artroplastia femoropatelar

Sergio Mainine

INTRODUÇÃO

Podemos sintetizar que a indicação da artroplastia femoropatelar é o tratamento dos processos degenerativos dessa articulação, que incluem as condropatias e a artrose.

CLASSIFICAÇÃO

Podem ser classificados quanto à sua etiologia em:

- Primários ou idiopáticos.
- Secundários, realtivo ao mau alinhamento e displasias do aparelho extensor, provocando um mau trajeto da patela.
- Excesso de uso (*overuse*), superando a capacidade estrutural da cartilagem.
- Trauma direto sobre a patela, incluindo as fraturas.
- Doenças sistêmicas reumáticas.
- Processos infecciosos.
- Causa iatrogênica. Sendo a principal causa o mau alinhamento e as displasias trocleares associados a uma movimentação lateral excessiva da patela.

A condropatia patelar é relatada em 40 a 60% das autópsias, e em 20 a 50% dos joelhos operados por outros diagnósticos. A presença da artrose femoropatelar isolada ocorre em 5% a 9% dos pacientes com artrose do joelho. Nos pacientes com idade superior a 60 anos, tem sido observada predominância feminina em 72% dos casos, e em 67%, são em pacientes com sobrepeso.

DIAGNÓSTICO

O diagnóstico clínico é de suma importância, pois a condropatia ou a artrose podem ser assintomáticas, e a dor pode ter outra origem, como tendinose, meniscopatia ou outra. Assim, os achados dos exames subsidiários devem corresponder ao quadro clínico. Pacientes com artrose femoropatelar isolada apresentam dor suportável em terrenos planos e longos períodos sentados com os joelhos fletidos, com piora significativa ao subir e descer escadas, agachar-se e ao levantar-se de uma cadeira. A dor origina-se na região anterior do joelho, frequentemente é associada a crepitação retropatelar, acentuando-se nas manobras de compressão, como Rabot, Zohlen e durante movimentos contra resistência. Com frequência, pode irradiar-se para a interlinha medial ou lateral; porém nesses casos, deve-se afastar condropatia ou meniscopatia nos respectivos compartimentos. As radiografias e a ressonância magnética são necessárias para confirmar o diagnóstico e afastar comprometimento femorotibial (Figura 16-1 A, B e C). A tomografia computadorizada é a que melhor avalia o mau alinhamento e displasias da tróclea.

TRATAMENTO

A artroplastia femoropatelar deve ser o último dos recursos no tratamento dos processos degenerativos dessa articulação. Mesmo porque seus resultados ainda são considerados inconsistentes. Mas com o advento das novas gerações de próteses femoropatelares, principalmente da tróclea, os resultados têm sido animadores. Assim sendo, devem-se seguir os algoritmos de tratamento adiante.

Tratamento incruento

Consiste em fisioterapia, medicamentos e perda de peso, esta de suma importância, pois a pressão nessa articulação pode chegar a 3,3 vezes o peso corpóreo em escadas, e entre 7 e 8 vezes com o joelho a 130 graus. A fisioterapia visa ao fortalecimento do quadríceps através de exercícios isométricos, isotônicos com arco de movimento de 0 a 30 graus (evitando o contato da patela com a tróclea) e alongamento das estruturas laterais do joelho. Os medicamentos classificados como condroprotetores podem ser úteis, principalmente a viscossuplementação. E também os anti-inflamatórios não esteroides para alívio da dor. As infiltrações com corticosteroides devem ser evitadas, até mesmo para evitar efeitos secundários na femorotibial que se encontra conservada.

Quando os sintomas são persistentes após longo período de tratamento conservador, a possibilidade cirúrgica deve ser colocada.

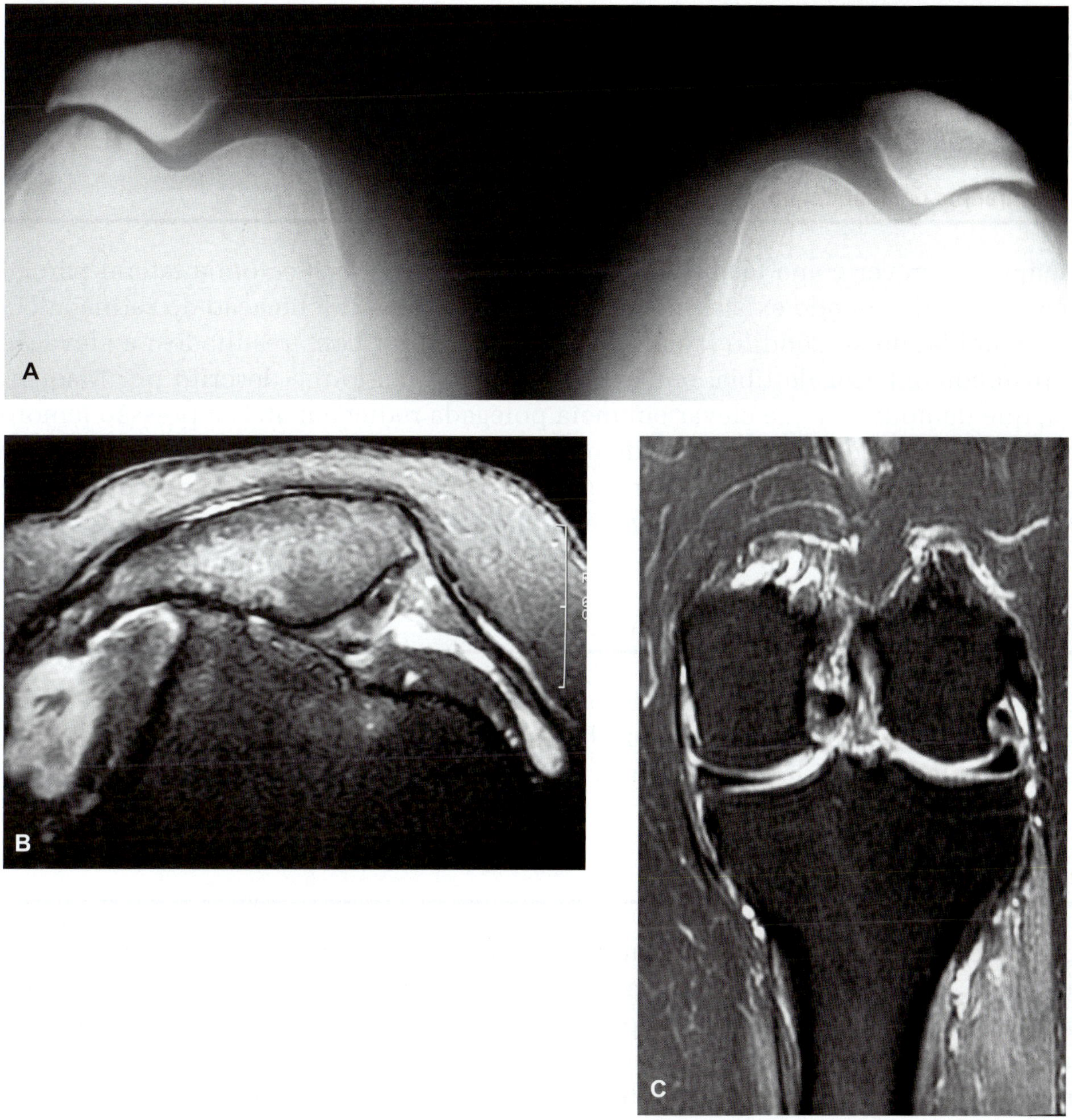

FIGURA 16-1 • A. Radiografia axial das patelas de paciente do sexo feminino, 52 anos, demonstrando subluxação e pinçamento lateral. B. Ressonância magnética, corte axial, da mesma paciente, demonstrando acentuada condropatia femoropatelar. C. Ressonância magnética, corte coronal, da mesma paciente, demonstrando discreto comprometimento da femorotibial.

Artroscopia

Pode ser útil para a lavagem de debris, remoção de *flaps*, aplainamento da superfície ou liberação do retináculo lateral. Embora alguns autores relatem altos percentuais de excelentes e bons resultados com a artroscopia, obtivemos resultados satisfatórios apenas em condropatias até grau II ou III. Não obtivemos bons resultados com perfurações ou microfraturas na femoropatelar.

Procedimentos de descompressão femoropatelar

Podemos descrever como técnicas de bons resultados: a facetectomia lateral parcial da patela, indicada quando existe um osteófito gigante pela calcificação do retináculo, que vai se amoldando ao côndilo lateral do fêmur pode dar bons resultados; a elevação da tuberosidade anterior da tíbia, em sentido anterior, conforme descrito por Maquet em 1963, que demonstrou que elevar em meia polegada reduz em 50% a pressão femoropatelar; e a anteriomedialização, descrita por Fulkerson em 1983, quando, além da anteriorização, realiza a medialização corrigindo-se o mau alinhamento, descomprimindo a área mais atingida pelo processo degenerativo.

Mosaicoplastia ou implante autólogo de cartilagem

Procedimentos viáveis apenas nas lesões condrais mais restritas, porém não deve ser negligenciado o alinhamento do aparelho extensor, pois esta é a causa da condropatias; simplesmente restaurá-la faz com que a possibilidade de recidiva seja grande.

Patelectomia

Procedimento usado no passado, com referência de bons resultados, mas inaceitável na atualidade, exceto em caso de fraturas altamente cominutivas. Pickett e Stoll, 1979, descrevem melhores resultados com a pateloplastia de McKeever do que com a patelectomia, a qual apresenta evolução altamente limitante. Lennox, em 1994, encontrou 40% de perda da potência muscular do quadríceps pós-patelectomia.

Artroplastia total do joelho

A intervenção total é eficaz na artrose femoropatelar isolada com resultados comparáveis aos pacientes com pan-artrose. Entretanto, em jovens, a artroplastia parcial, um procedimento menos agressivo e menos limitante, é preferível. Mesmo porque a conversão para uma artroplastia total não tem mostrado complicações. Mas se a artroplastia femoropatelar é menos agressiva e se mostra eficaz em jovens, por que não indicá-la também para idosos com artrose femoropatelar isolada? Somos a favor.

Artroplastia femoropatelar

Tal procedimento não é novidade. McKeever, em 1955, apresentou uma prótese de recapeamento para a patela, confeccionada em Vitallium, fixada com parafuso. Em 1960, DePalma *et al.* realizaram 17 pateloplastias com uma modificação da prótese de McKeever, metálica em cúpula. Blazina *et al.*, em 1979, apresentaram bons resultados em 57 artroplastias (55 pacientes) num seguimento médio de apenas 21,7 meses. Porém, em outra série de 30 joelhos, referem 101 cirurgias complementares: realinhamentos ou revisões parciais e totais.

A literatura atual mostra resultados promissores com os novos modelos da tróclea. Lonner chama atenção para os modelos de tróclea existentes. Aquelas que ele denomina *inlay* são mais constritos, a flange proximal é mais curta, apresentam o raio de curvatura sagital (longitudinal) mais obtuso, o que dificulta o assentamento da extremidade proximal rente ao córtex anterior do fêmur e à extremidade distal da tróclea, logo acima da fossa intercondilar. Isso frequentemente faz com que o componente troclear seja implantado em flexão e proeminente proximalmente, podendo causar subluxações, ressaltos ou bloqueios (Figura 16-2 A). E as trócleas que denomina *onlay* apresentam o raio de curvatura sagital que se acomoda melhor com o fêmur (plana proximalmente e curva cerca de 90 graus distalmente), apresentam a flange mais longa, além da tróclea original, permitindo que a patela esteja articulada mesmo na extensão total. As *onlay* são implantadas rentes à superfície anterior do fêmur após a total remoção da tróclea anterior, semelhante ao corte da artroplastia total (Figura 16-2 B). Isso é feito com guia de corte, que é colocado paralelo ao eixo transepicondíleo ou perpendicular à linha de Whiteside, permitindo a colocação da tróclea em 3 graus de rotação externa, que é uma tendência nas totais, para melhor acomodar o trajeto femoropatelar. As *inlay* são incrustadas na tróclea natural do paciente. Como nesses casos a frequência de displasias é grande, frequentemente não se adaptam corretamente, insurgindo a posição em flexão do componente troclear. Também há uma tendência do tipo *inlay* em ficar rodado interno, pois a maioria das trócleas possui a faceta lateral mais elevada.

São exemplos dos modelos *inlay* a Lubinus, Richards I e II, Low-Contact Stress Patellofemoral Joint (LCS PFJ); e exemplos de *onlay* a Richards III, Avon, Journey, Vanguard.

No Brasil, na atualidade, dispomos de dois modelos. A LCS PFJ, que é um modelo *inlay*, em que a tróclea é cimentada, e a patela tem uma base metálica porosa usada sem cimento, que se encaixa com a superfície de polietileno, que por sua vez é rotatório e tem um desenho anatômico, com facetas medial e lateral assimétricas. Merchant, em 2004, referiu bons resultados com esse modelo. O outro modelo é a Vanguard, com a tróclea *onlay* cimentada e a patela totalmente em polietileno, em cúpula, também cimentada. Lonner e Hendrix *et al.* obtiveram melhores resultados com as *onlay* do que com as *inlay*.

Indicações

A artroplastia femoropatelar é indicada na artrose avançada ou extensa condropatia (grau III e IV), altamente sintomática e incapacitante para as atividades da vida diária, restrita

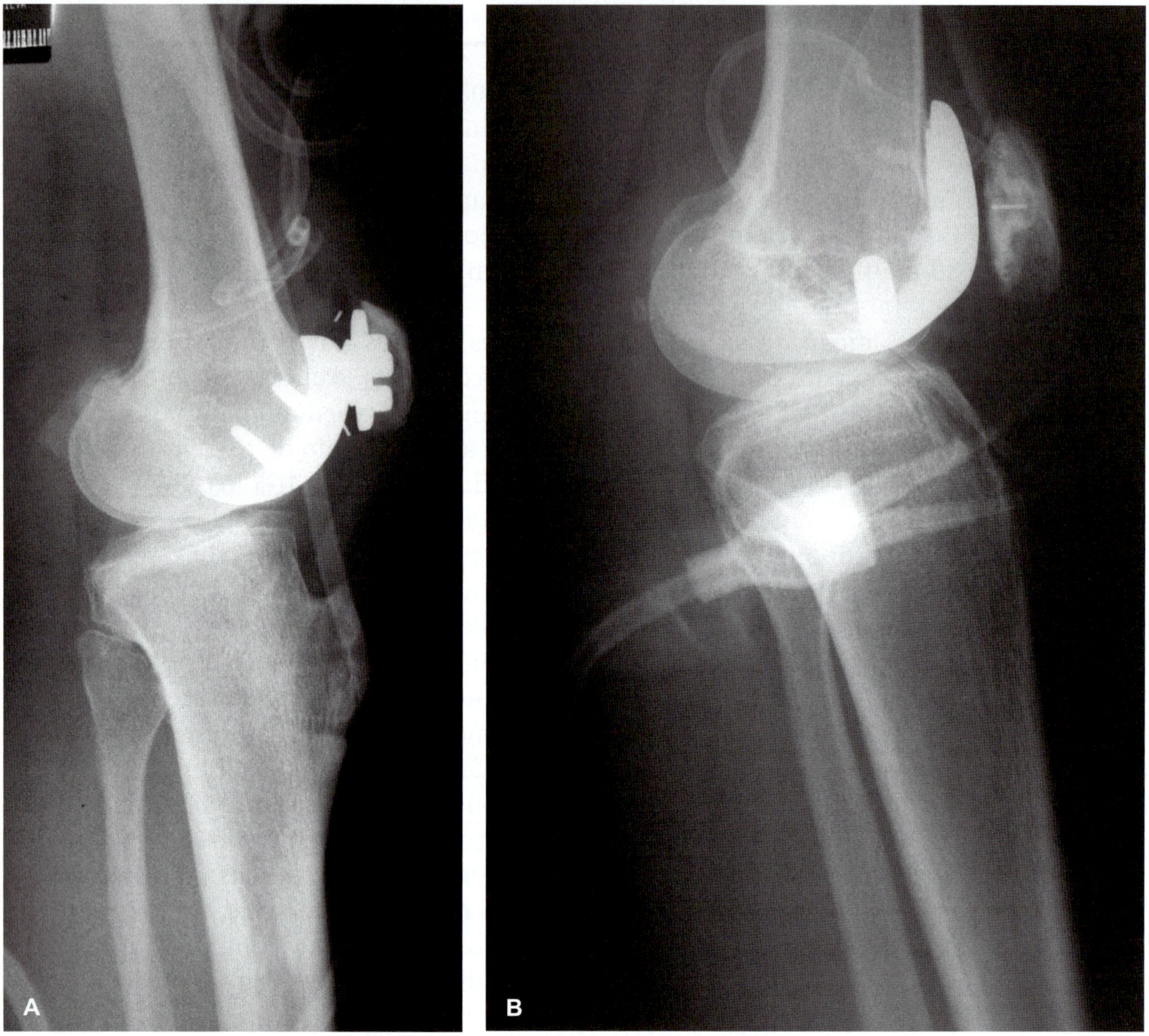

FIGURA 16-2 • A. Radiografia de perfil mostrando a saliência proximal da prótese modelo *inlay*. B. Radiografia de perfil mostrando a flange proximal mais longa e paralela à cortical do fêmur na prótese modelo *onlay*.

a esta articulação, e tão somente após o fracasso do tratamento incruento ou alternativas cirúrgicas menos agressivas. Os sintomas devem ter evidências de serem originados da condropatia do compartimento anterior do joelho, confirmados pelo exame físico que demonstrara crepitação e sensibilidade aos testes provocativos da femoropatelar, como Rabot e Zohlen, agachar-se, subir e descer degraus. Além do mais, deve ser confirmado com exames de imagem ou artroscopia. Lonner refere que apenas radiografias e o quadro clínico são suficientes para o diagnóstico e indicação da intervenção. Achamos importante a ressonância magnética para afastar qualquer comprometimento das demais estruturas do joelho. No entanto, se houver um comprometimento restrito em um dos compartimentos femorotibiais, existe a possibilidade da realização concomitante de osteotomias ou mosaicoplastia, pois a tróclea geralmente é menos comprometida, permanecendo áreas de cartilagem passíveis de uso para enxerto osteocondral. Também se deve excluir outras causas de dor anterior no joelho, como tendinites, bursite anserina, hoffite, plica sinovial, neuromas, dores irradiadas lombares ou do quadril.

As instabilidades da patela ou o mau alinhamento do aparelho extensor devem ser corrigidos, muitas vezes resolvendo o problema, mas quando a indicação da artroplastia é inevitável, esta deve ser realizada no mesmo ato ou numa segunda etapa.

Falhas em cirurgias prévias também são indicações da artroplastia.

Contraindicações

São as mesmas da artroplastia total, ou seja, infecção ativa, distrofia simpático-reflexa, doença inflamatória sistêmica, dor psicogênica, artrose femorotibial difusa e condrocalcinose com envolvimento dos meniscos. Limitações da extensão maior que 10 graus ou da flexão maior que 110 graus requerem tratamento prévio; na ausência de êxito, talvez a artroplastia total seja a melhor solução. Evitar pacientes com expectativas irreais, os quais devem concordar com atividades compatíveis, no máximo caminhadas, natação, golfe, bicicleta e até tênis não competitivo.

Não são contraindicações, mas fatores de mau prognóstico: procedimentos anteriores ou lesão extensa de partes moles, hipotrofia acentuada do quadríceps, artrofibrose, patela alta ou baixa, comprometimento femorotibial, instabilidade femorotibial, meniscectomia prévia, obesidade, sexo masculino e cirurgião sem experiência.

Técnica cirúrgica

A técnica é muito semelhante à artroplastia total, e são válidos os mesmos princípios básicos. A incisão pode ser anterior ou minimamente invasiva parapatelar medial. Optamos pela via anterior, podendo ser menos extensa. A artrotomia também é indiferente, pela via parapatelar clássica, na borda medial do tendão quadricipital, da patela e do ligamento patelar, ou subvasto medial. Deve-se tomar especial cuidado para não entrar no corno anterior do menisco medial. Inspeciona-se toda a cavidade, conferindo principalmente os compartimentos medial e lateral.

Em seguida, abordamos a tróclea femoral. Conforme comentado anteriormente, temos dois tipos de tróclea. Nas *inlay*, existem moldes que são colocados sobre a superfície troclear, marca-se o tamanho que melhor se adaptar, sendo que na região distal não deve entrar no espaço intercondilar, para que não resvale no ligamento cruzado anterior na extensão total. Procede descascando-se a cartilagem e desbastando-se o osso subcondral, até que o molde fique no nível exato da cartilagem adjacente residual (Figura 16-3).

Nas *onlay*, realizam-se cortes com guias mais precisos. Inicia-se com o guia intramedular femoral (Figura 16-4), encaixa-se o guia de corte anterior, que é orientado pelo eixo transepicondíleo, ou linha de Whiteside. Depois de realizado o corte anterior, o sulco da tróclea é realizado a mão livre (Figura 16-5) ou com guias (variando conforme o fabricante).

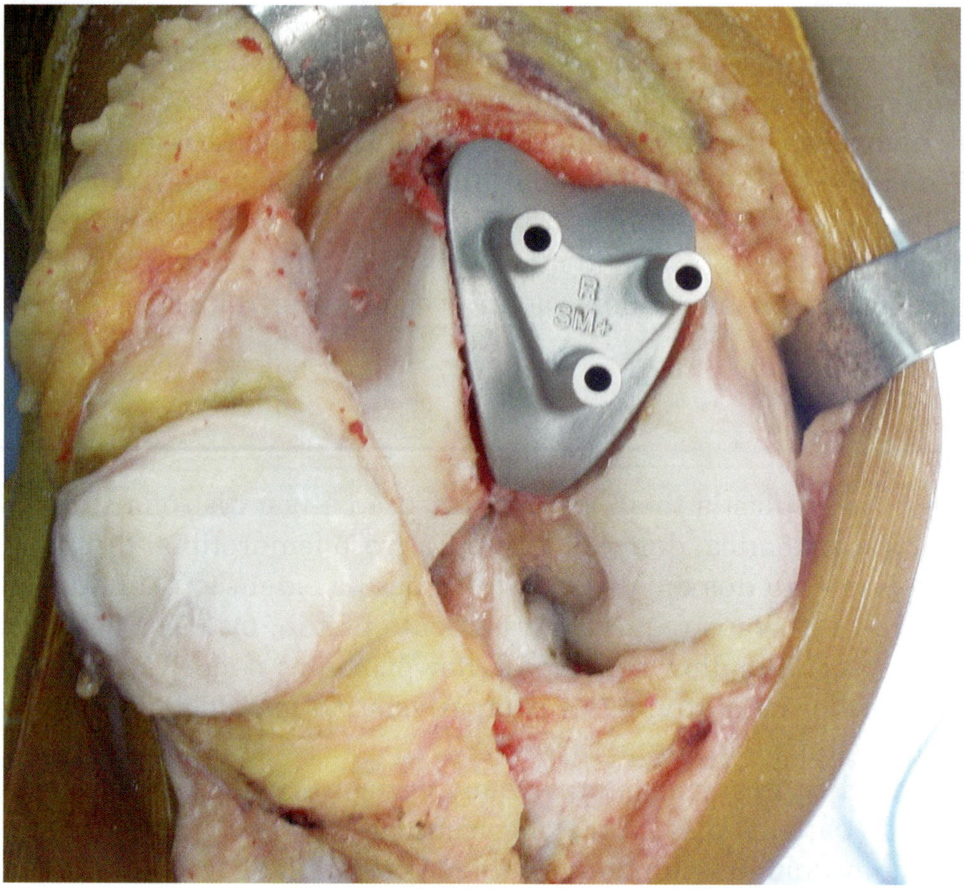

FIGURA 16-3 • Visão do molde colocado sobre a superfície da tróclea para o preparo desta para receber o implante tipo *inlay*.

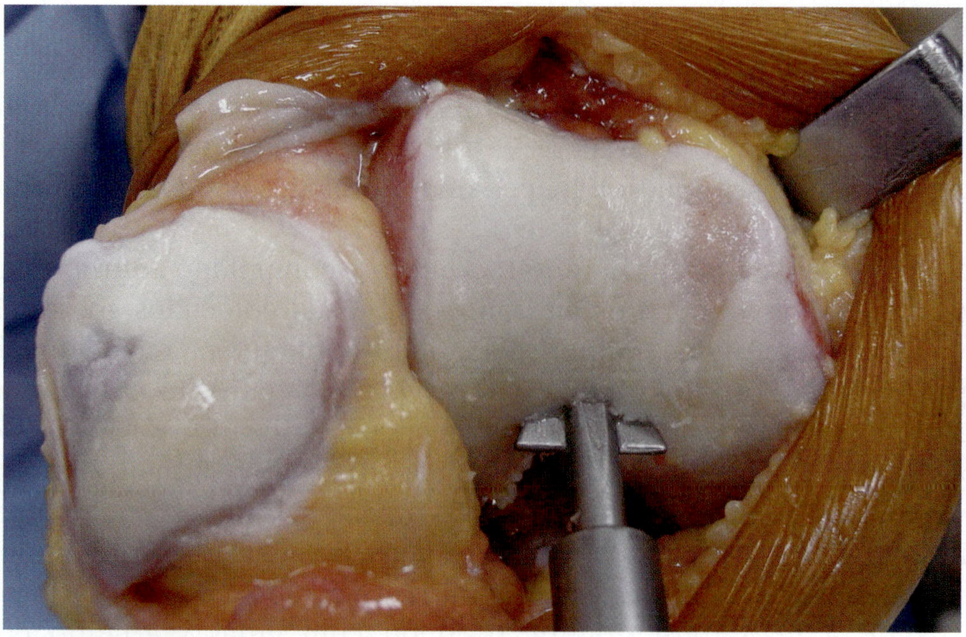

FIGURA 16-4 • Visão da introdução do guia de corte intramedular para as trócleas *onlay*.

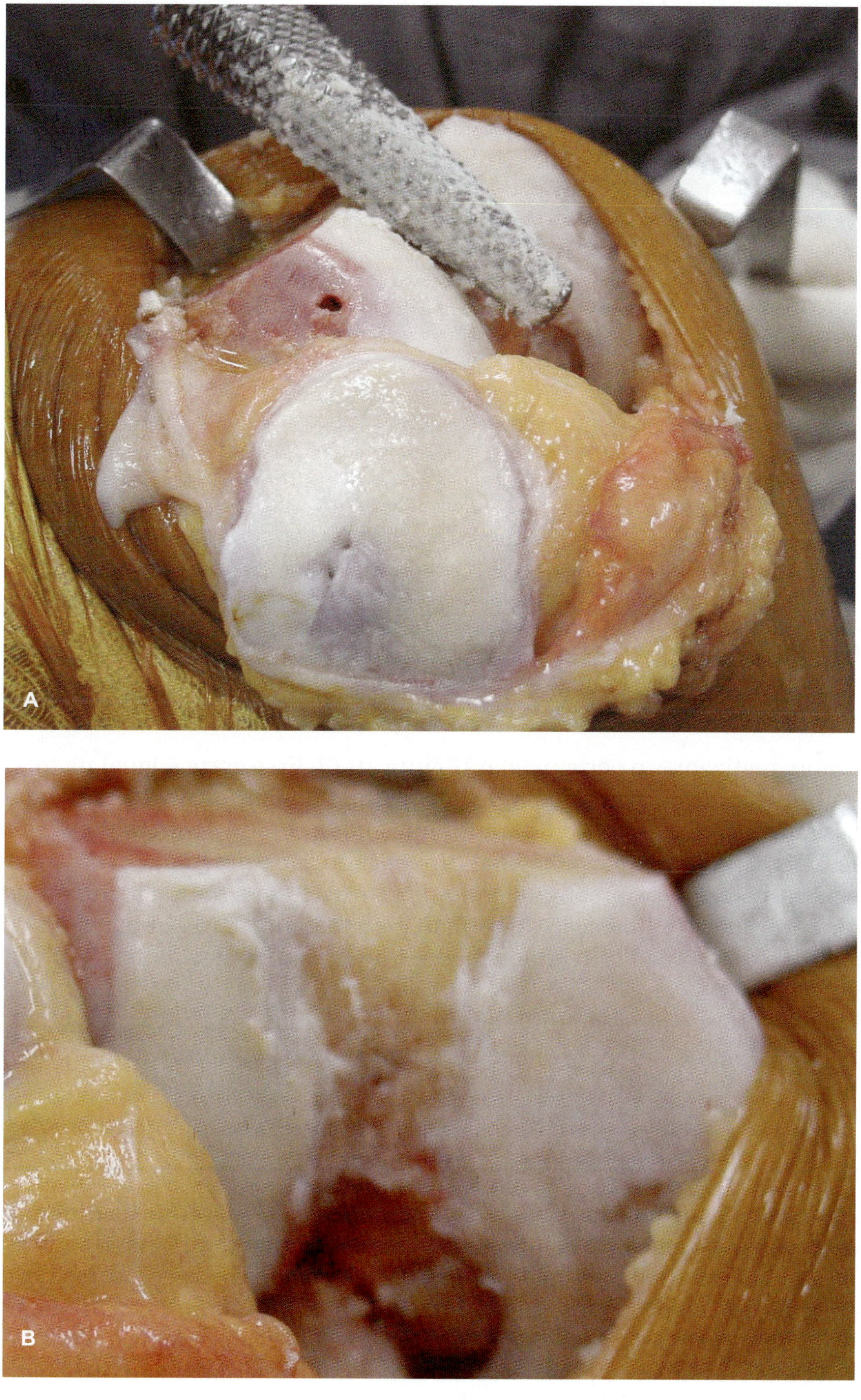

FIGURA 16-5 • A. Corte anterior já realizado. Raspagem realizando o sulco da tróclea *onlay*. B. Aspecto após a raspagem do sulco da tróclea *onlay*.

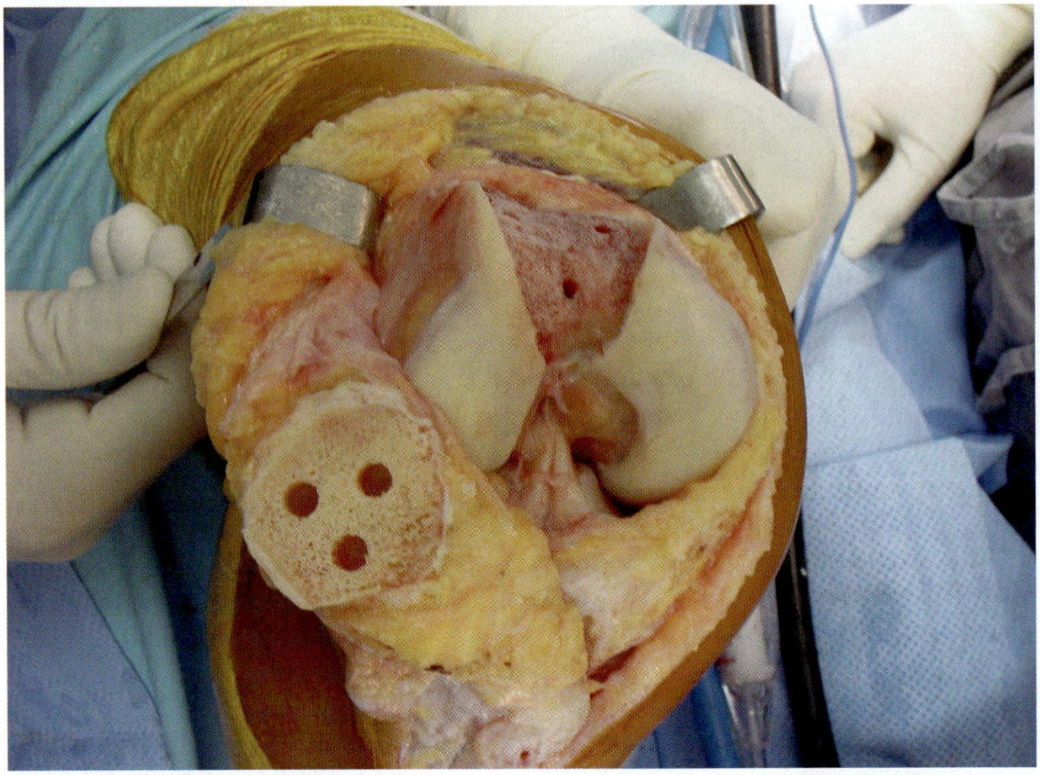

FIGURA 16-6 • Visão das superfícies da patela e da tróclea preparadas para receber o implante do modelo *inlay*.

Por último, realizamos o corte patelar (Figura 16-6). Esse corte é igual na total, devendo-se seguir a técnica de acordo com o instrumental do fabricante. Recomendamos medir a espessura total da patela, para garantir que após a colocação do implante o conjunto não fique mais espesso do que o original provocando hiperpressão.

Em seguida, colocam-se os componentes de prova e testa-se o trajeto femoropatelar. Se necessário, procede-se à liberação do retináculo lateral ou até realinhamentos proximal e/ou distal se o trajeto não estiver adequado. Porém, isso já deverá ter sido previsto no pré-operatório.

Cimentam-se os implantes definitivos, ou são colocados sob pressão quando for patela não cimentada (Figura 16-7 A e B). Fecha-se o joelho do modo habitual.

Pós-operatório

É semelhante ao da artroplastia total, porém permite uma atuação mais dinâmica na sua reabilitação. Fatores como artrotomia menos invasiva, osteotomia menos agressiva, manutenção dos compartimentos medial e lateral do joelho, bem como média de idade menor em relação aos pacientes submetidos à artroplastia total, tornam mais rápida a recuperação pós-operatória desse procedimento. A crioterapia é realizada desde o início, assim como a movimentação passiva com auxílio do fisioterapeuta, o que costuma causar menos desconforto quando comparados à artroplastia total. O uso do CPM (sigla em inglês de *continuous passive moviment*: movimento passivo contínuo, usual em nosso

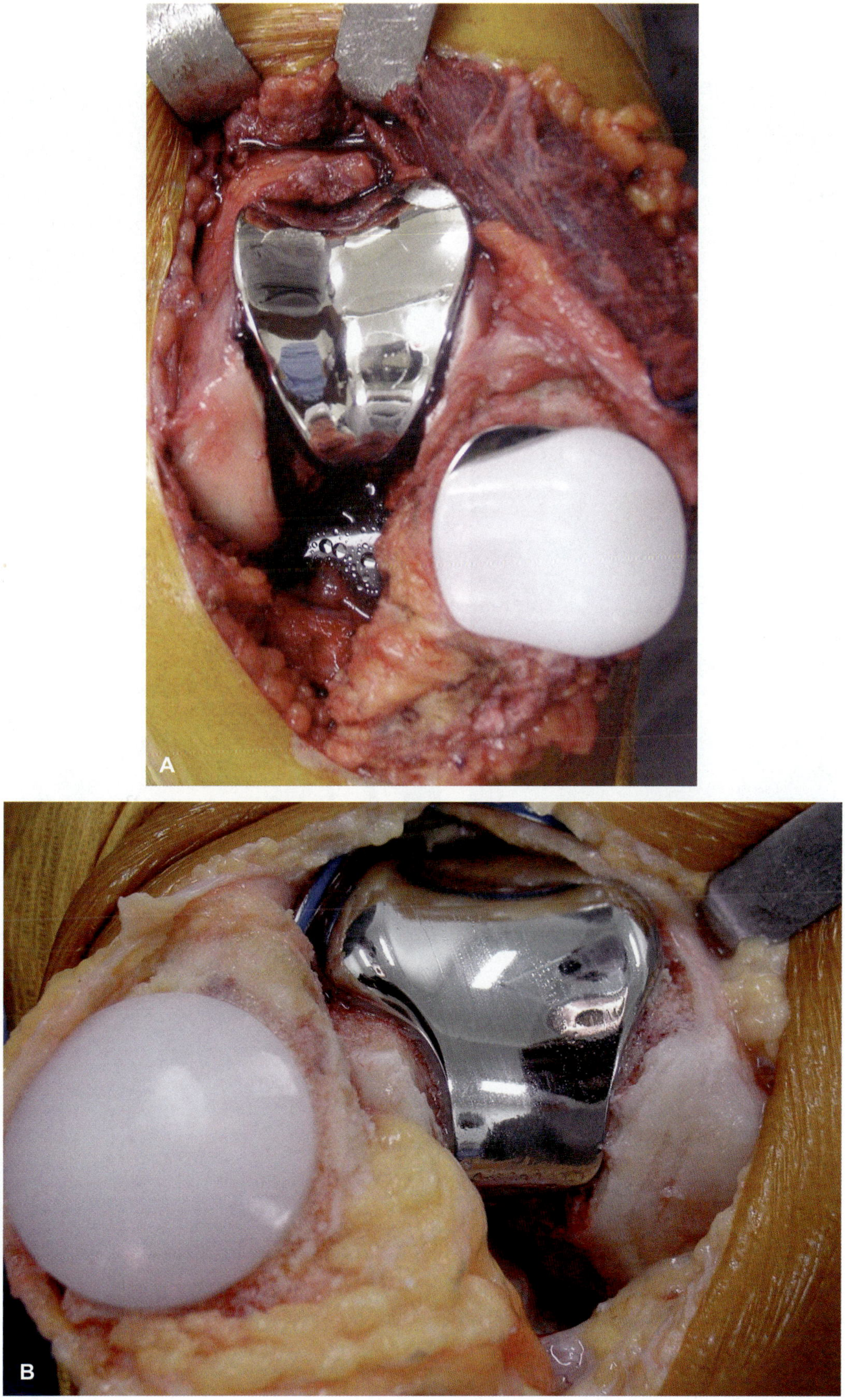

FIGURA 16-7 • A. Prótese LCS PFJ (*inlay*) implantada. Observe o componente patelar com polietileno rotatório. B. Prótese Vanguard (*onlay*) após sua implantação.

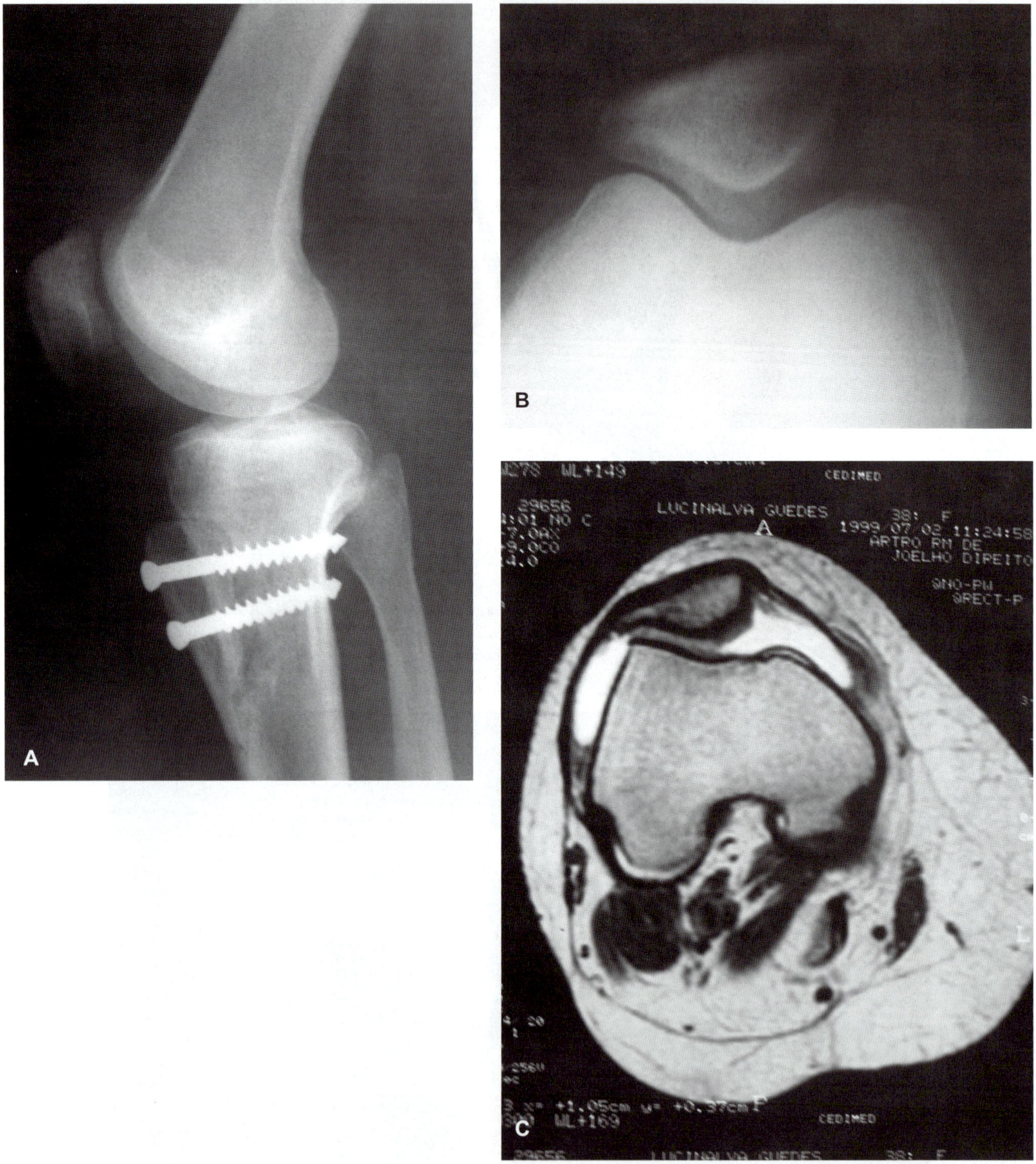

FIGURA 16-8 • A. Paciente de 43 anos, sexo feminino, radiografia após anteromedialização da TAT. B. Radiografia da mesma paciente em visão axial da patela sem sinais de artrose. C. Ressonância magnética da mesma paciente mostrando afilamento condral na faceta lateral da patela.

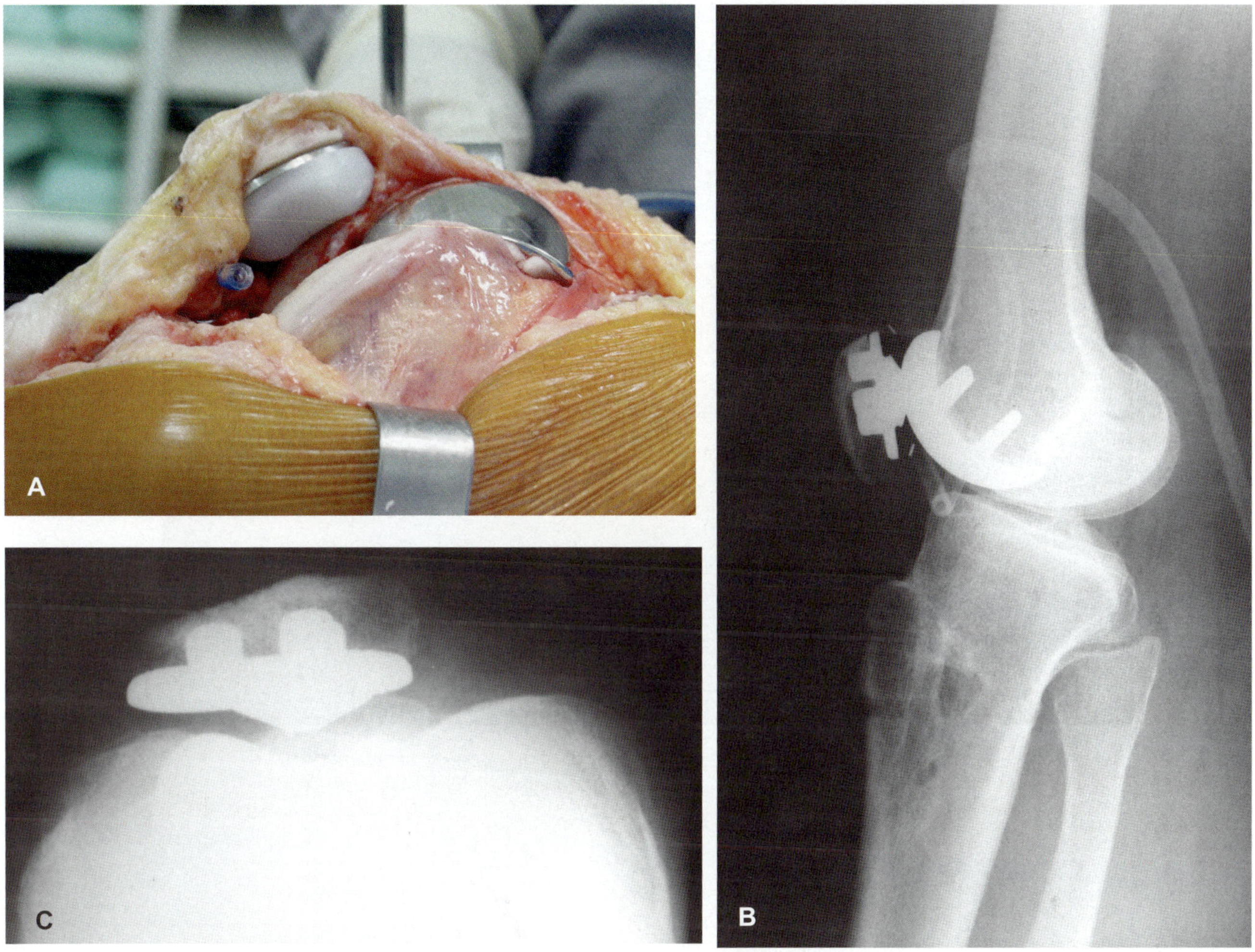

FIGURA 16-9 • A. Mesma paciente da figura anterior. Aspecto intraoperatório de prótese LCS PFJ. B. Radiografia em perfil da mesma paciente no pós-operatório. C. Radiografia axial da patela da mesma paciente no pós-operatório.

meio) quando disponível é vantajoso. Na primeira semana, recomendamos manter o joelho próximo de 90 graus ou numa flexão que não seja muito desconfortável. Isso evita retrações no compartimento anterior e, mesmo sendo desconfortável no início, tem levado a uma reabilitação mais rápida posteriormente. Como o procedimento não envolve a cápsula posterior, o risco de déficit de extensão é improvável. A marcha é permitida com descarga total do peso assim que retirado o dreno, com auxílio de apoio – muletas para os mais jovens, andador para os idosos –, sendo mantido até adequado controle do quadríceps. A fisioterapia é mantida até adequado ganho do arco de movimento e reestabelecimento da força muscular.

Indicamos o uso de dreno aspirativo por 24 a 48 horas. Iniciamos profilaxia do tromboembolismo seis horas após o término da cirurgia e mantemos por mais 10 dias após a alta hospitalar. Usamos antibiótico profilático, começando uma hora antes da intervenção e mantemos até a alta hospitalar.

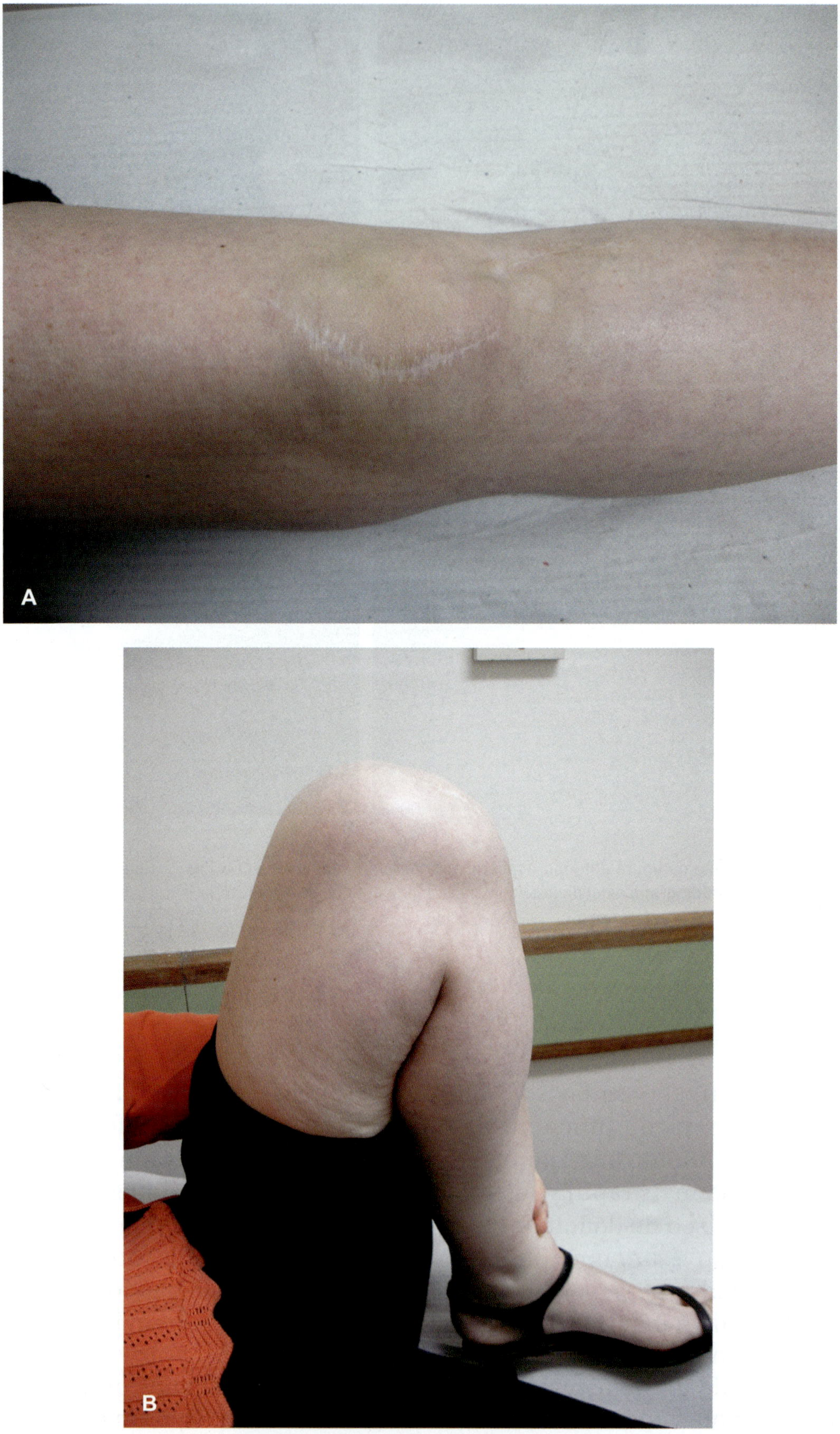

FIGURA 16-10 • A. Mesma paciente com sete anos de pós-operatório, com extensão total. B. Mesma paciente com sete anos de pós-operatório, com flexão total.

Caso clínico

Paciente do sexo feminino com história de dor nos joelhos, que piora ao subir escadas, fazer agachamentos e ficar sentada longos períodos. Tratamento conservador com fisioterapia, perda de peso, viscossuplementação com períodos de melhora e piora. Com 35 anos de idade, submetida à artroscopia bilateral, sendo realizada regularização de condropatia grau III com melhora fugaz. Aos 37 anos, devido a piora do quadro, submetida à anteromedialização da tuberosidade anterior da tíbia (TAT) direita (técnica de Fulkerson). Com a melhora obtida, animou-se em realizar a mesma técnica no joelho esquerdo aos 38 anos. O joelho direito evoluiu bem por cinco anos, e há um, vem piorando, tornando-se insuportável. Nessa ocasião, as radiografias mostravam uma elevação da TAT satisfatória, pequena báscula da patela, porém sem artrose (Figura 16-8 A, B). A RM mostrava condropatia acentuada (Figura 16-8 C). Aos 43 anos, submetida à artroplastia femoropatelar com a prótese LCS PFJ (Figura 16-9 A, B e C). Atualmente, a artroplastia apresenta sete anos de evolução, e o joelho esquerdo 12 anos da cirurgia de Fulkerson, ambos com excelente resultado funcional (Figura 16-10 A e B).

Referências

Blazina ME, Fox JM, Del Pizzo W, et al. Patellofemoral replacement. Clin Orthop Relat Res 1979; 144: 98-102.

Dejour H, Walsh G, Neyret PH, et al. La dysplasie de la trochlée fémorale. Rev Chir Orthop 1990; 76: 45-54.

Hendrix MRG, Ackroyd CE, Lonner JH. Revision patellofemoral arthroplasty: three- to seven-year follow-up. J Arthroplasty 2008; 23: 977-983.

Laskin RS, Van Steijn M. Total knee replacement for patients with patellofemoral arthritis. Clin Orthop Relat Res 1999; 367:,89-95.

Lonner JH, Jasko JG, Booth RE. Revision of a failed patellofemoral arthroplasty to a total knee arthroplasty. J Bone Joint Surg Am 2006; 88: 2337-2342.

Lonner JH. Patellofemoral arthroplasty. In: Scott WN, ed. Insall & Scott Surgery of the knee, ed 5. Philadelphia: Elsevier Churchill Livingstone; 2012: 1010-1020.

Lonner JH. Patellofemoral arthroplasty: pros, cons, design considerations. Clin Orthop Relat Res 2004; 428: 158-165.

Lonner JH. Patellofemoral arthroplasty: the impact of design on outcomes. Orthop Clin N Am 2008; 39: 347-354.

Merchant AC. Early results with a total patellofemoral joint replacement arthroplasty prosthesis. J Arthroplasty 2004; 19: 829-836.

Yercan, H, Selmi, TAS, Neyret, P. The Treatment of Patellofemoral Osteoarthritis with Partial Lateral Facetectomy. Clin Orthop 2005; 436: 14-19.

17

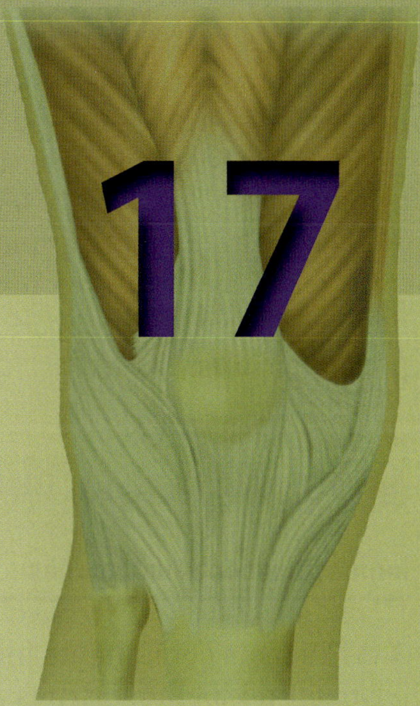

Artroplastia total do joelho com preservação do ligamento cruzado posterior (LCP)

Rogério Fuchs
Thiago Fuchs

INTRODUÇÃO

As modernas artroplastias totais do joelho (ATJ) provavelmente foram desenvolvidas a partir das ideias de Townley no final dos anos 1940. Sua ATJ anatômica, introduzida em 1972, incluía a retenção de ambos os ligamentos cruzados e a articulação de uma superfície condilar de metal do componente femoral com uma base tibial de polietileno de alta densidade.

O ligamento cruzado posterior (LCP) está presente em mais de 99% dos joelhos com indicação de ATJ, possibilitando a colocação de uma prótese com preservação do LCP e com menor grau de constrição. A retenção do LCP pode melhorar o arco de movimento, levando a maior eficiência da musculatura do joelho. Também otimiza o braço de alavanca do quadríceps e melhora a propriocepção para controle do joelho. Esses fatores levam a maior habilidade para que a marcha seja mais eficiente quando comparada com os implantes que substituem o LCP. Esse benefício é observado quando se deambula em terreno plano, mas mais ainda ao subir escadas. Com a preservação do LCP, observa-se melhor controle da altura da interlinha articular e também maior conservação do estoque ósseo.

As desvantagens da preservação do LCP incluem o fato de que a técnica cirúrgica não permite possíveis erros, e o desgaste do polietileno pode ser maior que nos implantes com substituição do LCP, apesar de que esse desgaste pode ocorrer por diversos outros fatores (método de fabricação, esterilização, controle de qualidade, espessura, entre outros).

Os cirurgiões adeptos de desenhos que ressecam e substituem o LCP sugerem que essa técnica oferece maior facilidade de correção de deformidades com um melhor *rollback* do fêmur sobre a tíbia durante a flexão do joelho.

O debate sobre esse assunto de preservar ou não o LCP durante uma ATJ persiste continuamente entre os ortopedistas. Embora existam diversas filosofias de diferentes desenhos de implantes nas últimas décadas, não há consenso sobre qual técnica é preferível.

O conceito de realizar uma simples substituição da articulação mantendo tanto quanto possível as estruturas normais tem um apelo filosófico interessante, pois os diversos dados clínicos já publicados suportam a qualidade e longevidade dos implantes com preservação do LCP.

ARTROPLASTIA TOTAL DO JOELHO COM PRESERVAÇÃO DO LCP

Indicações/contraindicações

A ATJ é mais comumente indicada para pacientes em estágios avançados de degeneração (artrose) do joelho, artrites inflamatórias e sequelas de fraturas com deformidades residuais. Esse tipo de cirurgia é indicado após a falha do tratamento conservador através de medicações, reabilitação e mudança de hábitos de vida.

Nos casos simples, o uso da técnica de preservação ou substituição do LCP depende da vontade e experiência do cirurgião, porém um grande número de ATJ é realizado preservando-se o LCP. Nos casos com grandes deformidades, a substituição do LCP é o procedimento de escolha.

A contraindicação absoluta é a presença de infecção ativa ou recente e condições clínicas gerais com comorbidades de alto risco para a vida do paciente. As contraindicações relativas incluem alterações do aparelho extensor de difícil solução, as articulações neuropáticas, a má qualidade dos tecidos moles com grande risco de cobertura cutânea, doenças vasculares periféricas graves e artrodese prévia.

Anatomia relacionada

O ligamento cruzado posterior (LCP) tem origem na face lateral e mais anterior do côndilo femoral medial e sua inserção na tíbia é em torno de 1 a 1,5 cm abaixo da superfície articular da região posterior da tíbia (Figura 17-1). Na ATJ com preservação do LCP, esse detalhe da inserção tibial deve ser sempre observado, uma vez que, ao realizarmos o corte tibial, devemos ter cuidado para não seccionar o LCP na sua inserção tibial.

Técnica cirúrgica

Certos princípios devem ser aplicados em todas as cirurgias de ATJ, independente do tipo de implante a ser utilizado. É essencial que tenhamos um eixo mecânico neutro final desde o centro da cabeça femoral, passando pelo centro do joelho até o centro do tornozelo, criando um alinhamento anatômico em valgo em torno de 6 a 7 graus. Isso envolve o correto balanço ligamentar medial e lateral, bem como espaços (*gap*) em flexão

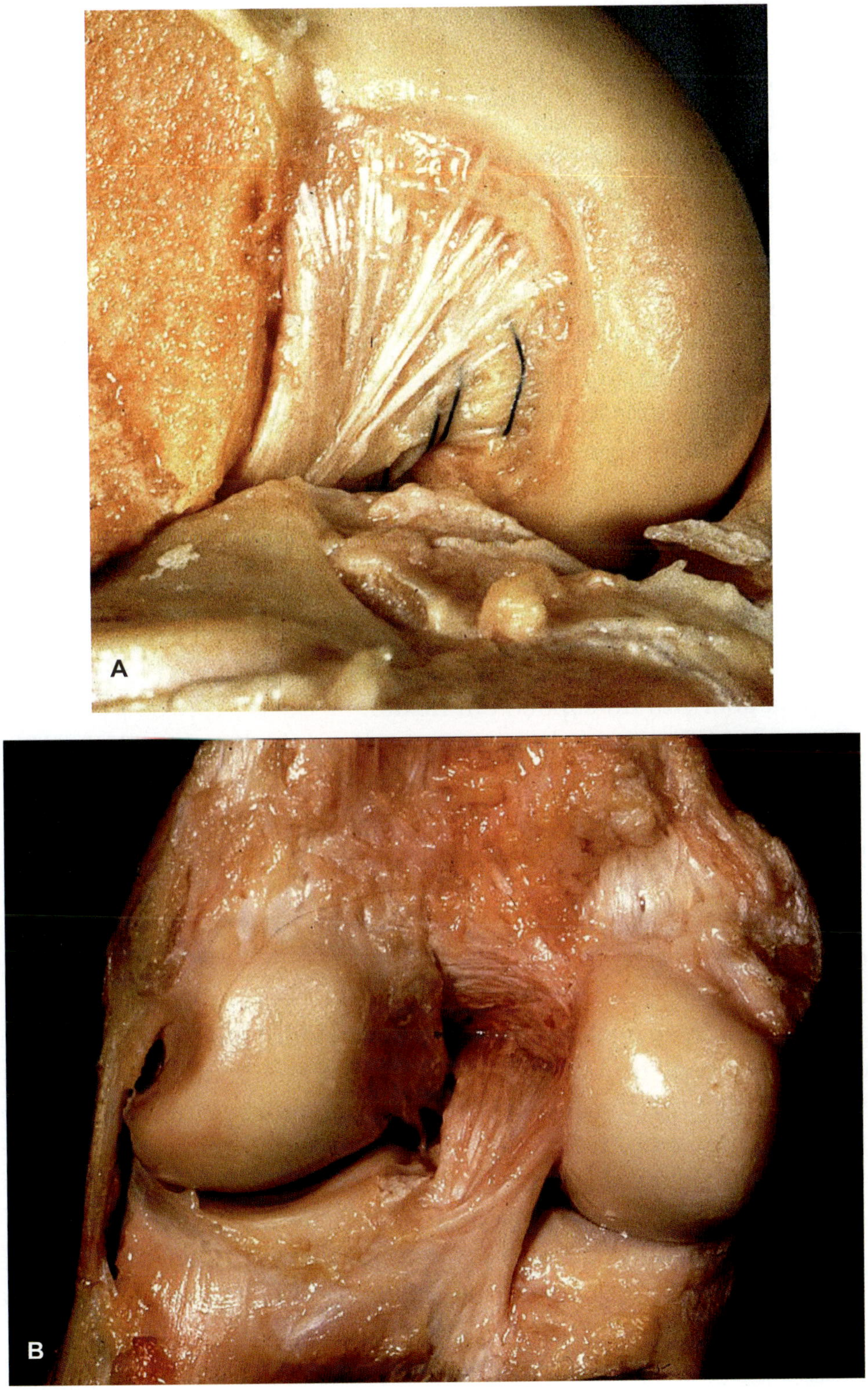

FIGURA 17-1 • A. Inserção femoral do LCP. B. Inserção tibial do LCP.

e extensão, iguais e equilibrados. A falta de êxito dos detalhes acima descritos leva a dor pós-operatória, rigidez do joelho ou instabilidade em flexão ou extensão.

A tensão do LCP é obtida por:

- Espessura do polietileno tibial.
- Nível do corte tibial.
- Inclinação (*slope*) tibial na vista em perfil.
- Tamanho do componente femoral e posição dos cortes femorais.

Diferenças no balanço ligamentar na ATJ com preservação e com substituição do LCP

O principal efeito na ressecção ou não do LCP é a tendência de o espaço em flexão ser maior que o espaço em extensão. Isso requer algumas diferenças nos cortes ósseos e no balanço ligamentar em cada tipo de implante.

Diferenças nos cortes ósseos

- Preservação do LCP: menor ressecção distal do fêmur evita o uso de polietileno mais espesso que leva a maior tensão do LCP; a inclinação (*slope*) posterior ajuda na flexão pela abertura do espaço em flexão.
- Substituição do LCP: uma maior ressecção distal do fêmur pode ser necessária para que o polietileno tibial preencha o espaço em flexão sem deixar contratura em flexão residual; evitar excesso de inclinação (*slope*) posterior (não mais que 5 graus) para evitar potencial impacto anterior do poste tibial.

Diferenças no balanço ligamentar

- Preservação do LCP: se o joelho está tenso (apertado) em flexão, pode ser considerada alguma "liberação" do LCP, porém tendo em mente que isso pode levar à futura falha e instabilidade posterior, uma alternativa seria reduzir o tamanho do componente femoral em um número, que leva ao relaxamento do LCP.
- Substituição do LCP: no joelho valgo, evitar a liberação do ligamento colateral e do tendão do poplíteo, pois há risco potencial de luxação em flexão ou na posição em "4"; na presença de pequena (<10 graus) contratura em flexão intraoperatória, deve-se fazer liberação da cápsula posterior e evitar ressecção adicional do fêmur distal.

Soluções protéticas

Com o uso de implantes que preservam ou substituem o LCP, o objetivo principal é restaurar a anatomia femoral, incluindo o *offset* do côndilo posterior. Nos implantes que substituem o LCP, deve-se evitar diminuir o tamanho (*downsizing*) do componente femoral, porque isso levará ao aumento do espaço em flexão criando certa instabilidade potencial em flexão. Nos implantes que preservam o LCP, deve-se ter muita atenção na altura da interlinha articular, no intuito de manter a cinemática do LCP. Um implante com menor dimensão no sentido anteroposterior comparado com o sentido mediolateral (um número menor) pode ajudar a manter a estabilidade em flexão com o LCP intacto e permitir melhor flexão.

Todas essas variáveis devem ser otimizadas para assegurar a estabilidade e mobilidade adequada no pós-operatório. Na ATJ com preservação do LCP, uma das mais importantes decisões é a seleção do tamanho do componente femoral, pois uma articulação muito tensa (*overstuffed*) por um componente maior ou deslocado posteriormente se tornará muito problemática quanto aos resultados pós-artroplastia. A posição dos cortes femorais em relação a distância dos epicôndilos (medial e lateral) até a superfície articular deve ser preservada para não alterar a altura da interlinha articular.

O alinhamento clássico que é mais comumente utilizado na ATJ envolve a ressecção da tíbia a 0 grau em relação à diáfise e o corte femoral em torno de 6 a 7 graus de valgo (Figura 17-2). A implicação desse alinhamento clássico é que, ao realizar o corte tibial

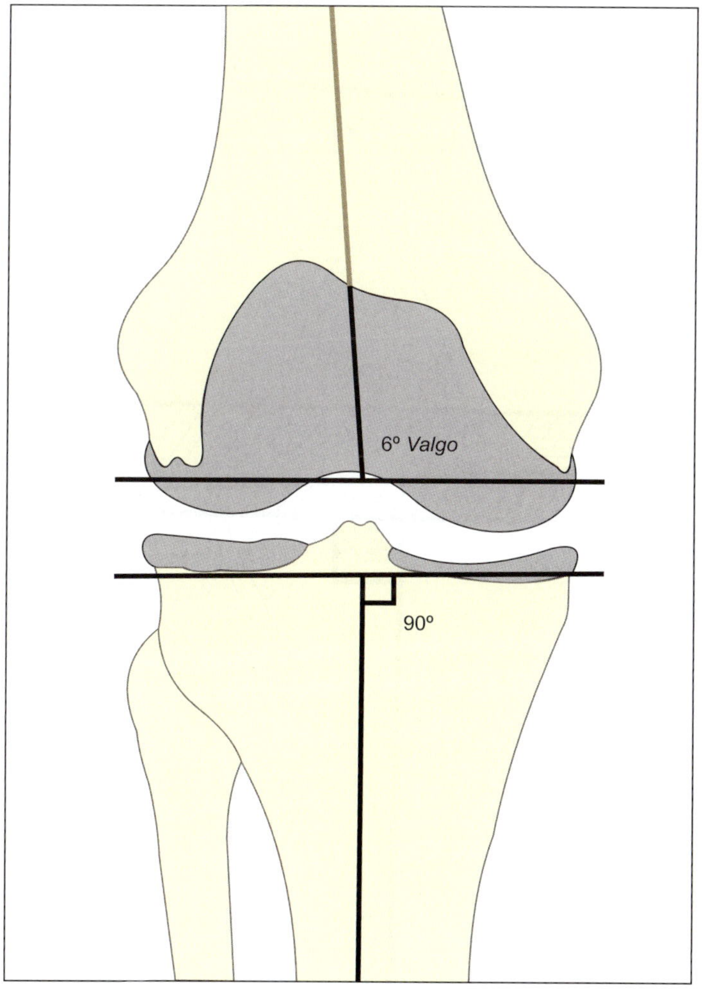

FIGURA 17-2 • ATJ com corte clássico no fêmur e tíbia.

perpendicular (0 grau), mais osso será removido do planalto lateral do que do planalto medial. Frente a isso, mais osso será ressecado do côndilo femoral posterior medial que do lateral, a fim de criar o espaço (*gap*) em flexão simétrico e retangular, que é essencial para uma correta função dos ligamentos colaterais (Figura 17-3). Esse conceito rotacional tornou-se conhecido como "rotação externa do componente femoral". A rotação externa do componente femoral é importante para que a excursão patelar ocorra da melhor forma possível, sem instabilidade ou luxação. Para controle do corte em rotação femoral externa correta (normalmente em torno de 3 graus), podemos utilizar os seguintes parâmetros (isolados ou associados):

- Região posterior dos côndilos femorais;
- Linha transepicondilar;
- Linha da tróclea femoral descrita por Whiteside.

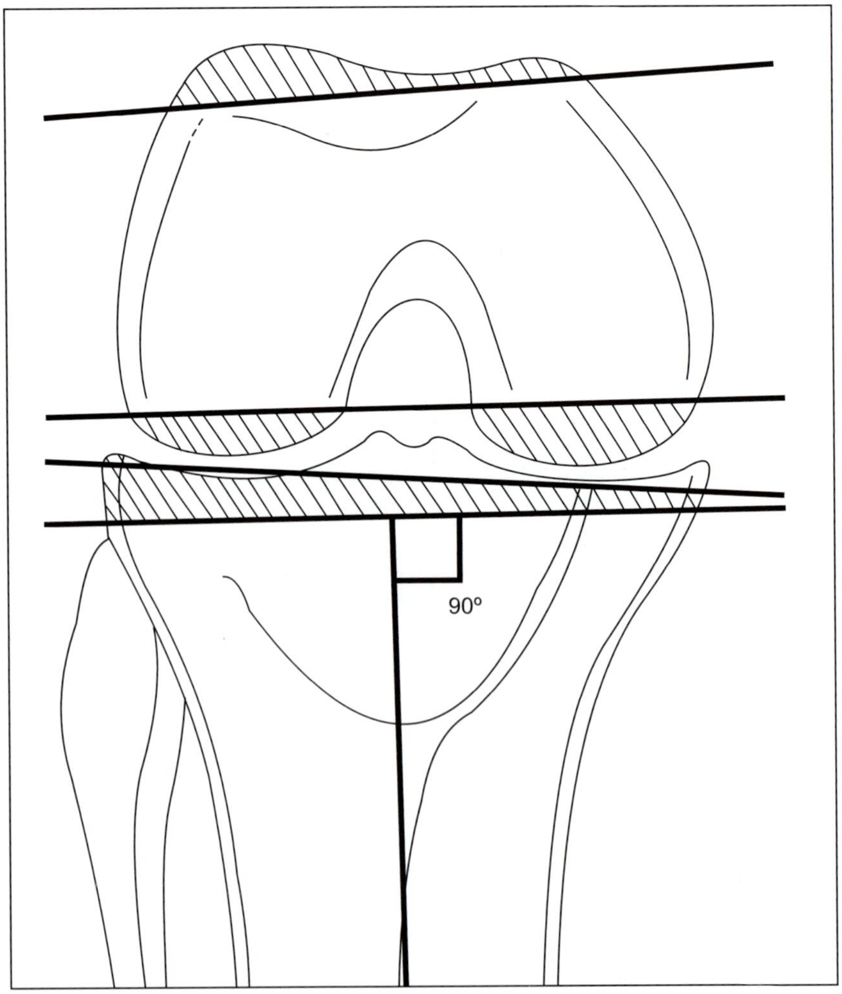

FIGURA 17-3 • Corte femoral e tibial – espaço retangular em flexão.

Detalhes técnicos para preservar o LCP

O foco principal é a preservação do LCP com a recriação de ambiente que mantenha um apropriado balanço ligamentar através de todo arco de movimento do joelho. Para preservar o LCP, deve-se levar em conta sua inserção tibial de 1 a 1,5 cm abaixo da superfície articular. Cortes que excedam esses limites podem levar à secção da sua inserção.

Durante os cortes ósseos da tíbia, devemos criar uma "ilha" óssea em frente da inserção tibial do LCP (Figura 17-4). Isso é realizado com auxílio de osteótomo ou serra óssea para proteger a inserção do LCP (Figura 17-5). Na Figura 17-6 podemos observar o LCP antes do corte tibial e a sua integridade após o corte final.

A preservação do LCP é possível na grande maioria das cirurgias, quando esta é a preferência do cirurgião. Quando temos dúvida quanto à sua integridade ou se acreditamos que o LCP está "doente"/insuficiente, é melhor que ele seja ressecado e substituído por implante adequado. Outra indicação para ressecção e substituição do LCP é a presença de grandes deformidades, seja em varo, valgo ou flexo, para que possamos realizar um adequado balanço ligamentar.

Após o preparo final do fêmur e tíbia, devemos avaliar o balanço ligamentar final através de blocos/espaçadores de diferentes tamanhos ou colocando as próteses de prova no fêmur e tíbia com o polietileno de diferentes espessuras. Com uma dessas opções, temos condições de analisar se existe um balanço ligamentar simétrico e adequado, tanto em

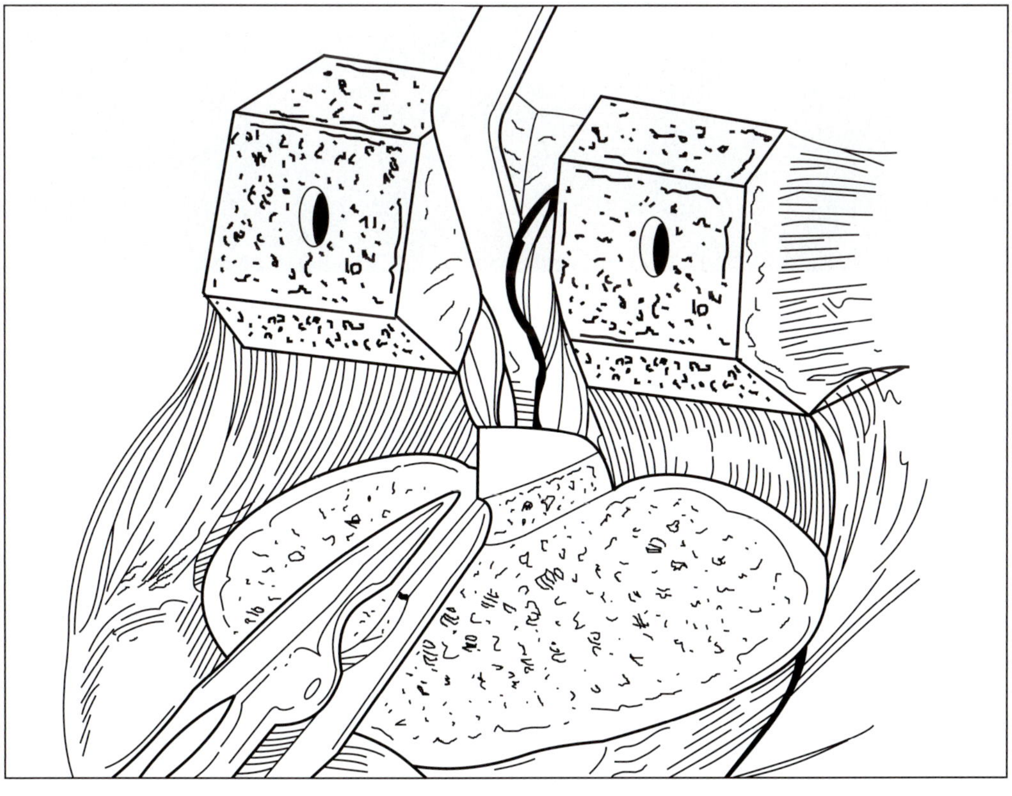

FIGURA 17-4 • Esquema da "ilha" óssea no corte tibial para preservar o LCP.

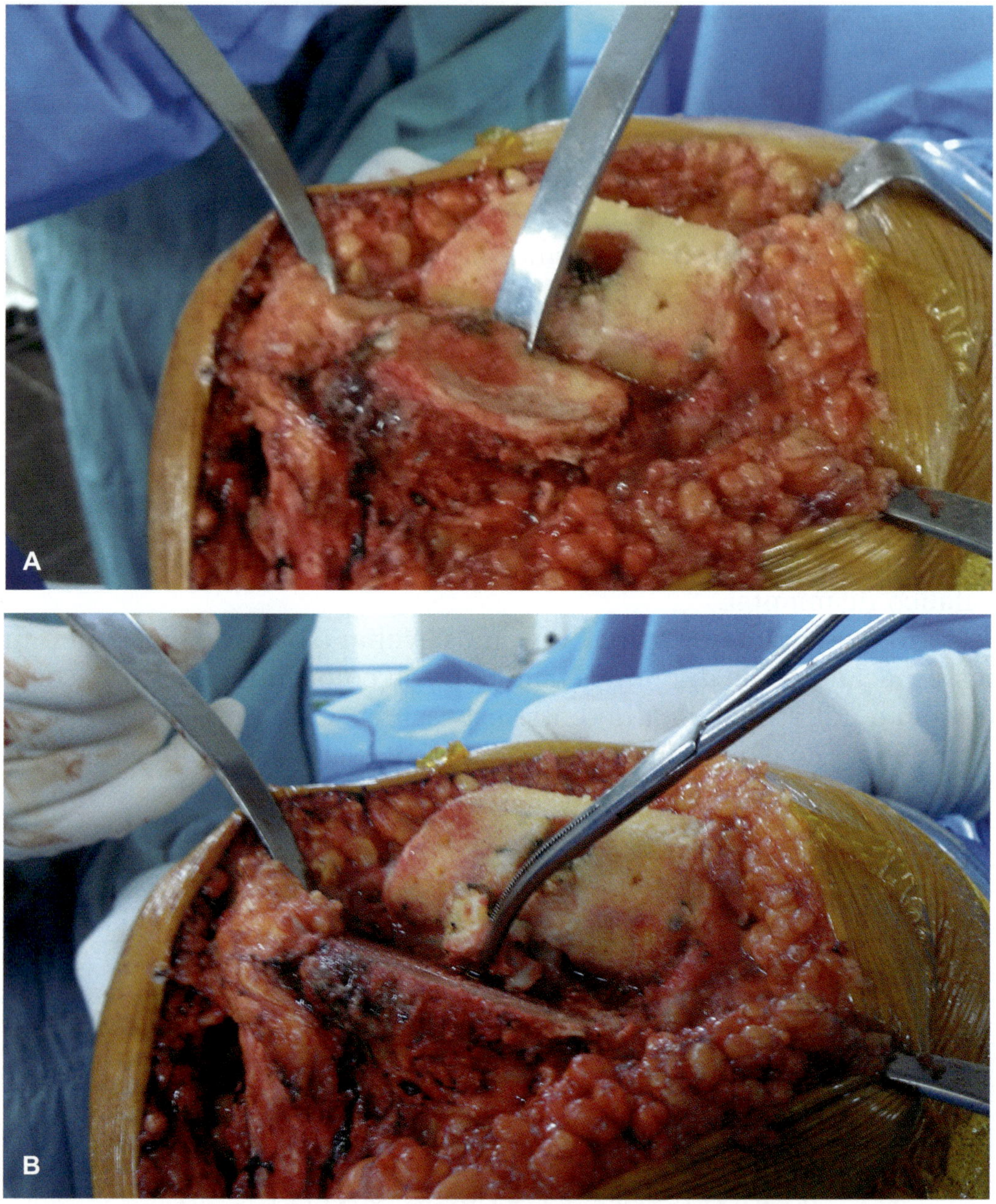

FIGURA 17-5 • A. Corte ósseo com osteótomo para proteção do LCP. B. Ilha óssea após corte tibial.

varo, valgo, como em flexão e extensão. Nós devemos observar estes três critérios em flexão e extensão:

- Extensão completa do joelho e sem contratura residual em flexão.
- Alinhamento anatômico satisfatório em valgo (eixo mecânico neutro).
- Estabilidade em varo valgo adequada.

No caso específico de preservação do LCP, ao realizar a flexão do joelho podemos observar atitude em flexão residual ou tentativa de abertura (*lift off*) anterior da base ou polietileno de prova. Isso nos mostra que o espaço em flexão está muito apertado (tenso).

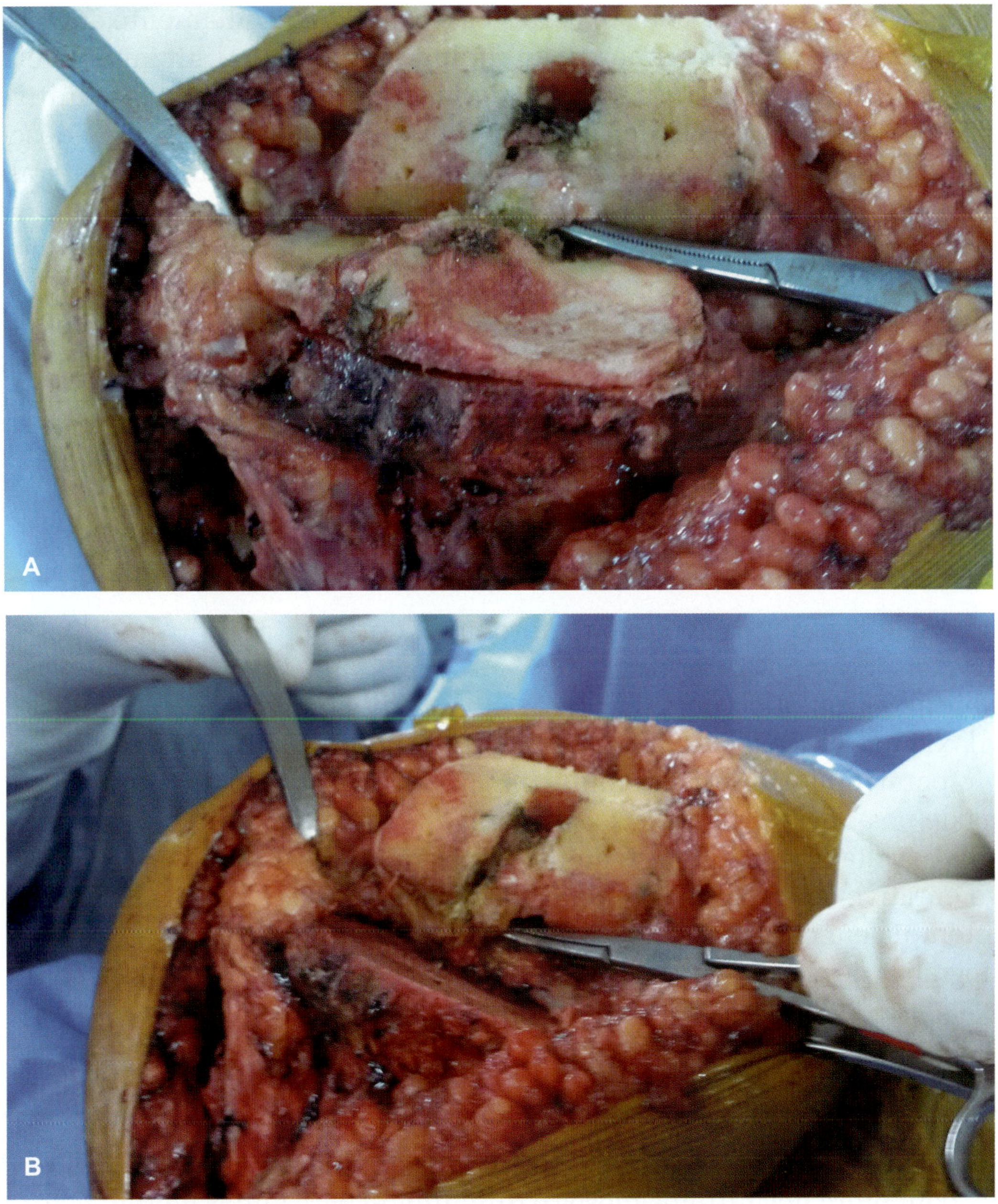

FIGURA 17-6 • A. LCP antes do corte tibial final. B. LCP preservado após o corte tibial final.

Na presença dessa situação, devemos rever a região posterior da tíbia e fêmur, retirar todos os osteófitos posteriores e fazer a liberação da cápsula posterior do fêmur. Em seguida, fazemos novos testes com as próteses de prova. Se ainda persistir o *lift off* da base ou polietileno tibial, devemos avaliar se a inclinação (*slope*) tibial está correta ou podemos fazer algum tipo de liberação parcial do LCP no fêmur ou na tíbia. Essa atitude não é aceita por muitos autores, sendo preferida a ressecção do LCP com uso de implante adequado e consequente estabilização.

Com o uso da técnica de preservação do LCP é fundamental sempre ter na sala de cirurgia o instrumental e os implantes para substituição do LCP, uma vez que pode ocorrer um acidente cirúrgico com a secção do LCP ou ser necessária a sua ressecção para correção de deformidades mais graves.

Quando estamos satisfeitos com os cortes ósseos, com o alinhamento adequado e bom balanço ligamentar, fazemos a cimentação do implante femoral, tibial e patelar (se esta for a preferência do cirurgião). Após a cimentação final e o polietileno definitivo implantado, realizamos novos testes de flexão, extensão, varo e valgo, bem como observação da excursão patelar na tróclea femoral durante a flexoextensão. Se houver lateralização ou subluxação patelar, podemos realizar a liberação da retinácula lateral, que na maior parte dos casos é suficiente para corrigir a excursão patelar, desde que os componentes femoral e tibial estejam em posição adequada, sem desvio em rotação interna.

Após o final dos testes satisfatórios, realizamos a soltura do torniquete para hemostasia adequada, colocação de dreno de sucção e fechamento da ferida operatória como o joelho em flexão (da mesma maneira da incisão e acesso articular). Em seguida, são realizadas as radiografias de controle ainda na sala de cirurgia.

Pós-operatório

- Enfaixamento compressivo do membro operado.
- Dreno de sucção por 24 horas.
- Antibiótico profilático por 24 horas.
- Profilaxia mecânica e medicamentosa para tromboembolismo venoso por 14 dias.
- Apoio parcial do membro operado com auxílio de andador ou muletas com 24 a 36 horas de pós-operatório.
- Curativo e alta hospitalar no terceiro dia de pós-operatório.
- Novo curativo com sete dias, e retirada dos pontos com 14 dias de pós-operatório.
- Fisioterapia em clínica especializada após 7 a 10 dias de pós-operatório.
- Radiografias de controle com 30 dias, três, seis e 12 meses. Após isso, controle anual.

Caso clínico

Paciente do sexo feminino, 68 anos, aposentada. Queixa de dores no joelho direito de longa data, com piora nos últimos meses e dificuldade para andar na rua. Já fez tratamento fisioterápico e medicamentoso, sem melhora do quadro doloroso.

No exame físico, apresentava deformidade em varo do joelho direito, atrofia de coxa, derrame articular discreto, mobilidade de 10 a 130 graus, instabilidade mediolateral discreta.

No exame radiográfico, apresentava "artrose tricompartimental do joelho direito", com deformidade severa em varo (Figura 17-7).

Como não houve sucesso com o tratamento conservador, a deformidade era avançada e havia limitações nas atividades da vida diária, foi realizada a ATJ com preservação do LCP (nossa preferência) e sem substituição patelar (também nossa preferência) (Figura 17-8).

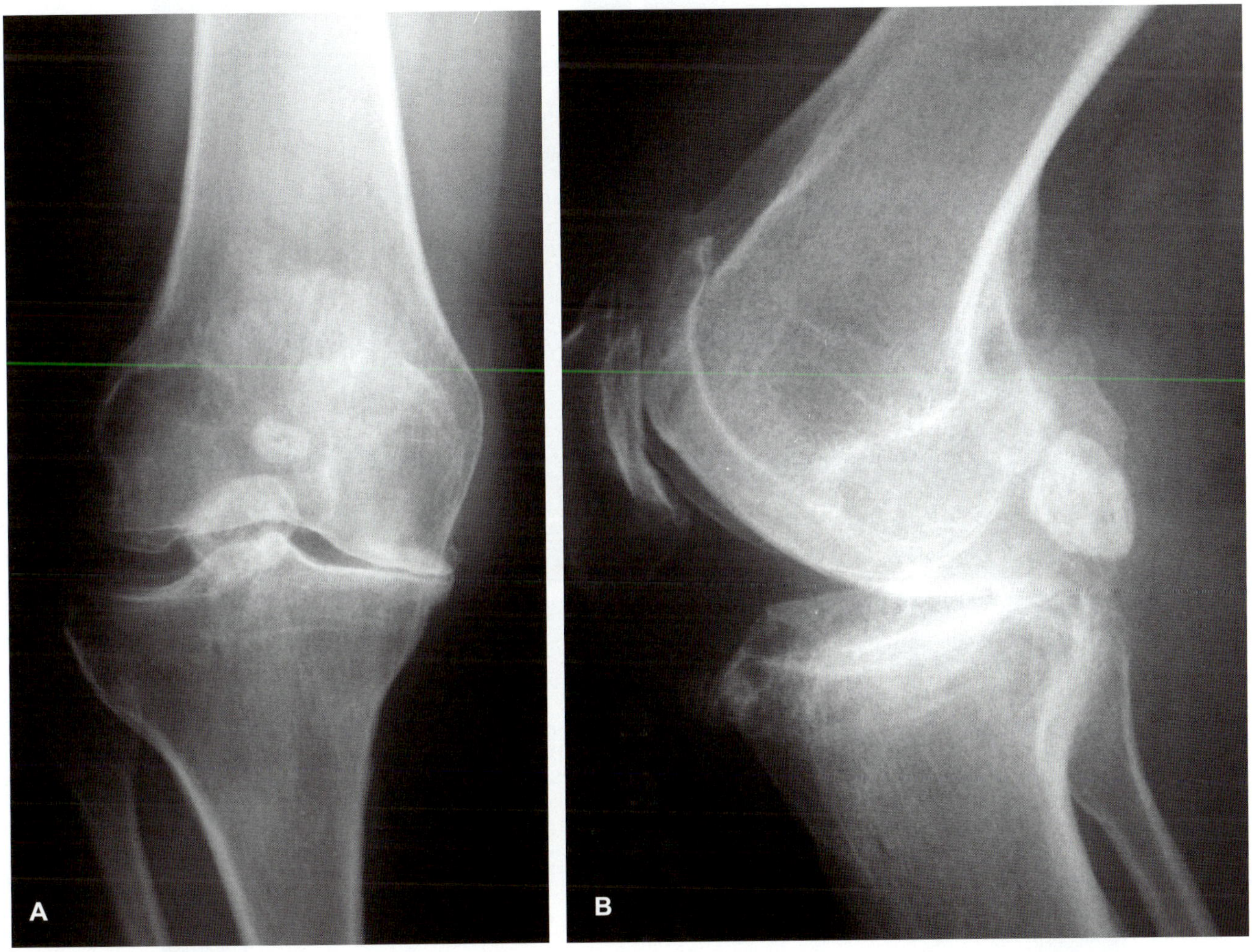

FIGURA 17-7 • A. Radiografia pré-operatória de frente com apoio monopodal. B. Radiografia pré-operatória de perfil.

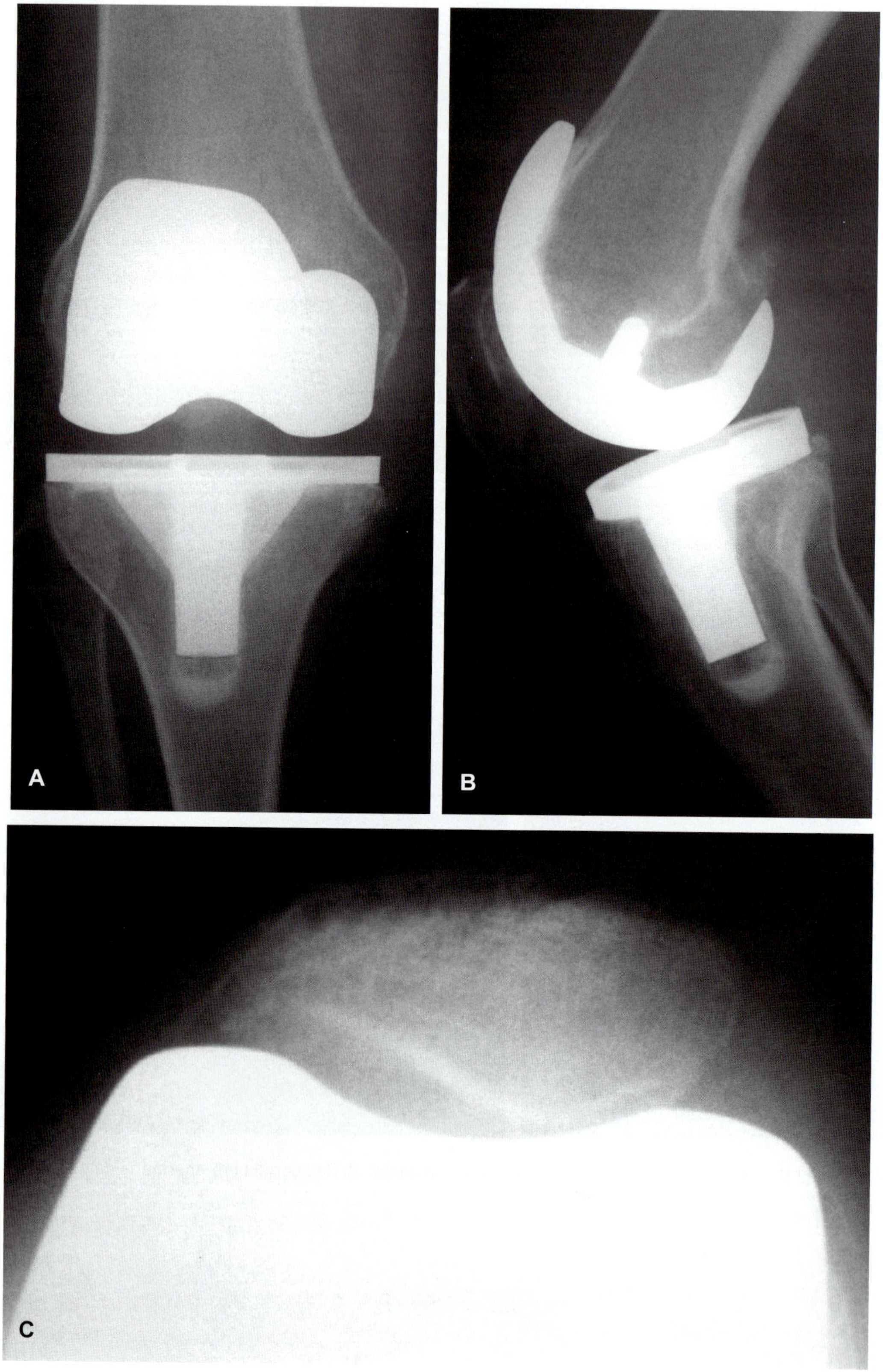

FIGURA 17-8 • A. Radiografia pós-operatória – frente. B. Radiografia pós-operatória – perfil. C. Radiografia pós-operatória – axial de patela.

Referências

Andriacchi TP, Galante JO, Fermier RW. The influence of total knee-replacement design on walking and stair-climbing. J Bone Joint Surg Am 1982; 64: 1328-1335.

Mahoney OM, Clarke HD, Mont MA et al. Primary total knee arthroplasty: the impact of technique. J Bone Joint Surg Am. 2009; 91 Suppl 5: 59-61.

Rosenberg AG. Posterior cruciate ligament retention in total knee arthroplasty. In: Surgery of the knee. Fifth edition. Insall & Scott. Elsevier Churchill Livingstone. Philadelphia. 2012: 1125-1131.

Scott RD. Duopatellar total knee replacement: the Birgham experience. Orthop Clin North Am. 1982; 13: 89-102.

Scott, RD. Posterior cruciate ligament retaining designs and results. In: Current concepts in primary and revision total knee arthroplasty. Insall JN, Scott WN, Scuderi GR. Lippincott-Raven Publishers, Philadelphia. 1996: 37-40.

Thadani PJ, Vince KG. Surgical technique for posterior cruciate retaining and posterior cruciate substituting total knee arthroplasty. In: Techniques in knee surgery. Harner CD, Vince KG, Fu FH. Lippincott Williams & Wilkins. Philadelphia. 2001: 209-220.

Townley CO. The anatomic total knee resurfacing arthroplasty. Clin Orthop Relat Res. 1985; 192: 82-96.

18

Revisão de artroplastia do joelho

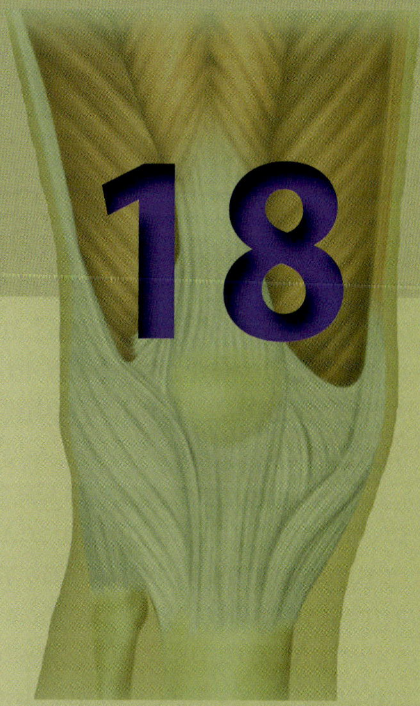

Idemar Monteiro da Palma

INTRODUÇÃO

A artroplastia do joelho tem se revelado um dos mais eficientes procedimentos cirúrgicos ortopédicos, quando indicado e executado corretamente, no tratamento de doenças articulares degenerativas. Por conta disso, o número de artroplastias tem crescido substancialmente, e, com isso, o mesmo acontece com suas complicações e falhas, que levam à necessidade de cirurgia de revisão.

A cirurgia de revisão de uma artroplastia do joelho está indicada nos casos em que há falha do procedimento artroplástico, que pode ser por diversos motivos. Essas falhas podem ser divididas em dois grandes grupos: falhas sépticas e falhas assépticas, podendo ser, ainda, precoces ou tardias. Nas falhas que ocorrem precocemente, a etiologia infecciosa tem prevalência, e deve ser fator sempre lembrado como causa de falha, podendo ocorrer de forma isolada ou associada a outras causas. Podemos, também, classificar o tipo de defeito ósseo, tanto na tíbia quanto no fêmur, para nos auxiliar no planejamento da revisão, conforme veremos adiante.

Ao indicarmos uma artroplastia do joelho, devemos ter em mente que isso significa a implantação de materiais que, apesar de biocompatíveis, são estranhos ao organismo humano e, como tais, serão reconhecidos. Além disso, o contato entre metal e polietileno origina partículas que desencadeiam respostas biológicas que levam à falha da prótese. Há também que se ter em conta as interfaces (osso-cimento, metal-cimento, polietileno-cimento) criadas com a implantação dos componentes protéticos.

Neste capítulo, trataremos das indicações, planejamento, execução e complicações das cirurgias de revisão de artroplastias do joelho por falha asséptica.

CIRURGIA DE REVISÃO DE ARTROPLASTIA DO JOELHO

Indicações

A cirurgia de revisão de artroplastia do joelho está indicada nos pacientes que apresentam sinais clínicos e radiológicos de falha do procedimento.

Os sinais clínicos mais frequentemente apresentados são dor, instabilidade articular, recidiva de deformidade, aumento do volume articular, e consequente limitação funcional. Em geral, são de evolução lenta e progressiva, podendo ocorrer de forma isolada ou associada.

As principais causas de falha asséptica das artroplastias de joelho são: instabilidade e/ou mau alinhamento femorotibial ou femoropatelar, afrouxamento e/ou soltura de componentes, desgaste do polietileno e osteólise. Está claro que esses fatores podem se apresentar de forma isolada, mas na prática diária, é comum a sua concomitância. Como exemplo, citamos o desgaste do polietileno tibial, cujos fragmentos desencadeiam uma cascata de eventos biológicos que levam à ativação de osteoclastos, promovendo perda de substância óssea (osteólise) e, com isso, afrouxamento e posterior soltura de componente. O mesmo fenômeno (osteólise) pode ser provocado por fragmentos de cimento e metal, da interface cimento-prótese.

As causas de falha estão relacionadas com erros técnicos como alinhamento e posicionamento inadequados de componentes, mas também podem estar relacionados com outros fatores, como o modo de esterilização de polietileno, tipo de implante e fixação, doença-base e desenho da prótese.

Nunca é demais ressaltar a necessidade imperiosa do diagnóstico correto da causa ou causas da falha do procedimento. As cirurgias de revisão nas quais o mecanismo de falha não está devidamente esclarecido estão associadas a maior probabilidade de insucesso e maus resultados.

Avaliação e planejamento

A anamnese tem que ser apurada, procurando-se coletar informações importantes sobre a evolução e cronologia dos sintomas, principalmente em relação à artroplastia primária; ocorrência de comorbidades, deformidades progressivas, dor e quaisquer outros sinais e sintomas que possam, eventualmente, estar relacionados à falha do procedimento. É, também, oportunidade única para se iniciar e estabelecer relacionamento médico-paciente adequado, de confiança mútua, de extrema importância na condução desses casos.

O exame clínico tem que ser criterioso e deve incluir não só os membros inferiores, mas também o segmento vertebral e abdome. Vale lembrar que algumas causas de dor pós-artroplastia de joelho podem estar relacionadas com alterações neurológicas, como a síndrome da dor regional complexa.

As deformidades angulares, graus de mobilidade e estabilidade articulares, estado do aparelho extensor, condições de pele e fâneros, presença de cicatrizes e avaliação neurovascular devem ser anotados.

O exame radiológico deve incluir, sempre que possível, imagem panorâmica anteroposterior dos membros inferiores em posição ortostática, do joelho acometido às imagens em perfil ou lateral, oblíquas e axial de patela. Radiografias sequenciais auxiliam na avaliação de afundamento, afrouxamento, migração e desgaste de componentes.

A tomografia computadorizada é útil na avaliação do posicionamento rotacional dos componentes. A cintilografia óssea auxilia na investigação de infecção e, também, de afrouxamento de componente e fraturas por estresse.

Os exames laboratoriais de rotina (sangue, urina) são obrigatórios. A punção articular para coleta de material para cultura está indicada, mesmo quando não há suspeita de infecção. Os resultados desses exames devem ser correlacionados com os achados clínicos e radiológicos.

Estando, então, definida a causa da falha da artroplastia, passamos para a fase de planejamento da cirurgia de revisão.

Nessa fase, torna-se importante o estudo cuidadoso das imagens radiológicas para a avaliação dos defeitos ósseos e sua classificação, a fim de que possamos ter ideia do material específico de que iremos necessitar. Está claro que a definição do tamanho e forma destas falhas ósseas é problemática, especialmente na região do componente femoral, porém são informações importantes para nosso planejamento. As opções para se lidar com esses defeitos ósseos, frequentemente muito mais graves do que o mostrado nas imagens radiográficas, incluem o uso de cunhas metálicas, aloenxerto (estrutural ou não), substitutos ósseos e cones metálicos especiais (metal trabeculado de tântalo) (Figura 18-1). A utilização de hastes intramedulares de apoio está indicada, tanto no fêmur quanto na tíbia, para diminuir o estresse aos componentes. Há controvérsia se estas hastes devam ser cimentadas ou do tipo *press-fit* (sem cimento). As hastes com possibilidade de ter sua montagem nos componentes em posições variáveis, tipo baioneta (*offset*), tanto no sentido mediolateral como no anteroposterior, facilitam sua colocação no canal medular e, ao mesmo tempo, oferecem mais e melhores opções de posicionamento dos componentes femoral e tibial (Figura 18-2).

Técnica cirúrgica

A adequada exposição cirúrgica é primordial para que possamos avaliar a real extensão do comprometimento de partes moles e, principalmente, das perdas ósseas. Isso é de vital importância para a adequação da tática cirúrgica a ser empregada. Frequentemente, os achados cirúrgicos se mostram mais complexos do que o avaliado nas imagens radiológicas, obrigando o emprego de soluções e técnica não previstas.

Utilizamos a incisão de pele da artroplastia primária, a menos que haja impossibilidade formal para isso ser feito. A artrotomia é feita, também, do mesmo modo que aquela da artroplastia primária. Nesse ponto, podemos optar por retirar o componente de polietileno tibial a fim de ganharmos mais espaço para a mobilização da patela e aparelho extensor. Caso essa mobilização ainda encontre muita resistência, podemos deslocar a patela e o aparelho extensor lateralmente, sem everter a patela, e tentar ganhar mais espaço com a retirada do componente femoral e, se possível do componente tibial. Se, mesmo com essas manobras, não lograrmos a eversão da patela e exposição da articula-

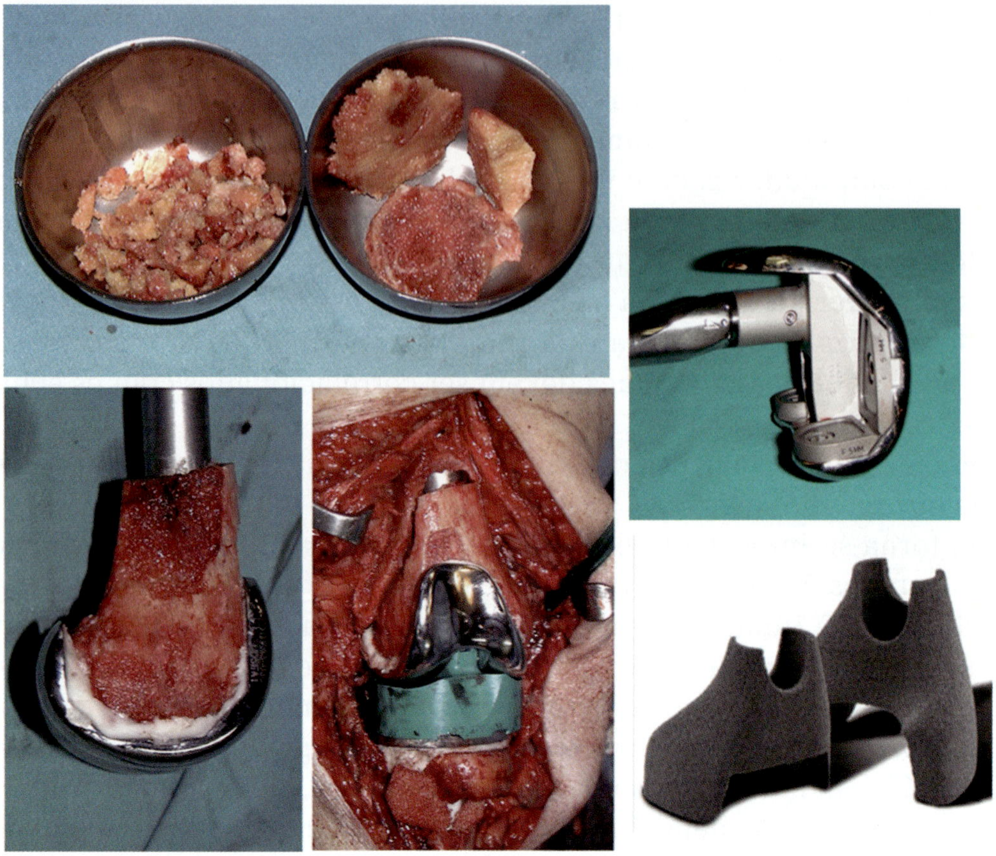

FIGURA 18-1 • Aloenxerto (em forma de pequenos cubos e tipo moeda, acima; estrutural, abaixo), cunhas metálicas, cones de metal trabeculado (tântalo).

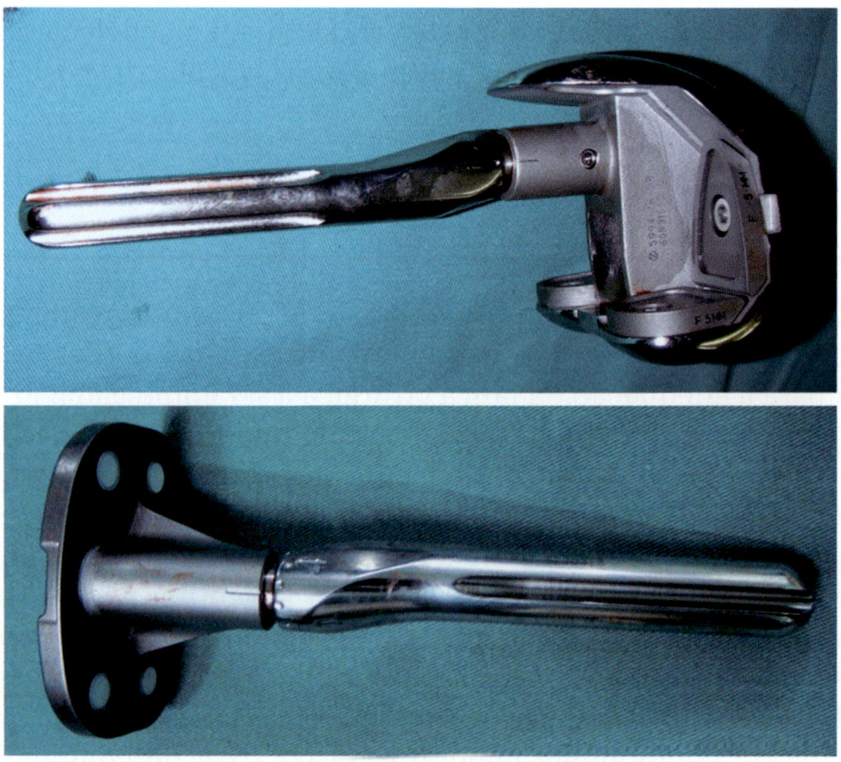

FIGURA 18-2 • Hastes excêntricas femoral e tibial com angulação ajustável (*offset*).

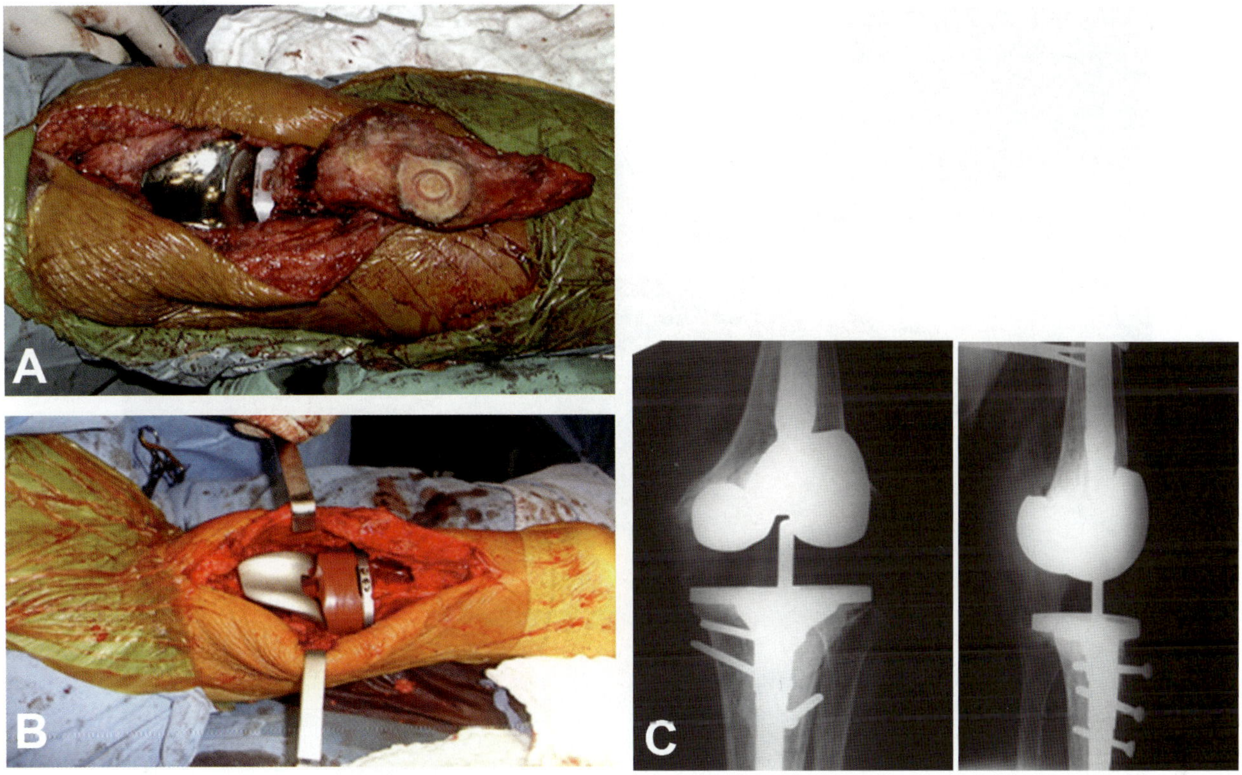

FIGURA 18-3 • Tenotomia (Coonse – Adams), (A) osteotomia da TAT (B) com aspecto radiológico (C), em AP e perfil, de fixação com parafusos.

ção, será necessária a utilização de uma de outras duas alternativas: as tenotomias ou a osteotomia da tuberosidade anterior da tíbia (TAT) (Figura 18-3). Do ponto de vista biomecânico, a osteotomia da TAT tem melhor desempenho em relação ao desempenho e recuperação da função do aparelho extensor.

A retirada dos componentes femoral e tibial não pode ser feita de forma intempestiva, porque podemos ressecar substância óssea mais do que o desejado, aumentando o defeito existente. Deve-se ter muita paciência e cuidado nessa retirada de componentes, com a utilização de osteótomos de perfil fino, serra de Gigli e serra oscilatória curta, procurando romper a interface prótese-cimento. Atenção especial deve ser dispensada à liberação dos côndilos femorais posteriores, que pode se mostrar de grande dificuldade.

Feito isso, necessitamos realizar limpeza cirúrgica criteriosa dos cotos ósseos do fêmur e tíbia, para que possamos avaliar a real extensão dos defeitos ósseos. Para isso, há que se fazer descolamento subperióstico cuidadoso, com bisturi (utilizamos muito a diatermia para este fim) e rugina, em toda a extensão óssea, com especial atenção à parte posterior, tanto da tíbia quanto do fêmur. É importante ter em mente, nessa parte do procedimento, o risco de lesão ao complexo neurovascular poplíteo e os cuidados para evitar tal complicação (Figura 18-4).

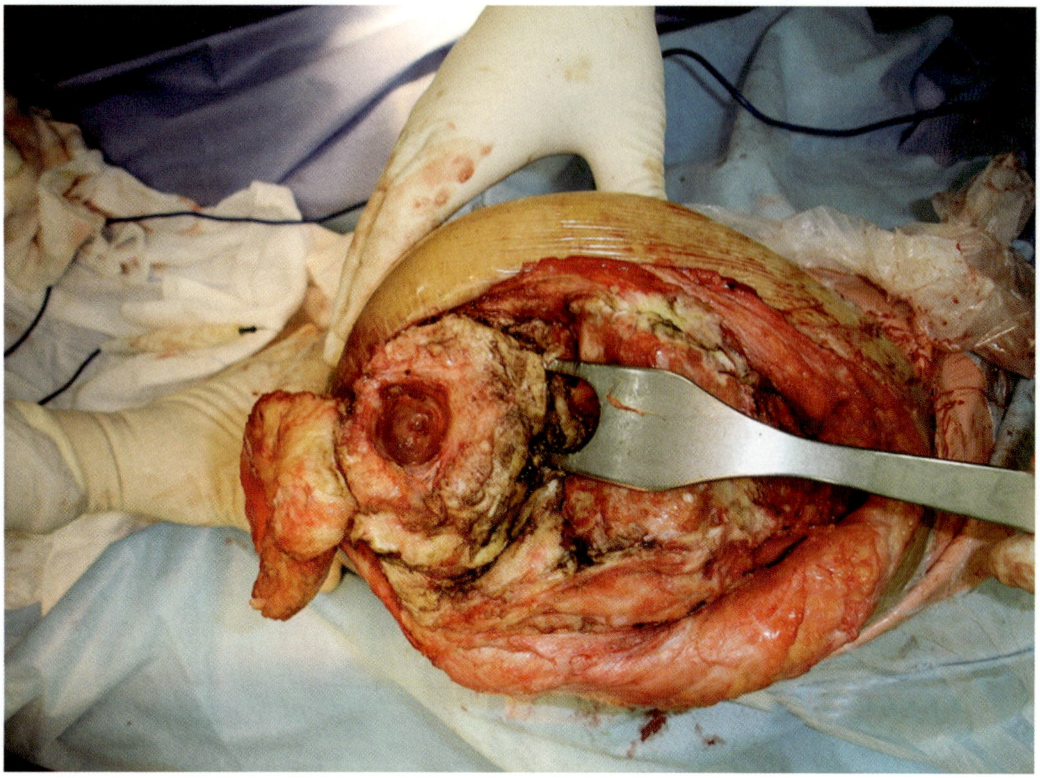

FIGURA 18-4 • Descolamento subperióstico na face posterior da tíbia para visualização dos defeitos ósseos. Procedimento similar é realizado na face posterior do fêmur. Deve-se ter especial atenção com a proteção do feixe neurovascular poplíteo.

A ressecção de tecido fibroso e redundante peripatelar é feita para que possamos avaliar a situação do componente patelar de polietileno. Avaliamos sua fixação e a presença ou não de sinais de desgaste. Se o componente patelar apresenta-se fixo e sem sinais evidentes de desgaste, normalmente optamos por sua manutenção. Caso contrário, ele será retirado, e a superfície óssea, debridada devidamente, avaliando-se a possibilidade de sua substituição.

É importante a coleta de fragmentos de tecido, partes moles e osso, para cultura bacteriológica e teste de sensibilidade antibiótica, e também para exame histopatológico.

Estando os cotos ósseos devidamente debridados, passamos à identificação dos canais medulares, por onde passaremos fresas de tamanho crescente, e que serão utilizadas como suporte para os diversos guias de corte do sistema de revisão.

Preferimos iniciar o preparo das superfícies ósseas pela tíbia, após a passagem das fresas apropriadas e posicionamento do guia de corte apropriado. Esses guias permitem cortes em níveis de altura diferentes, de acordo com a necessidade e já com a previsão do tipo, tamanho e espessura de cunha(s) a se utilizar, e a 0 grau, isto é, perpendicular ao eixo anatômico da tíbia. Logo após isso, selecionamos o guia de preparo tibial final, de tamanho apropriado, e verificamos a cobertura da superfície óssea, a necessidade de haste com *offset* e seu posicionamento rotacional, tendo como referências a TAT, tendão do tibial anterior e o segundo metatarsiano. Com o guia devidamente fixado, realizamos o preparo final da tíbia.

No lado femoral, também nos utilizamos das fresas intramedulares para posicionar e sustentar os guias de corte, que da mesma forma que os guias tibiais, permitem cortes também em diferentes níveis e espessuras, possibilitando prever o tamanho das cunhas que poderão ser necessárias. As cunhas femorais disponíveis são as distais e posteriores, com espessura e tamanho variados (Figura 18-5).

Para o correto posicionamento rotacional do componente femoral, utilizamos a identificação dos epicôndilos femorais, auxiliados ou não pelo posicionamento de espaçadores plásticos de espessura variável apoiados na tíbia, com o joelho a 90 graus.

Nesse ponto, já com o tamanho, espessura e posicionamento das hastes intramedulares femoral e tibial definidos, posicionamos os componentes-teste, montados com as respectivas cunhas, verificamos os espaços de extensão e flexão, com os espaçadores plásticos não articuláveis ou com os testes de polietileno.

É fundamental a avaliação da altura da interlinha articular, pois é muito comum que ela fique em posição mais alta ou mais baixa, interferindo com a cinemática articular. Podemos utilizar como parâmetro dessa avaliação a distância entre o polo inferior da patela e a interlinha articular, que é, em média, de 14 mm; ou ainda a distância entre o topo da TAT e a interlinha articular, que é, em média, de 32 mm. Alguns sistemas trazem uma régua graduada nestes valores para nossa orientação.

Com os componentes-teste femoral e tibial, e patelar, se for o caso, verificamos a estabilidade articular em extensão e flexão, tanto no sentido mediolateral quanto no anteroposterior.

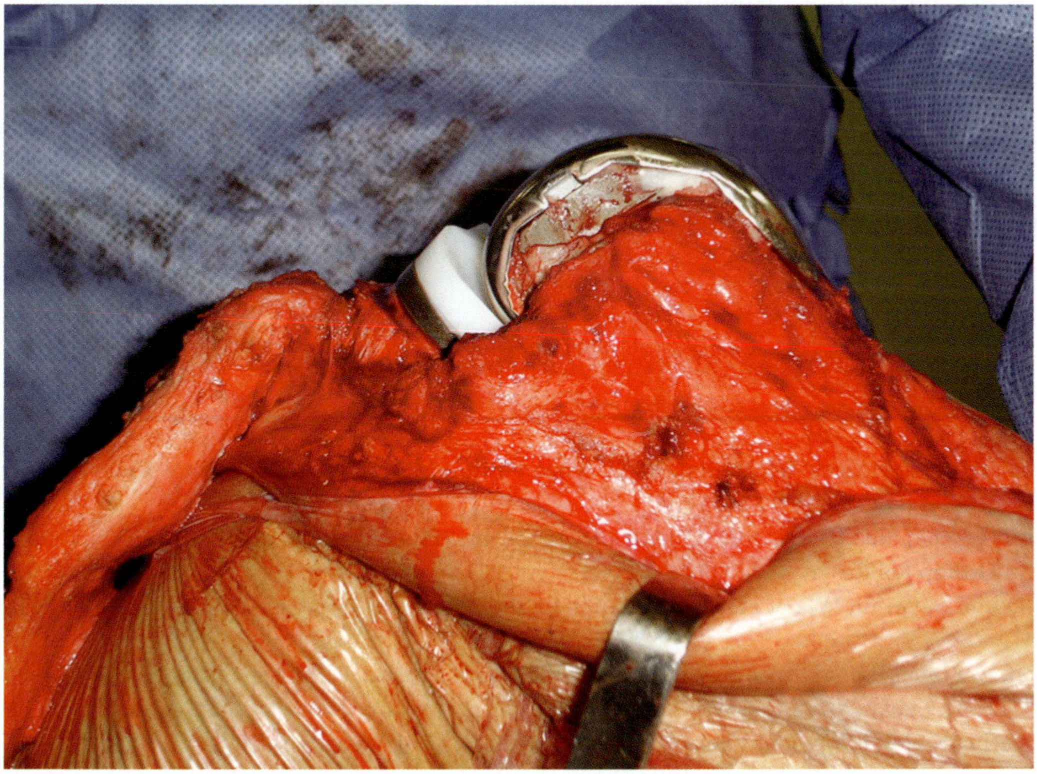

FIGURA 18-5 • Cunhas femorais. Detalhe cirúrgico, mostrando os componentes fixados com cimento acrílico (PMMA).

Os componentes definitivos são montados e preparados para implantação, utilizando-se fixação com cimento acrílico (PMMA) com antibiótico. É comum, nessa fase, já termos liberado a isquemia com manguito pneumático e, portanto, devemos realizar limpeza com lavagem exaustiva, preferencialmente pulsátil, com solução fisiológica, das superfícies ósseas. Completada a polimerização do cimento acrílico, reavaliamos a hemostasia conseguida, posicionamos dreno de sucção (retirado após 24 h) e procedemos à sutura por planos anatômicos e curativo compressivo. Antibioticoterapia é mantida, de forma empírica inicialmente, até a obtenção dos resultados dos testes de cultura de germes e sensibilidade antibiótica.

Pós-operatório

Os cuidados pós-operatórios estão diretamente relacionados com o tipo de acesso, se convencional ou com utilização de tenotomias ou rebatimento do aparelho extensor, ou com as osteotomias e à qualidade da fixação obtida. Está claro, também, que a estabilidade articular conseguida, tanto em flexão quanto em extensão, tem fundamental importância para o regime de reabilitação a ser empregado.

Informação importante é o grau de flexão que se pode atingir após o fechamento da cápsula e plano musculotendíneo, sem haver dano à sutura ou à fixação da osteotomia, pois esta informação pode ser utilizada como parâmetro de mobilidade articular para o programa de reabilitação inicial.

A liberação para carga depende, em primeiro lugar, da tolerância à dor do paciente e se houve ou não a necessidade de enxertia homóloga, especialmente a do tipo estrutural, o que pode fazer com que retardemos o início dessa liberação de carga.

Os pacientes são acompanhados em ambulatório, após a alta hospitalar, sendo os controles radiológicos realizados aos três, seis e 12 meses após a cirurgia de revisão. Após esse período, são acompanhados e radiografados anualmente, salvo quaisquer intercorrências.

Referências

Austin SM, Sharkey PF, Hozack WJ, Rothman RH. Knee Failure Mechanisms After Total Knee Arthroplasty. Techniques in Knee Surgery, n.3(1): 55-59, 2004.

Cheng K, Pruitt L, Zaloudek C, Ries MD. Osteolysis Caused by Tibial Component Debonding in Total Knee Arthroplasty. Clin Orthop Rel Res, n. 443: 333-336, 2006.

Fehring TK, Odum S, Griffin WL, et al. Early Failures in Total Knee Arthroplasty. Clin Orthop Rel Res, n. 392: 315-318, 2001.

Gioe TJ, Novak C, Sinner P, et al. Knee Arthroplasty in the Young Patient. Clin Orthop Rel Res, n. 464: 83-87, 2007.

Huang C-H, Ma H-M, Liau J-J, et al. Osteolysis in Failed Total Knee Arthroplasty: A Comparison of Mobile-Bearing and Fixed – Bearing Knees. J Bone Joint Surg, v. 84-A, n.12: 2224-2229, December, 2002.

Kilgus DJ, Funahashi TT, Campbell PA. Massive Femoral Osteolysis and Early Disintegration of a Polyethylene-Bearing Surface of a Total Knee Replacement. J Bone Joint Surg, v. 74-A, n.5: 770-774, June, 1992.

Kurtz SM, Rimnac CM, Hozack WJ, et al. In Vivo Degradation of Polyethylene Liners After Gamma Sterilization in Air. J Bone Joint Surg, v. 87-A, n.4: 815-823, April, 2005.

McGovern TF, Ammeen DJ, Collier JP, et al. Rapid Polyethylene Failure of Unicondylar Components Sterilized With Gamma Irradiation in Air and Implanted After a Long Shelf Life. J Bone Joint Surg, V. 84-A, n.6: 901-906, June, 2002.

Mulhall KJ, Ghomravi HM, Scully S, et al. Current Etiologies and Modes of Failure in Total Knee Arthroplasty Revision. Clin Orthop Rel Res, n. 446: 45-50, 2006.

Mulhall KJ, Ghomrawi HM, Engh GA, et al. Radiographic Prediction of Intraoperative Bone Loss in Knee Arthroplasty Revision. Clin Orthop Rel Res, n. 446: 51-58, 2006.

Purdue PE, Koulouvaris P, Nestor BJ, Sculco TP. The Central Role of Wear Debris in Periprosthetic Osteolysis. HSSJ, n.2: 102-113, 2006.

Rand JA, Trousdale RT, Ilstrup DM, Harmsen WS. Factors Affecting the Durability of Primary Total Knee Prostheses. J Bone Joint Surg, v. 85-A, n. 2: 259-265, February, 2003.

Rao AR, Engh GA, Collier MB, Lounici S. Tibial Interface Wear in Retrieved Total Knee Components and Correlations With Modular Insert Motion. J Bone Joint Surg, v. 84-A, n.10: 1849-1855, October, 2002.

Saleh KJ, Clark CR, Rand JA, Brown GA. Modes of Failure and Preoperative Evaluation. J Bone Joint Surg, v. 85-A, Suppl 1: 21-25, 2003.

Sharkey PF, Hozack WJ, Rothman RH, et al. Why Are Total Knee Arthroplasties Failing Today? Clin Orthop Rel Res, n.404: 7-13, 2002.

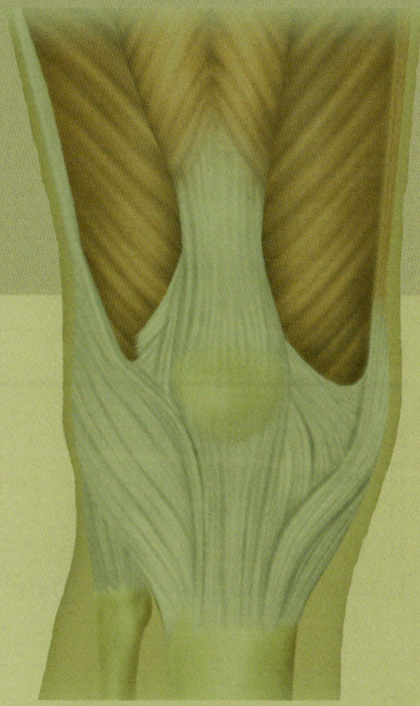

Índice

A

B

C

D

E

F

G

H

I

J

L

M

O

P

Q

R

S

T

V

Impressão e Acabamento:
Geográfica editora